U0230611

生物材料科学与工程丛书

王迎军　总主编

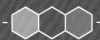

# 生物医用微针与经皮诊疗

朱锦涛 等　著

科学出版社

北京

# 内 容 简 介

本书为"生物材料科学与工程丛书"之一。本书是基于作者团队多年创新研究成果的总结，同时汇集了国际最新前沿进展。全书共 11 章。第 1 章简要介绍了皮肤的结构与生理功能，以及透皮药物递送系统概述，进而聚焦微针透皮技术。第 2 章至第 9 章系统总结、介绍了生物医用微针的发展历程、设计、制备与表征，以及其在皮肤组织间质液和血液提取与检测、皮肤疾病诊疗、皮肤美容、糖尿病诊疗、肿瘤诊疗、疫苗接种等领域的应用。此外，第 10 章也介绍了生物医用微针在非透皮药物递送方面的研究进展。最后，生物医用微针的规模化生产与临床转化方面的最新进展也在第 11 章进行了介绍。

本书为国内第一部系统性介绍生物医用微针与经皮诊疗的专著，可供微针研究领域研究人员参考使用，也可作为高等院校、科研院所相关领域的研究生的入门学习资料或参考书；另外，关注经皮给药与检测领域的相关人员也可阅读。

**图书在版编目（CIP）数据**

生物医用微针与经皮诊疗 / 朱锦涛等著. —北京：科学出版社，2024.1
（生物材料科学与工程丛书 / 王迎军总主编）
ISBN 978-7-03-077524-5

Ⅰ. ①生… Ⅱ. ①朱… Ⅲ. ①生物医学工程-研究 Ⅳ. ①R318

中国国家版本馆 CIP 数据核字（2023）第 240649 号

丛书策划：翁靖一
责任编辑：翁靖一 丁彦斌 / 责任校对：杜子昂
责任印制：师艳茹 / 封面设计：东方人华

科 学 出 版 社 出版
北京东黄城根北街 16 号
邮政编码：100717
http://www.sciencep.com
河北鑫玉鸿程印刷有限公司 印刷
科学出版社发行 各地新华书店经销

\*

2024 年 1 月第 一 版 开本：B5（720×1000）
2024 年 1 月第一次印刷 印张：18 1/2
字数：345 000

**定价：198.00 元**
（如有印装质量问题，我社负责调换）

生物材料科学与工程丛书

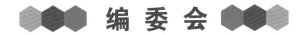

编 委 会

学术顾问：周 廉 张兴栋 Kam W. Leong 付小兵 丁传贤

总 主 编：王迎军

常务副总主编：王 均

丛书副总主编（按姓氏汉语拼音排序）：

    曹谊林 常 江 陈学思 顾忠伟 刘昌胜 奚廷斐

丛 书 编 委（按姓氏汉语拼音排序）：

    陈 红 陈晓峰 崔福斋 丁建东 杜 昶

    樊瑜波 高长有 顾 宁 憨 勇 计 剑

    刘宣勇 孙 皎 孙 伟 万怡灶 王春仁

    王云兵 翁 杰 徐福建 杨 柯 尹光福

    张胜民 张先正 郑玉峰 郑裕东 周长忍

# 总　　序

　　生物材料科学与工程是与人类大健康息息相关的学科领域，随着社会发展和人们对健康水平要求的不断提高，作为整个医疗器械行业基础的生物材料，愈来愈受到各国政府、科学界、产业界的高度关注。

　　生物材料及其制品在临床上的应用不仅显著降低了心血管疾病、重大创伤等的死亡率，也大大改善了人类的健康状况和生活质量。因此，以医治疾病、增进健康、提高生命质量、造福人类为宗旨的生物材料也是各国竞争的热点领域之一。我国政府高度重视生物材料发展，制定了一系列生物材料发展战略规划。2017年科技部印发的《"十三五"医疗器械科技创新专项规划》将生物材料领域列为国家前沿和颠覆性技术重点发展方向之一，并将骨科修复与植入材料及器械、口腔种植修复材料与系统、新型心脑血管植介入器械及神经修复与再生材料列为重大产品研发重点发展方向，要求重点开展生物材料的细胞组织相互作用机制、不同尺度特别是纳米尺度与不同物理因子的生物学效应等基础研究，加快发展生物医用材料表面改性、生物医用材料基因组学、植入材料及组织工程支架的个性化 3D打印等新技术，促进生物材料的临床应用，并从国家政策层面和各种形式的经费投入为生物材料的大力发展保驾护航。

　　生物材料的发展经历了从二十世纪的传统生物材料到基于细胞和分子水平的新型生物材料，以及即将突破的如生物 3D 打印、材料基因组等关键技术的新一代生物材料，其科学内容、研究范围和应用效果都发生了很大的变化。在科技快速迭代的今天，生物材料领域现有的重要专著，已经很难满足我国生物材料科学与工程领域科研工作者、教师、医生、学生和企业家的最新需求。因此，对生物材料科学与工程这一国际重点关注领域的科学基础、研究进展、最新技术、行业发展以及未来展望等进行系统而全面地梳理、总结和思考，形成完整的知识体系，对了解我国生物材料从基础到应用发展的全貌，推动我国生物材料研究与医疗器械行业发展，促进其在生命健康领域的应用，都具有重要的指导意义和社会价值。

为此，我接受科学出版社的邀请，组织活跃在科研第一线的生物材料领域刘昌胜、陈学思、顾宁等院士、教育部"长江学者"特聘教授，国家杰出青年科学基金获得者等近四十位优秀科学家撰写了这套"生物材料科学与工程丛书"。丛书内容涵盖了纳米生物材料、可降解医用高分子材料、自适应性生物材料、生物医用金属材料、生物医用高分子材料、生物材料三维打印技术及应用、生物材料表界面与表面改性、生物医用材料力学、生物医用仿生材料、生物活性玻璃、生物材料的生物相容性、基于生物材料的药物递送系统、海洋生物材料、细菌纤维素生物材料、生物医学材料评价方法与技术、生物材料的生物适配性、生物材料、生物医用心血管材料与器械等生物材料科学与工程的主要发展方向。

本套丛书具有原创性强、涵盖面广、实用性突出等特点，希望不仅能全面、新颖地反映出该领域研究的主流和发展趋势，还能为生物科学、材料科学、医学、生物医学工程等多学科交叉领域的广大科技工作者、教育工作者、学生、企业家及政府部门提供权威、宝贵的参考资料，引领对此领域感兴趣的广大读者对生物材料发展前沿进行深入学习和研究，实现科技成果的推广与普及，也为推动学科发展、促进产学研融合发挥桥梁作用。

在本套丛书付梓之际，我衷心感谢参与撰写、编审工作的各位科学家和行业专家。感谢参与丛书组织联系的工作人员，并诚挚感谢科学出版社各级领导和编辑为这套丛书的策划和出版所做出的一切努力。

中国工程院院士

亚太材料科学院院士

华南理工大学教授

# ◆◆ 前　言 ◆◆

------------------------------------------------

　　随着生活水平的逐步提高，人们对高效、无痛的诊疗技术提出了更高的期望。在这一需求背景之下，近年来微针技术引起了人们的广泛关注。美国科普类月刊《科学美国人》（*Scientific American*）评选的 2020 年有望改变世界的十大新型技术中，无痛注射微针给药技术名列榜首。微针一般由针尖长度为 $25 \sim 2000\mu m$、针尖呈斜面形或对称锥形的三维阵列结构组成。微针可以穿过皮肤角质层屏障，在皮肤表面形成临时微通道。利用此微通道可将药物直接递送至皮内，从而提高药物的透皮效率。微针给药结合了局部给药和系统注射的双重优点，可以绕过肝脏的首过效应，减少胃肠道对药物的降解，提高药物的生物利用率。同时，微针不触及分布有痛觉神经和血管的真皮层，不会引起疼痛和出血，从而可以提高使用者的依从性，降低感染的风险。微针不但可应用于美容、免疫治疗、疫苗接种、肿瘤及糖尿病治疗等领域，也在生物传感与检测等方面发挥了积极作用。作为一种新兴的经皮递送与提取手段，微针技术仍在蓬勃发展，并与其他相关领域快速结合。

　　为及时准确地总结和反映该领域的发展成果，我们撰写了《生物医用微针与经皮诊疗》一书。经过大家的共同努力，全书现已成稿。全书共 11 章。第 1 章简要介绍了皮肤的结构与生理功能，以及透皮药物递送系统概述，进而聚焦微针透皮技术。第 2 章至第 9 章系统总结、介绍了生物医用微针的发展历程、设计、制备与表征，以及其在皮肤组织间质液和血液提取与检测、皮肤疾病诊疗、皮肤美容、糖尿病诊疗、肿瘤诊疗、疫苗接种等领域的应用。此外，第 10 章也介绍了生物医用微针在非透皮药物递送方面的研究进展。最后，生物医用微针的规模化生产与临床转化方面的最新进展也在第 11 章进行了介绍。

本书在成稿之际，作者团队要感谢"生物材料科学与工程丛书"总主编王迎军院士、常务副总主编王均教授以及编委们对书稿的选题、立项给予的指导和帮助！感谢科学出版社对本书的出版给予的支持！

由于本书涵盖的知识面广、内容较新，作者的经验和水平有限，书中难免有缺漏和不当之处，恳请广大专家和读者提出批评和建议。

2023 年 9 月 11 日

# 目　　录

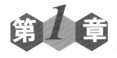

第 1 章

>>

# 透皮药物递送

## 1.1 ▶ 皮肤的结构与功能

### 1.1.1 皮肤的结构

皮肤是人体最大的器官，总重量约占体重的 16%。皮肤结构通常分为三层，包括表皮、真皮和皮下组织。表皮和真皮之间由基底膜带相连接。皮肤中除各种皮肤附属器（如毛发、皮脂腺、汗腺和甲等）外，还含有丰富的血管、淋巴管、神经和肌肉等组织[1]。

#### 1.1.1.1 表皮

表皮属于复层扁平上皮（复层鳞状上皮），主要由角质形成细胞、黑素细胞、朗格汉斯细胞和梅克尔细胞等构成。

1）角质形成细胞

角质形成细胞是构成表皮的主要细胞，起源于外胚层，具有产生角蛋白的功能。角蛋白是角质形成细胞的主要结构蛋白之一，可作为细胞骨架维持细胞结构，参与表皮分化、角化等生理病理过程。根据角质形成细胞的分化阶段和特点，可将表皮分为 5 层，由深至浅分别为基底层、棘层、颗粒层、透明层和角质层（图 1-1）[1-5]。

（1）基底层：位于表皮基底部，由单层圆柱状基底细胞组成。常规形态排列整齐，如栅栏状；其长轴与表皮和真皮之间的交界线垂直。通常，基底细胞之间及与其上方的棘细胞之间通过细胞间桥相连接。基底细胞的底部借半桥粒附着于表皮下基底膜带。基底细胞表达角蛋白 K5/K14，经分裂逐渐分化成熟为角质层细胞，并最终从皮肤表面脱落。正常情况下，约 30% 的基底细胞处于核分裂期，新生的角质形成细胞有序上移，由基底层移行至颗粒层约需 14 天，再移行至角质层表面进而脱落又需 14 天（共 28 天），这一过程被称为表皮通过时间或更替时间。

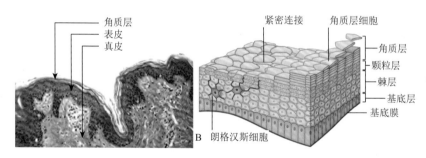

**图 1-1 皮肤结构示意图**

A. 皮肤苏木精-伊红（HE）染色[6]；B. 表皮结构示意图[7]

（2）棘层：位于基底层上方，由4～8层多角形细胞构成。越接近表层，细胞形态越扁平。在基底层细胞向棘层细胞分化的过程中，角蛋白 K5/K14 的表达逐渐减少，而角蛋白 K1/K10 的表达逐渐增多。

（3）颗粒层：位于棘层上方，通常由1～3层扁平或梭形细胞组成，细胞长轴与皮面平行。正常皮肤颗粒层的厚度与角质层的厚度成正比，在角质层薄的部位，颗粒层仅1～3层；而在角质层厚的部位（如掌跖），颗粒层也较厚，可多达10层。

（4）透明层：位于颗粒层和角质层之间，通常由2～3层较扁平的细胞构成。透明层仅见于掌跖等表皮较厚的部位，在足跟部位皮肤组织切片中最为明显。

（5）角质层：位于表皮最上层，通常由5～20层已经死亡的扁平细胞构成，在掌跖部位可厚达40～50层。细胞正常结构消失，染色呈嗜酸性。角质层上部细胞间桥粒消失或形成残体，故易于脱落。

2）黑素细胞

黑素细胞起源于外胚层的神经嵴，位于表皮基底层和毛囊中，约占基底层细胞总数的10%。黑素细胞数量因身体部位和年龄而异，且在紫外线反复照射后可增多。透射电镜下可见黑素细胞胞质内特征性的黑素小体，黑素小体是含酪氨酸酶的细胞器，是合成黑素的场所。黑素细胞内合成的黑素可通过细胞表面树状突起被输送至邻近的基底层细胞内（图 1-2）[1-5]。

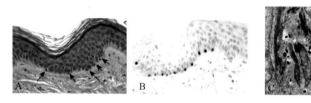

**图 1-2 黑素细胞的形态、分布与透射电镜图**

A. HE 染色（箭头所示为黑素细胞）；B. 免疫组化染色[8]；C. 黑素细胞透射电镜照片[9]

3）朗格汉斯细胞

朗格汉斯细胞为起源于骨髓单核-巨噬细胞的免疫活性细胞，分布于基底层以上的表皮和毛囊上皮中，占表皮细胞总数的 3%～5%。朗格汉斯细胞的密度因部位而异，一般面颈部较多而掌跖部较少。光学显微镜下，这类细胞呈多角形，胞质透明，胞核较小并呈分叶状，线粒体、高尔基体和内质网丰富，并有溶酶体。电子显微镜下，其胞质内可见特征性的伯贝克颗粒，可与黑素细胞区分。表皮定居朗格汉斯细胞可识别、摄取、加工并提呈抗原给 T 细胞，在稳态时免疫耐受的维持，以及炎症和肿瘤等病理条件下活化 T 细胞介导的适应性免疫应答中发挥重要作用。

4）梅克尔细胞

梅克尔细胞是位于表皮基底层内的触觉感受细胞，多见于掌跖、口腔与生殖器黏膜、甲床及毛囊漏斗部。细胞有短指状突起，借助桥粒与周围的角质形成细胞连接。梅克尔细胞常固定于基底膜，不随角质形成细胞向上迁移。在感觉敏锐部位其密度较大，如指尖和鼻尖，这些部位的神经纤维在邻近表皮时失去髓鞘，扁盘状的轴突末端与梅克尔细胞基底面形成突触样结构，构成梅克尔细胞-轴突复合体，可能具有非神经末梢介导的感觉作用。

5）角质形成细胞间及其与真皮间的连接

角质形成细胞间及其与真皮间的连接包括桥粒、半桥粒及基底膜带。

（1）桥粒：表皮角质形成细胞之间主要通过桥粒连接，其他连接方式还有黏附连接、空隙连接和紧密连接。桥粒是角质形成细胞间连接的主要结构，由相邻细胞的细胞膜发生卵圆形致密增厚而形成（图 1-3）。

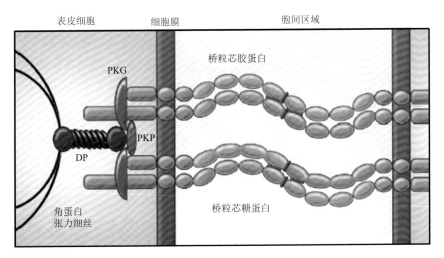

图 1-3 桥粒结构示意图[10]

DP：桥粒斑蛋白；PKG：桥粒斑珠蛋白；PKP：桥粒斑菲素蛋白

构成桥粒的蛋白质主要包括以下两种：一种是跨膜蛋白，主要由桥粒芯糖蛋白和桥粒芯胶蛋白构成，它们形成桥粒的电子透明细胞间隙和细胞间接触层；另一种是胞质内的桥粒斑，是盘状附着板的组成部分，主要由桥粒斑蛋白和桥粒斑珠蛋白构成。桥粒本身有很强的抗牵张力，原因是相邻细胞间由张力细丝构成的连续结构网进一步加固了细胞间的紧密连接。

（2）半桥粒：基底细胞与下方基底膜带之间的主要连接结构，是由基底层角质形成细胞真皮侧胞膜的不规则突起与基底膜带相互嵌合形成的类似于半个桥粒的结构，但其构成蛋白与桥粒大有不同（图1-4）。

半桥粒

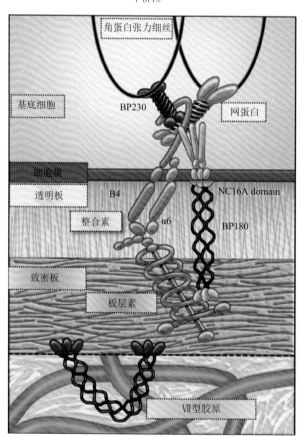

图 1-4　半桥粒结构示意图[10]

BP180：大疱性类天疱疮抗原 2；BP230：大疱性类天疱疮抗原 1；B4 和 α6：整合素 B4 和 α6 亚单位；NC16A domain：第 16 非胶原结构域

（3）基底膜带：主要位于真皮与表皮之间。皮肤附属器与真皮之间、血管周围也存在基底膜带。电子显微镜下，基底膜带由胞膜层、透明层、致密层和致密下层四层结构组成。基底膜带的四层结构通过各种机制有机结合在一起，除使真皮与表皮紧密连接外，还具有渗透和屏障等作用。表皮无血管分布，血液中营养物质通过基底膜带进入表皮，而表皮的代谢产物也需通过基底膜带方可进入真皮。一般情况下，基底膜带限制分子质量大于 40 000Da 的大分子物质通过。但当其发生损伤时，炎症细胞、肿瘤细胞及其他大分子物质也可通过基底膜带进入表皮。基底膜带结构的异常可导致真皮与表皮分离，形成表皮下水疱或大疱，代表性疾病有类天疱疮[1-5]。

### 1.1.1.2　真皮

真皮主要由结缔组织构成，含有神经、血管、淋巴管、肌肉和皮肤附属器。真皮由中胚层发育而来，由浅至深可分为乳头层和网状层，但两层之间无明确界限。乳头层为向表皮底部凸出的乳头状隆起，与表皮突出部分呈犬牙交错状相接，内含丰富的毛细血管、毛细淋巴管和感觉神经末梢。网状层较厚，位于乳头层下方，有较大的血管、淋巴管和神经穿行。

真皮结缔组织由胶原纤维、弹性纤维、基质及众多细胞组成。胶原纤维和弹性纤维互相交织在一起，分散于基质内。正常真皮中的细胞包括成纤维细胞、组织细胞和肥大细胞等。胶原纤维、弹性纤维和基质都由成纤维细胞产生。

1）胶原纤维

真皮结缔组织中，胶原纤维含量最为丰富。真皮乳头层、表皮附属器和血管附近的胶原纤维纤细，其他部位的胶原纤维均聚合成束。在胶原束中，有少量成纤维细胞分散存在。真皮中的胶原束由上至下逐渐增粗，中下部胶原束的方向几乎与皮面平行，并互相交织在一起，在不同水平面上向各个方向延伸。真皮下部的胶原束最粗。胶原纤维由直径为 70～140nm 的胶原原纤维聚合而成，主要成分为Ⅰ型胶原，也有少量Ⅲ型胶原。胶原纤维伸展性较差，但韧性大，能抵抗较强的平行拉力。

2）网状纤维

网状纤维直径仅为 0.2～1.0μm，为纤细的未成熟胶原纤维，而并非独立的纤维成分。在胚胎时期，网状纤维出现最早。网状纤维主要分布在乳头层及皮肤附属器、血管周围。在创伤愈合、成纤维细胞增生活跃或有新胶原形成的病变中，可见网状纤维大量增生。

3）弹性纤维

弹性纤维直径为 1～3μm，呈波浪状，相互交织成网，具有较强的弹性。弹性纤维在真皮下最粗，其排列方向与胶原束相同，与表皮平行。正常真皮内弹性纤维数量较少（占 2%～4%）。

4）基质

基质是一种无定形物质，主要成分为蛋白多糖、糖蛋白和葡萄糖胺聚糖，存在于纤维和纤维束间隙及细胞间，在正常皮肤中含量甚少。蛋白多糖和葡萄糖胺聚糖复合物具有很强的吸水性，在调节结合水及真皮可塑性等方面发挥着重要作用。基质参与细胞成分和纤维成分的连接，影响细胞的增殖分化、组织修复和结构重建。

5）细胞

真皮中的常驻细胞主要包括成纤维细胞、巨噬细胞和肥大细胞，主要分布于真皮乳头层、乳头层下的血管周围和胶原纤维束之间。另外，真皮中还含有少量真皮树突状细胞和淋巴细胞等。

### 1.1.1.3　皮下组织

皮下组织又称皮下脂肪组织，位于真皮下方，其下与肌膜等组织相连，由疏松结缔组织及脂肪小叶组成。结缔组织包裹脂肪小叶，形成小叶间隔。皮下组织中含有血管、淋巴管、神经、小汗腺和顶泌汗腺等。其厚度因部位、性别及营养状况而异，在臀部和腹部较厚，在鼻部和胸骨部较薄。皮下组织具有提供皮肤弹性、参与脂肪和糖代谢、储存能量及内分泌等功能。

### 1.1.1.4　皮肤附属器

皮肤附属器包括毛发、毛囊、皮脂腺、汗腺和甲等，均由外胚层分化而来。

1）毛发和毛囊

毛发由同心圆状排列的角质形成细胞角化而成。掌跖、指（趾）屈面及其末节伸面、唇、乳头、龟头、包皮内侧、小阴唇及大阴唇内侧、阴蒂等部位皮肤无毛，称为无毛皮肤；身体其他部位均有长短、直径及颜色不同的毛发，称为有毛皮肤。毛发位于体表可见的部分为毛干，位于皮肤以内的部分为毛根。毛根末端膨大呈葱头状，称为毛球。纵切面上毛干由内向外可分为髓质、皮质和毛小皮。

毛囊位于真皮和皮下组织中，是毛发生长所必需的结构，由上皮细胞和结缔组织构成。皮脂腺开口于毛囊。毛囊由内、外毛根鞘及结缔组织鞘组成。

2）皮脂腺

皮脂腺产生皮脂，属于泡状腺体，由腺泡和较短的导管构成。皮脂腺广泛分布于除掌跖和指（趾）屈侧以外的全身皮肤。在颊黏膜、唇、妇女乳晕、大小阴唇、眼睑、包皮内侧等无毛皮肤区域，皮脂腺导管直接开口于皮肤表面。

3）汗腺

根据结构和功能不同，人体汗腺可分为外泌汗腺和顶泌汗腺。外泌汗腺也称为小汗腺，由分泌部和导管构成。除唇、鼓膜、甲床、乳头、包皮内侧、龟头、小阴唇及阴蒂外，小汗腺遍布全身，以掌跖、腋窝、额部较多，背部较少。小汗腺的主要功能是调节体温，手掌、足底部位的小汗腺还有提高触觉敏感度及增加黏附性的作用。小汗腺受交感神经系统支配，其神经递质为乙酰胆碱。顶泌汗腺也称为大汗腺，也是由分泌部和导管构成，主要分布在腋窝、乳晕、脐周、会阴部，偶见于面部、头皮和躯干。此外，外耳道盯聍腺、眼睑的睫腺也属于顶泌汗腺。顶泌汗腺的分泌主要受性激素影响，青春期分泌旺盛。顶泌汗腺也受交感神经系统支配，其神经递质为去甲肾上腺素。

4）甲

甲是人体最大的皮肤附属器，覆盖于指（趾）末端伸面，由多层紧密排列的角化细胞构成。甲的主要功能包括保护指（趾）尖、提高感觉辨别能力、辅助手指完成精细动作、搔抓及美学功能等[1-5]。

### 1.1.1.5　皮肤的神经、脉管及肌肉

1）神经

皮肤中有丰富的神经纤维，可分为感觉神经和运动神经。通过与中枢神经系统联系感受各种刺激，支配靶器官活动，完成各类神经反射。神经纤维多分布在真皮和皮下组织中。

（1）感觉神经：可分为神经小体和游离神经末梢。游离神经末梢呈细小树枝状分布。皮肤的感觉神经极其复杂，丰富的感觉神经末梢主要分布在表皮下及毛囊周围。

（2）运动神经：皮肤中运动神经末梢呈细小树枝状分布，来源于交感神经节后纤维。胆碱能神经纤维主要支配小汗腺分泌细胞。面部横纹肌由面神经支配。

2）血管

皮下组织的小动脉和真皮深部较大的微动脉具有 3 层结构：内膜、中膜和外膜。真皮中有由微动脉和微静脉构成的乳头下血管丛及真皮下部血管丛；这些血管丛大致呈层状分布，与皮肤表面平行；浅丛和深丛之间有垂直走向的血管相连，形成丰富的吻合支。真皮血管系统在附属器部位尤其丰富。皮肤血管的上述结构特点有助于其发挥营养代谢和调节体温等作用。

3）淋巴管

皮肤中的淋巴管较少，在正常皮肤组织内一般不易辨认。淋巴管的结构与静脉相同，也可分为三层。但是与静脉不同的是，淋巴管管壁更薄，腔内无红细胞，中膜内平滑肌纤维的排列不规则，外膜较厚。

4）肌肉

皮肤内最常见的肌肉是竖毛肌，由纤细的平滑肌纤维束构成。此外还有阴囊肌膜、乳晕平滑肌、血管平滑肌等肌肉组织，汗腺周围的肌上皮细胞也有平滑肌的功能。面部皮肤内还可见横纹肌，即表情肌。

### 1.1.2 皮肤的功能

皮肤能够维持机体内环境稳定，具有屏障、吸收、感觉、分泌和排泄、体温调节、代谢及免疫等多种功能。

#### 1.1.2.1 皮肤的屏障功能

皮肤可以保护体内各种器官和组织免受外界有害因素（如物理、化学和微生物因素）的损伤，也能防止体内水、电解质和营养物质的流失，维持内环境的稳定。

1）对物理性损伤的防护

皮肤对外界的各种机械性损伤（如摩擦、冲击、挤压和牵拉等）具有一定的防护能力。角质层致密而柔韧，是主要的防护结构。表皮在受到损伤后具有自身修复能力。真皮内含有胶原纤维、弹性纤维和网状纤维，使皮肤具有弹性和伸展力。皮下脂肪层对机械外力具有缓冲作用。皮肤对电的屏障作用主要依靠角质层，且与角质层的含水量有关。皮肤通过对光线的吸收，促进黑素的产生，起到光防护作用。

2）对化学性损伤的防护

角质层是皮肤防护化学性损伤的主要结构，正常皮肤具有缓冲酸、碱的能力。

3）对微生物侵入的防护

完整而排列致密的角质层细胞可机械性防御微生物的侵入。皮肤角质层含水量较少，且表面 pH 在弱酸性范围时，不利于某些微生物的生长和繁殖。通过角质层的生理性脱落可清除一些寄生于体表的微生物。此外，角质形成细胞产生的抗菌肽具有广谱抗菌作用。

4）防止水、电解质及营养成分流失

正常皮肤角质层具有半透膜性质，可防止体内营养物质、电解质和水分的丢失。

#### 1.1.2.2 皮肤的吸收功能

皮肤具有吸收功能，是皮肤科外用药物治疗的基础。经角质层吸收是经皮吸收的主要途径，其次为经毛囊、皮脂腺和汗腺吸收。皮肤的吸收功能主要受到全身及皮肤的状况、被吸收物质的理化性质及一些外界因素的影响。

#### 1.1.2.3 皮肤的感觉功能

感觉、运动神经末梢和特殊感受器广泛分布于表皮、真皮和皮下组织，可感知体内外的各种刺激，产生各种感觉，引起相应的神经反射。

#### 1.1.2.4　皮肤的分泌和排泄功能

人体皮肤主要通过汗腺和皮脂腺分泌、排泄汗液和皮脂，完成皮肤的分泌和排泄功能。

（1）小汗腺：小汗腺的分泌和排泄功能主要受体内外温度、精神因素和饮食的影响。正常情况下，小汗腺分泌的汗液无色透明，呈酸性；大量出汗时汗液碱性增强。汗液中水分占 99%，其他成分仅占 1%，后者包含无机离子、乳酸和尿素等。小汗腺的分泌功能对维持体内电解质平衡非常重要。

（2）顶泌汗腺：青春期顶泌汗腺分泌旺盛，情绪激动和环境温度升高时，其分泌也增加。顶泌汗腺分泌的汗液是一种无味液体，经细菌酵解后可发出臭味。

（3）皮脂腺：皮脂是多种脂类的混合物，皮脂腺的分泌功能主要受各种激素的影响，其中雄激素可加快皮脂腺细胞的分裂，使其体积增大、皮脂合成增多；雌激素可抑制内源性雄激素的产生或直接作用于皮脂腺，减少皮脂分泌。

#### 1.1.2.5　皮肤的体温调节功能

一方面，皮肤通过遍布全身的外周温度感受器来感受外界环境温度的变化，并向下丘脑发送信息；另一方面，皮肤作为体温调节的效应器接收中枢信息，通过血管舒缩、寒战或出汗等反应调节体温。皮肤覆盖全身，且动静脉吻合丰富。冷应激时交感神经兴奋，血管收缩，动静脉吻合关闭，皮肤血流量减少，皮肤散热减少；热应激时动静脉吻合开启，皮肤血流量增加，皮肤散热增加。体表散热主要通过辐射、对流、传导和汗液蒸发来实现。环境温度过高时则主要通过汗液蒸发散热。

#### 1.1.2.6　皮肤的代谢功能

与其他组织器官相比，皮肤的代谢功能具有其特殊性。

（1）糖代谢：皮肤中的糖主要为糖原、葡萄糖和黏多糖等。真皮中黏多糖含量丰富，主要包括透明质酸、硫酸软骨素等。黏多糖的合成及降解主要通过酶促反应来完成，但某些非酶类物质也可降解透明质酸。此外，内分泌因素也可影响黏多糖的代谢。

（2）蛋白质代谢：皮肤中的蛋白质包括纤维性蛋白质和非纤维性蛋白质，前者包括角蛋白、胶原蛋白和弹性蛋白等；后者包括细胞内的核蛋白及调节细胞代谢的各种酶类。皮肤中蛋白质的降解是在蛋白水解酶的作用下，通过催化多肽链的水解完成的。

（3）脂类代谢：皮肤中的脂类包括脂肪和类脂质。表皮细胞在分化的各个阶段，其类脂质的组成有显著差异，由基底层到角质层，胆固醇、脂肪酸、神经酰胺含量逐渐增多，而磷脂则逐渐减少。表皮中较丰富的必需脂肪酸为亚油酸和花生四烯酸，后者在日光作用下可合成维生素 D。

（4）水、电解质代谢：皮肤中的水分主要分布于真皮内。当机体脱水时，皮肤可提供其水分的 5%～7%，以维持循环血容量的稳定。皮肤中含有的各种电解质主要储存于皮下组织，它们对维持细胞间的晶体渗透压和细胞内外的酸碱平衡具有重要作用。

### 1.1.2.7　皮肤的免疫功能

皮肤是人体最大的组织器官，构成机体和外界环境之间的免疫屏障，同时也是人体重要的免疫器官。皮肤免疫系统的功能如下：①参与固有免疫应答，如角质形成细胞间紧密连接构成的细胞屏障，巨噬细胞等固有免疫细胞可吞噬、溶解和杀灭病原微生物，以及补体的溶细胞作用等；②参与适应性免疫应答，如角质形成细胞、朗格汉斯细胞和真皮树突状细胞等的抗原提呈作用、T 细胞及其亚群介导的适应性免疫应答及免疫分子（如细胞因子和抗体等）的效应等。研究表明，真皮中的血管内皮细胞、成纤维细胞也能参与皮肤免疫应答。皮肤通过多种免疫细胞成分及多种免疫分子，可以有效地启动免疫应答并及时恢复和维持免疫稳态以避免免疫病理损伤。

1）皮肤免疫系统的细胞成分

皮肤免疫系统的细胞根据功能可分为专职免疫细胞和非专职免疫细胞。专职免疫细胞包括朗格汉斯细胞、树突状细胞、淋巴细胞、巨噬细胞和肥大细胞；非专职免疫细胞包括角质形成细胞、成纤维细胞和内皮细胞等（表 1-1）。

表 1-1　皮肤中主要免疫细胞的分布和功能

| 细胞种类 | 分布部位 | 主要功能 |
| --- | --- | --- |
| 专职免疫细胞 | | |
| 朗格汉斯细胞 | 表皮 | 抗原呈递，合成、分泌细胞因子，免疫监视等 |
| 树突状细胞 | 真皮 | 抗原呈递，合成、分泌细胞因子，免疫监视等 |
| 淋巴细胞 | 真皮 | 介导免疫应答，抗皮肤肿瘤，参与炎症反应，参与创伤修复，维持皮肤自身稳定等 |
| 巨噬细胞 | 真皮浅层 | 参与创伤修复，防止微生物入侵 |
| 肥大细胞 | 真皮乳头层血管周围 | I 型超敏反应 |
| 非专职免疫细胞 | | |
| 成纤维细胞 | 真皮 | 参与维持皮肤免疫系统的自身稳定 |
| 角质形成细胞 | 表皮 | 合成、分泌细胞因子，参与抗原呈递 |
| 内皮细胞 | 真皮血管 | 分泌细胞因子，参与炎症反应、组织修复等 |

2）皮肤免疫系统的体液成分

皮肤免疫系统的体液成分包括细胞因子、免疫球蛋白、补体、抗微生物多肽和神经多肽等。细胞因子是一类小分子可溶性多肽介质，表皮内多种细胞可合成和分泌细胞因子。细胞因子分为六大类：白细胞介素、干扰素、造血克隆刺激因子、肿瘤坏死因子、生长因子与转化因子及趋化因子。细胞因子既可在局部发挥作用，又可通过激素样方式作用于全身。

正常皮肤中通常无补体存在，皮肤发生炎症时，补体系统被激活。补体可通过溶解细胞、免疫吸附、杀菌和过滤毒素及促进介质释放等方式，参与固有免疫应答和适应性免疫应答。

免疫球蛋白是指具有抗体活性或化学结构上与抗体相似的球蛋白，在适应性免疫应答中起作用。正常皮肤中免疫球蛋白含量很低，某些自身免疫性皮肤病（如红斑狼疮、硬皮病、天疱疮、类天疱疮及疱疹性皮炎）患者体内自身抗体水平明显升高，后者与相应自身抗原形成免疫复合物，沉积于皮肤及其他组织器官中，导致疾病发生。

此外，抗微生物多肽有 20 余种，包括抗菌肽、β-防御素、P 物质和趋化因子等，与局部炎症反应有关[1-5]。

## 1.2　透皮药物递送系统

### 1.2.1　透皮药物递送系统的重要性

透皮给药是指一种使药物透过皮肤被递送至局部靶组织或进一步经淋巴管、毛细血管进入相应淋巴结或体循环，从而发挥局部或全身治疗作用的给药途径。透皮给药是除口服、注射等给药方式外的另一种重要的给药途径，透皮制剂可以分为膏剂、糊剂、胶剂、涂剂、巴布剂、泡沫剂等。

透皮药物递送系统（transdermal drug delivery system，TDDS）作为一种安全有效的给药方式被广泛应用于临床。药物透过皮肤角质层，可发挥局部治疗效果，或进一步通过表皮层到达真皮层，进入血液循环发挥全身治疗的作用。与其他给药方式相比，TDDS 具有以下独特的优势：①避免口服给药造成的肝脏首过效应和胃肠道消化酶对药物活性的影响；②避免注射给药产生的疼痛，给药便捷，无须专业人员操作，大大提高了患者的依从性；③能长时间维持相对恒定的血药浓度和稳定的药理效应；④皮肤内的组织蛋白水解酶含量低，有利于保持大分子药物的活性。

### 1.2.2 透皮药物递送系统的目标与透皮原理

皮肤屏障是阻碍透皮给药的重要生理结构。角质层是皮肤屏障的主要组成部分，厚度为 10~20μm，由死亡的角质形成细胞构成，结构致密，主要成分为角蛋白和脂质。位于其下的颗粒层细胞间的紧密连接进一步阻碍了药物的渗透。在皮肤屏障完整的情况下，药物穿透皮肤屏障经皮吸收主要有以下 3 条途径。

#### 1.2.2.1 跨细胞途径

跨细胞途径中药物穿过角质形成细胞到达活性表皮，然后被真皮层中的毛细血管吸收进入体循环，此途径需经多次水/脂分配，只占药物经皮吸收的极小一部分。

#### 1.2.2.2 跨细胞间质途径

跨细胞间质途径中药物穿过角质形成细胞之间形成的脂质双分子层，为药物经皮吸收的主要途径。绝大多数小分子药物可通过此途径被吸收，脂溶性药物更易通过此途径被透皮吸收。

#### 1.2.2.3 跨皮肤附属器途径

药物也可通过皮肤附属器（如毛囊、皮脂腺和汗腺）被吸收，该途径是离子型和极性大分子药物及纳米药物经皮吸收的主要途径。

皮肤中血管和淋巴管的存在是透皮给药产生系统性效应的组织学基础。皮肤血管分布于真皮及皮下组织。在皮肤附属器部位，毛细血管尤为丰富，这为大分子药物和纳米药物通过跨皮肤附属器进入血液循环提供了有利条件。皮肤毛细淋巴管起始于真皮乳头层，其通透性较强；药物在透皮后可随皮肤组织间质液通过毛细淋巴管引流至淋巴结中。另外，药物也可以作用于皮肤中的细胞，通过细胞的迁移间接产生系统性效应。例如，疫苗可作用于皮肤中的抗原提呈细胞（如表皮朗格汉斯细胞和真皮树突状细胞），这些免疫细胞可以进一步迁移至淋巴结，从而产生系统性免疫效应。

### 1.2.3 影响药物透皮的主要因素

#### 1.2.3.1 皮肤因素

1）厚度

不同年龄、性别、部位、种族和个体的皮肤厚度存在一定的差异。例如，眼睑处的皮肤厚度约为 0.5mm，而掌跖部位的皮肤厚度可达 3～4mm。一般情况下，皮肤较厚处角质层也较厚，此时药物渗透就较难。

2）皮肤的结构

皮肤屏障的完整性、皮肤是否角化过度及皮肤结构分子的排列和流动性等均会影响药物透皮的难易程度。例如，在特应性皮炎等皮肤屏障被破坏的疾病中，药物透皮效率增强。而在鸡眼、胼胝和足癣等角化过度的疾病中，角质层增厚，药物透皮效率减弱。角质层中脂质的排列也会影响药物渗透。各种内外因素导致角质层中蛋白质和脂质分子的排列结构、流动性发生变化时，皮肤的通透性也会发生相应的改变。

3）水合度

当角质水合度高时，多种药物的渗透性将增强。基于此原理，对特定药物进行包封或湿敷来增强药物的渗透性已成为目前临床的常规操作。

4）血供

通常，皮肤的血供不直接影响药物透皮能力。然而，血供越丰富的区域，药物在透皮后转运至循环系统的效率越高。当皮肤充血时，血流速度增快，经表皮到达真皮的药物将更快被运走，浅层和深层的浓度差增大，药物则更容易向深处渗透。

### 1.2.3.2　药物因素

1）药物的脂水分配系数

一般认为 $\log P$（$P$ 为脂水分配系数）为 0～5 的药物的透皮能力较强。而 $\log P$ 为 2 左右的药物的透皮能力最强。这样的药物既可以透过脂质双分子层亲水的头层，又可穿过疏水的尾层。

2）分子质量和分子结构

生理条件下，分子质量较小（$M_w < 500\text{Da}$）的药物更易穿透皮肤。但并非分子质量越小透皮效率越高，透皮效率还与分子的结构和形状等相关。例如，最近的一项研究探讨了棒状、球状和三角状的银纳米颗粒的透皮效率，其研究结果表明，这三类纳米颗粒的透皮效率顺序是棒状＞球状＞三角状[11]。

3）浓度

一般情况下，药物浓度越高，透皮效率就越高。然而，某些药物在高浓度时对皮肤刺激性明显或对角蛋白有凝固作用，反而影响了皮肤的通透性，导致吸收不良。浓度与药物的溶解度相关，研究表明，当药物在水和油中的溶解度都在 1mg/mL 以上时，其透皮效率较佳。

4）药物剂型

外用药物的剂型对透皮吸收也有明显的影响。一般认为凝胶、乳剂、软膏、硬膏和霜剂中的药物渗透效率优于粉剂和水溶液。

此外，药物的解离度、熔点和 pH 等也会影响其透皮效率。

### 1.2.3.3 环境因素

1）温度

环境温度升高时，物质扩散速度加快，皮肤血管扩张，皮肤的吸收能力也增强。研究表明，温度从 26℃增至 35℃时，表皮的水扩散速度可增加一倍。另一项研究发现，当温度从 32℃上升至 37℃时，芬太尼的体外透皮效率也翻倍。

2）湿度

一方面，当环境湿度升高时，角质层与外界环境水分浓度差减小，皮肤对水分吸收减少，反之则对水分吸收增加；另一方面，环境湿度也可通过影响角质层的水合度来影响药物的透皮吸收。

## 1.3 透皮药物递送系统的分类

### 1.3.1 物理递送方法

#### 1.3.1.1 离子导入

离子导入（Iontophoresis）是指一种借助适当的电流驱动，将带电或中性药物经电极导入皮肤，从而进入血液循环的方法。离子导入的基本原理为药物在电场的作用下透过角质层进入皮下组织及血液循环，从而达到治疗目的。一对很接近的电极放在皮肤上，在皮肤与皮下毛细血管间建立电极电位，在阳极端带正电的药物分子从皮肤表面运动到毛细血管。相反，带负电的药物分子在阴极的影响下朝皮肤运动。因为所施加的电荷只有一小部分被转换用于药物递送，所以，各种参数如 pH、离子强度和药物浓度的影响需要进行系统的研究以优化输送药物的成本。离子导入法适用于分子量大、带电荷、具有较大水溶性的药物：肽类、蛋白质、无机离子、有机离子和某些中性分子。离子导入具备以下特点：能将化合物中起主要药理作用的纯离子药物导入；起效快、药效强且不损伤皮肤；可按照需要的治疗浓度将药物按程序递送入体内。

#### 1.3.1.2 超声导入

超声导入（sonophoresis）是一种利用超声促进药物经皮肤或黏膜吸收以达到治疗效果的给药方法。超声频率一般在 20kHz，强度 0～4W/cm²。在超声波作用下，角化细胞-脂质双分子层界面处空化气泡的振动引起角质层脂质双分子层的振动，同时界面处空化气泡破裂产生的冲击波，这些都会导致角质层脂质排列的无序化；空化气泡的振动能将大量的水穿透进入无序化的脂质区域形成水性通道，通过这些通道药物扩散更快，这也称为"空化效应"。空化效应大小与超声波频率成反比，因此低频超声的渗透力相对更强。导入药量与超声频率、强度、暴露时间、药物性质相关。超声波强度越大，对皮肤影响越大，越容易造成损伤。

低频超声经皮促渗给药因其无创性、安全性等优势目前已广泛应用于临床，主要用于止痛及抗炎药、局麻药、抗生素、抗肿瘤药、胰岛素和皮质醇等药物的促渗。已有报道斑秃患者应用甲泼尼龙或环孢素并予低频超声促渗治疗，黄褐斑患者予褪色乳剂联合低频超声促渗治疗。

### 1.3.1.3　电穿孔

电穿孔（electroporation）是采用瞬时高电压脉冲在细胞膜等脂质双分子层形成暂时可逆的亲水性孔道，从而增加细胞及组织膜的渗透性，以利于经皮给药的一种方法。通过调整电穿孔的电力学参数，可以控制药物转运速度，实现控释给药。这种方法适用于传统被动扩散及离子导入法无法实现经皮递送的药物。药物在电穿孔皮肤上的主要运输方式是电泳和扩散。相同的电荷转移下，电穿孔的药物运输效率高于离子导入。与离子导入联合使用可大大提高离子导入法经皮给药效率，特别是对于大分子的亲水性药物。在离子导入之前使用电穿孔技术，可以使电荷分布更均匀，同时还能减少对皮肤的刺激性。除此之外，电穿孔也可与化学促渗剂、微针、超声导入等技术联用。但是还需要关注电穿孔透皮给药的安全性问题，如肌肉收缩增强、电场刺激皮下组织神经产生的刺痛等。

### 1.3.1.4　光机械波

光机械波（photomechanical wave，PMW）是激光诱导的脉冲压力波，是强光束与目标材料相互作用的产物。掺铒钇铝石榴石激光、Q-开关红宝石激光和二氧化碳激光能通过消融机制在 100 纳秒（100ns）到 10 微秒（10μs）内使压力振幅达到数百个大气压（300~1000bar）。同时，激光即时蒸发水分，提高皮肤的渗透性，从而在皮肤中形成微通道，用于经皮给药，可使直径<100nm 的粒子被导入皮肤。通道深度限制在 200μm 以内，以避免疼痛和出血。压力波的效力取决于波能转化为机械能的效率。该方法的特点在于：造成的角质层渗透可逆、特性参数可调、作用时间短且不接触皮肤、对皮肤无损伤等，尤其适用于大分子药物，如 DNA 质粒和胰岛素。

### 1.3.1.5　热剥脱

热剥脱（thermal ablation）是一种选择性地加热皮肤表面，瞬时温度可达数百摄氏度，持续数微秒至数毫秒，在角质层中产生微米级穿孔从而加强药物透皮递送能力的方法。热量仅局限在皮肤表面传递，而不会传播到表皮以下组织，可避免组织受损和疼痛。此外，热剥脱能快速蒸发角质层中的水分，从而使由此产生的体积膨胀消融皮肤表面的微米级陨石坑。热剥脱能够传递多种不同的化合物，如人生长激素和干扰素 α-2b。

### 1.3.1.6 生物医用微针

生物医用微针（biomedical microneedle）是指由一系列长为 25～2000μm 级的针阵列组成的贴剂。作为第三代透皮给药技术的典型代表，微针主要通过刺穿人体皮肤角质层，形成有利于药物输送的通道，来促进药物的透皮吸收。相比于传统的口服制剂及注射给药，微针透皮是最有潜力的无创或微创给药途径。微针载药的方法主要包括四种：可降解微针法、固态微针法、表面载药微针法和中空微针法。

（1）可降解微针法：通常采用可降解的高分子聚合物制作针尖材料，当微针插入人体后，高分子聚合物被人体降解，药物得以释放的方法。可用于制作生物可降解微针的基质主要有麦芽糖、葡聚糖、聚乳酸和透明质酸等。部分可降解微针利用聚合物的降解时间特性，实现药物缓释。例如，Dong[12]等将多柔比星和金纳米笼载入透明质酸可降解微针用于黑素瘤局部给药，通过化疗联合光热治疗，可有效抑制荷瘤小鼠肿瘤生长，同时显著降低多柔比星所致的系统性毒性反应。

（2）固态微针法：通常是用不载药的固态微针预处理皮肤后，将药物制剂敷贴于皮肤表面，使得药物通过微针产生的微通道扩散进入表皮层的方法。但固态微针法给药需要经预处理、药物敷贴两步才能完成。此外，药物敷贴法并不能较好地确定药物的给药剂量。

（3）表面载药微针法：是通过浸渍或喷涂的方法在针体表面包被上一层药物制剂的方法。该法应用较为广泛，无论是维生素 B、利多卡因等小分子药物，还是大分子药物如胰岛素、辣根过氧化物酶、疫苗等均可使用。但给药剂量如何确定仍存在一定问题。

（4）中空微针法：是将微针针体制作成空心，允许药物制剂通过空心微针注入皮肤的方法。中空微针多采用灌注给药，必须通过外界微泵等给予足够的压力，才能保证给药的准确性，便捷性大大降低。此外，中空微针多采用脆度较大的材料，易造成断针滞留问题。

## 1.3.2 化学递送方法

### 1.3.2.1 化学促渗剂

化学促渗剂（chemical penetration enhancer，CPE）是指能够可逆地降低药物

通过皮肤的阻力，加速药物穿透皮肤，本身无毒无刺激，对皮肤无损害，去除后皮肤能恢复正常屏障功能的一类化学物质。化学促渗剂通过改变皮肤特性，扰乱脂质的排列，使紧密的连接形成间隙从而增加角质层的含水量，增加脂质的流动性，以此来改变药物的分配系数，增加其渗透量。化学促渗剂易于处方成型，并且可长时间大面积应用于皮肤，是经皮给药制剂处方中的重要组成部分。理想的化学促渗剂一般要满足以下几点：对皮肤无毒、无刺激、无过敏；起效迅速、活性可再生和持续时间可预见；在机体中无药理活性；促渗的同时防止体内成分的丢失。化学促渗剂分为化学合成促渗剂及天然促渗剂。下面简要介绍几种常见的化学合成促渗剂，包括氮酮及其类似物、亚砜及其类似物、醇类、脂肪酸类、表面活性剂等几大类。

（1）氮酮：无色无味，与多数有机溶剂如乙醇和丙二醇兼溶，是 20 世纪 80 年代初开发出来的经皮渗透促进剂。氮酮由弱极性长链烷烃或烯烃组成，对亲水性和亲脂性药物都有促渗作用，可用于激素类药物、抗病毒药物、抗生素的透皮给药。氮酮的优点是毒性、皮肤刺激性及药理活性均很低，是目前公认的较好化学促渗剂之一。

（2）二甲基亚砜（DMSO）：无色无味，具有吸湿性，被称为"万能溶解剂"，是亚砜及其类似物中研究最早和应用最广的促渗剂。DMSO 对亲水性和亲脂性药物都有促渗作用，可用作抗病毒药物、激素类药物、抗生素的促渗剂。其优点是起效迅速，但促渗作用呈浓度依赖性。一般认为，用量>60%时 DMSO 才产生较强的促渗作用。但在高浓度下，DMSO 会导致皮肤红斑、水疱或使蛋白质变性。DMSO 类似物还有二甲基乙酰胺和二甲基甲酰胺。

（3）醇类：如乙醇、丙二醇，无毒且易挥发，可迅速透过皮肤，作为助溶剂已应用到透皮给药制剂中。乙醇也常与水或者丙二醇作为混合溶媒用于透皮给药系统，联用时最大促渗效果与两种促渗剂最佳浓度配比有关。脂肪醇经常用作溶媒或载体，对药物和其他促渗剂起到溶解和均匀混合作用，但单独作为促渗剂时效果不佳。

（4）脂肪酸类：对亲水和亲脂类药物都有促进作用，可以促进雌二醇、黄体酮、阿昔洛韦、水杨酸等药物的释放。在脂肪酸类中应用最广和研究最多的促渗剂是油酸。研究表明，当油酸的浓度较低时，随着油酸浓度的增加，其促进透皮渗透作用逐渐增大；但当油酸浓度大到一定程度时，反而抑制药物的透皮。一般情况下，油酸在浓度较低时（<10%）促渗效果较好。

（5）表面活性剂：含有大量亲水基和疏水基，通过提高药物溶解度及其在角质层中的分配系数、溶解角质层脂质使其结构松散等作用提高药物对皮肤的渗透能力，其促渗效果与其浓度相关。一般分为阴离子表面活性剂、阳离子表面活性剂、非离子表面活性剂和两性离子表面活性剂。其中，阴离子表面活性剂和非离子表面活性剂作为经皮给药系统中的促渗剂被研究得最多。非离子表面活性剂的促渗效果相对不是特别理想，但对皮肤的刺激性及毒性最低。有时非离子表面活性剂与一些物理促渗方法相结合可能会明显改善其促渗作用。

（6）天然促渗剂：源于天然产物，毒性反应小，是将来开发的重点。天然透皮促渗剂主要是萜烯类化合物，包括薄荷醇、冰片、柠檬油精、香芹酮、麝香草酚、桉树脑、蒲勒酮等。

### 1.3.2.2 囊泡

囊泡（vesicle）是两亲分子（小分子表面活性剂、磷脂、嵌段共聚物等）有序组合体的一种形式，是由密闭双分子层所形成的球形或椭球形的单间或多间小室结构。其中纳米囊泡的尺寸大小多在 50～100nm。如果这些两亲分子是天然表面活性剂卵磷脂，则形成的结构就称为脂质体（liposome），它可以改变角质层的超微结构，改变皮肤药物渗透途径，从而增加药物的透皮量。脂质体具有以下特点：具有双亲性，对药物兼容性好，能包裹脂溶性、水溶性药物，提高药物溶解度，增加药物透皮作用；具有缓释性，在表皮形成药物储备库，缓释药物；安全性高，为体内固有成分，无毒无刺激性，可生物降解；在皮肤组织表现出相对的靶向性等。囊泡技术多年来不断发展，已显示出较好的应用前景，如应用于浅表肿瘤、银屑病、白癜风、痤疮和真菌感染等疾病的治疗。

### 1.3.2.3 聚合物纳米粒子

聚合物纳米粒子（polymeric nanoparticle，PNP）具有药物包封率高、可控释性能好及保护敏感型药物等优势；同时，纳米粒子较大的比表面积使其能在皮肤表面具有更好的富集度，且粒径越小，富集度越高，越有利于药物的经皮渗透，同时还能以受控方式释放药物，已被广泛用于透皮给药研究。例如，负载维 A 酸的壳聚糖 PNPs[13]能够显著提高维 A 酸的透皮能力，同时还具有一定的抗菌活性，能够进一步提高痤疮的治疗效果。

### 1.3.2.4 纳米乳

纳米乳（nanoemulsion）又称微乳液（microemulsion），是由水、油、表面活性剂和助表面活性剂等自发形成的、粒径为 1～100nm 的热力学稳定、各向同性、透明或半透明的均相分散体系，纳米乳有望成为抗炎药透皮递送的有效方法。一般来说，纳米乳分为三种类型，即水包油型纳米乳（O/W）、油包水型纳米乳（W/O）及双连续型纳米乳（B.C）。纳米乳经皮给药受药物在纳米乳中的含量、状态和亲脂性，以及纳米乳自身组成体系（如水分、油相、表面活性剂、助表面活性剂）等因素的影响。纳米乳用于经皮给药具有以下优点：水包油型纳米乳（O/W）用于皮肤易于清洗；提高药物溶解度，促进药物经皮给药；纳米乳中分散相可作为药物储备库，使药物在连续相中浓度恒定，实现近似零级释药等。

## 1.4　透皮药物递送系统在浅表疾病治疗中的作用

常见的浅表疾病包括浅表肿瘤、瘢痕、脱发、银屑病、痤疮和白癜风等。在使用传统的全身给药方法（如口服和注射途径给药）时，药物在病理部位的积累通常有限，且常伴有不可避免的系统性毒性反应。透皮药物递送由于其天然的局部靶标特性而被广泛用于治疗各种浅表疾病。与口服和注射给药途径相比，透皮给药具有多种优势：应用方便、无痛、非侵入性、患者依从性高、药物释放可控、在发生不良反应时能及时终止治疗等。下面简要举例介绍透皮药物递送系统在一些浅表疾病的应用。

### 1.4.1　浅表肿瘤治疗

浅表肿瘤是位于皮肤浅层的肿瘤，可分为良性及恶性浅表肿瘤。良性浅表肿瘤主要包括血管瘤、痣和病毒疣。恶性浅表肿瘤包括基底细胞癌、鳞状细胞癌和恶性黑素瘤等。目前针对恶性浅表肿瘤的传统给药模式仍存在一些局限性，如肿瘤局部药物浓度较低导致临床疗效较差，且系统给药所导致的全身不良反应发生率较高。为了提高药物靶向效率，局部给药已日益成为浅表肿瘤治疗的新策略。其中微针透皮给药在浅表肿瘤治疗中的研究进展迅速，载药微针可广泛用于浅表肿瘤的化疗、光疗和免疫治疗（详情见 5.2.1 节）。此外，利用纳米颗粒进行的透皮给药也能实现浅表肿瘤靶向药物递送。Misak 等[14]设计合成的负载氟尿嘧啶（5-FU）的磁性纳米颗粒，可有效抑制小鼠皮肤鳞状细胞癌模型中的肿瘤生长。且与局部注射 5-FU 组相比，载药纳米颗粒透皮给药组能更显著抑制肿瘤生长。Niu 等[15]成功构建用于递送质粒 DNA（pDNA）的纳米颗粒，可有效抑制黑素瘤的进展和转移。另一方面，离子导入、超声导入、激光、热剥脱也可用于化疗制剂的透皮递送，进行浅表肿瘤的治疗。Hao 等[16]设计了一种近红外光响应的同时搭载化疗药物 5-FU 和光热剂吲哚菁绿（ICG）的单甲氧基-聚乙二醇-聚己内酯纳米颗粒的透明质酸可溶性微针，可实现化疗药物的可控精准释放，同时将光热治疗与化疗联合，进而发挥更好的协同抗肿瘤疗效。

### 1.4.2　瘢痕修复

常见的瘢痕包括手术瘢痕、烧伤瘢痕、外伤瘢痕及痤疮瘢痕，常给患者造成极大的身心障碍。瘢痕的传统治疗方法包括外用药物治疗、激光治疗及手术治疗，但是这些治疗方法均有各自的局限性：外用药物疗效不佳；激光治疗价格昂贵，易留色素沉着；手术治疗需要医师进行操作，专业性强。此外，临床上通过向皮损内注射皮质类固醇激素治疗瘢痕疙瘩，可导致皮损内药物分布不均匀，并可能引起皮肤萎缩、注射部位钙化或破裂、血管舒张等副作用。目前，微针作为微创、无痛、安全的技术手段已成为治疗瘢痕的一种新策略。在一项临床试验中，新加坡国立大学 Tan 等[17]利用可降解微针负载曲安奈德和博来霉素治疗瘢痕疙瘩。结果表明，每天进行一次微针治疗可显著缩小受试者瘢痕疙瘩的体积。Zhang 等[18]将羟丙基-β-环糊精包封的曲安奈德与维拉帕米共同搭载于羧甲基壳聚糖和纹状多糖制成的可溶性微针中，可有效改善瘢痕组织中胶原纤维的排列并增强瘢痕组织中羟脯氨酸和转化生长因子-β1（TGF-β1）的表达，有效抑制血管生成和瘢痕组织增生。除此之外，纳米颗粒用于瘢痕治疗的相关研究也日益增加。Xiao 等[19]成功合成了叶酸修饰的铜基金属有机框架纳米颗粒用于瘢痕治疗，该纳米颗粒能通过促进组织形成和上皮组织再生，显著加速伤口愈合。

### 1.4.3 脱发治疗

米诺地尔作为一种临床上常用的治疗脱发的外用制剂，由于皮肤角质层的屏障作用，其透皮效率较低。近年来，多种用于治疗脱发的新型透皮药物递送方法可以有效实现局部药物的毛囊递送，极大提高药物透皮效率。不少体内体外研究表明透皮给药技术（如微针、激光辅助、射频、低频超声、离子导入）可以提高米诺地尔经头皮递送的效率。并且，不同药物递送方式的组合也可以获得更好的临床疗效，如离子导入与超声导入、纳米颗粒与微针等的联合应用。有研究显示，重复的微针刺激可以诱导炎症反应促进胶原蛋白的合成。此外，当皮肤屏障失去完整性时，伴随着血管舒张和角质形成细胞的迁移，白细胞介素-1α（IL-1α）、白细胞介素-6（IL-6）、集落刺激因子（CSF）等细胞因子可通过 WNT 信号通路调节毛发周期和刺激毛乳头生长，从而起到改善脱发及促进毛发新生的作用[20]。Wang 等[21]使用对米诺地尔溶解度较高的硬脂酸和油酸为载体，通过热高压均质法制备了球形纳米结构脂质体，可实现更为高效的米诺地尔透皮递送。最近，Yang[22]利用针体与基底可分离的微针贴片，同时搭载小分子药物 UK5099 和间充质干细胞（MSC）衍生外泌体的毛囊干细胞激活剂，可起到诱导毛囊再生的作用，为脱发患者提供了一种极富前景的非侵入性治疗策略。

### 1.4.4 银屑病治疗

银屑病是一种慢性炎症性皮肤病，甲氨蝶呤为中重度银屑病传统治疗药物，但因口服或注射给药所致的严重不良反应而限制了其临床应用。有研究显示，负载甲氨蝶呤的可降解微针在银屑病样皮炎的动物模型中显示出良好的治疗效果。此外，Korkmaz 等[23]证实了负载抗肿瘤坏死因子 α（TNF-α）抗体的可降解微针局部皮内给药用于治疗斑块型银屑病的有效性和安全性。另外有研究还制备了透明质酸-胆固醇自组装纳米颗粒和亲水性烟酰胺的混合纳米颗粒系统用于有银屑病皮损的透皮给药。该纳米颗粒能有效增强他克莫司的经皮渗透，提高药物疗效，加速银屑病皮损清除。近来，Wan[24]研制出一种可溶解的微针贴片，透皮后可迅速溶解并释放封包地塞米松的纳米颗粒，进而靶向角质形成细胞的 NLRP3 炎症小体，有效抑制银屑病样小鼠模型的皮肤炎症。Xi[25]将中草药中提取的抗炎成分雷公藤红素加载到甘露糖基化脂质体上，可增强树突状细胞对药物的摄取并诱导其免疫耐受，从而有效抑制咪喹莫特诱导的银屑病样小鼠模型的皮损进展。

## 1.4.5　痤疮治疗

痤疮是以皮脂腺炎症为主的皮肤病，与皮脂分泌增加、毛囊皮脂腺导管阻塞、炎症及痤疮丙酸杆菌在毛囊中的定植有关。其中，痤疮丙酸杆菌在痤疮的发展中起着重要作用。尽管多种抗菌药物（如红霉素、克林霉素和过氧苯甲酰）已被用于痤疮治疗，但由于这些药物在真皮的渗透性差而难以有效地杀死细菌。为提高透皮药物渗透率和治疗效率，Zhang 等[26]利用聚乙烯醇基质制备了一种载药微针贴剂，并在痤疮丙酸杆菌诱导的炎症小鼠模型中展示出较好的治疗效果。与涂抹外用抗痤疮药物相比，该微针贴片可以显著促进药物渗透，提高药物疗效。在另一项研究中，Zhang 等[27]开发了一种基于活性药物成分聚离子液体的水杨酸微针贴片（SA-PIL-MN），可有效抑制痤疮丙酸杆菌生长，同时减少炎症细胞浸润和促炎因子的分泌。此外，点阵射频微针可通过调节皮脂腺分泌用于痤疮治疗。Lee 等[28]在 20 名韩国寻常痤疮患者中评估了点阵射频微针对于皮脂分泌的影响，结果表明点阵射频微针对寻常痤疮患者皮脂腺分泌有明显的抑制作用。

## 1.4.6　白癜风治疗

白癜风是一种较为常见的后天性色素脱失性皮肤病，表现为局限性或泛发性皮肤黏膜色素完全脱失，严重影响患者的身心健康和生活质量。外用糖皮质激素为白癜风治疗的一线药物，但因透皮渗透率较低，导致药物用量大，局部皮肤萎缩及多毛等副作用发生率较高。透皮药物递送系统，尤其是囊泡、纳米乳、纳米颗粒等新型药物递送技术的开发，可有效提高传统药物的治疗效率并减小不良反应的发生率，同时可实现持续或控释给药，有望成为白癜风治疗的全新策略。例如，Patel 等[29]研制的一种负载丙酸氯倍他索的微乳基凝胶成功地克服了丙酸氯倍他索溶解度差的问题，可有效增加白癜风皮损内的药物浓度，提高治疗疗效。Kumar 等[30]使用滚轮微针透皮结合局部外用 5-FU 溶液治疗稳定型白癜风并取得了良好效果。患者每 15 天治疗一次，接受 6 次治疗后，可明显观察到部分皮损重新着色。另一项临床研究显示[31]，45%的白癜风患者通过微针结合曲安奈德治疗可获得较好的临床疗效，同时联合窄谱紫外线（NB-UVB）局部照射可进一步提高治疗效果。

以上仅介绍了部分透皮药物递送技术在一些浅表疾病治疗中的应用，可见透皮给药系统在提高药物递送效率、改善疾病治疗效果等方面具有巨大的发展潜力，但其进一步发展仍然面临着诸多技术方面的挑战。只有材料学家、化学家、物理学家和纳米技术专家及医学家紧密合作，才能进一步推动这一领域的发展。从被动透皮药物递送到可控和按需给药平台开发，有望在未来实现真正的个性化局部给药。

## 1.5 展望与挑战

透皮药物递送系统历经四代发展：第一代通过筛选合适的药物或对已有药物进行简单的化学修饰来达到透皮给药效果，其种类十分有限；第二代递送系统包括化学促渗剂、非空化超声和离子导入；第三代则出现了微针、热消融、微晶磨皮和电穿孔等技术；第四代透皮药物递送技术在个体化治疗和多学科交叉的背景下应运而生，其中基于软性超薄可穿戴硬件、生物电子设备和药物所集成的贴片，仍处于早期研发阶段。

虽然透皮递送系统的发展已取得诸多瞩目成果，开发了诸多临床应用，但当前技术仍具有局限性。理想的透皮药物递送系统应具有以下特点：微创、无痛、安全、方便；适用于疏水性、亲水性药物和大分子药物（如多肽、蛋白质等）的透皮递送；能保证药物性质稳定和有效的药物浓度；具有可控且理想的释放速度；可自用，不遗留尖锐针头等。

目前，用于生物制剂等大分子的第一代及第二代透皮药物递送系统已在临床实践中得以广泛应用，但促渗效率总体较为低下且难以满足给药需求。第三代透皮药物递送系统通过表皮在微创操作下形成的微通道来促进药物的递送，可适用于包括生物制剂在内的大多数药物。大多数第三代透皮药物递送系统依赖于笨重昂贵的设备和专业技术人员的操作，而微针凭借其便捷的操作和广泛的适用性，已成为第三代透皮药物递送系统中最具潜力的微创给药方式。中空微针流感疫苗在 2009 年即获得美国食品药品监督管理局（FDA）批准上市，多项基于中空微针的各类疫苗也已进入临床Ⅱ期或者Ⅲ期研究。尽管基于生物医用高分子材料的微针近年来发展迅速，但目前尚无获批的医用聚合物微针产品。目前仅有为数不多的聚合物微针在皮肤疾病中的应用进入临床研究阶段（如透明质酸可溶性微针用于斑块状银屑病的研究，NCTO2955576）。聚合物微针虽然具备诸多优势，但仍存在较多问题，如聚合物沉积于皮层、量产效率低、产品重现性低（残留不均，载药量不均一）、生产成本高等。此外，尽管有研究证明可以通过简单的方式扩大微针面积且不影响患者自用，但低载药量仍是限制聚合物微针临床应用的一大因素。另外，由于动物模型的限制，许多研究停留在体外细胞水平或皮肤模拟物水平，诸多效应难以得到直观的动物水平的验证。此外，近期研究表明，微针给药后，药物会分布至淋巴结、肝、肾和脾。因此，微针给药的药代动力学和安全性还有待进一步研究。聚合物微针在皮肤疾病中的应用研究任重道远。基于反馈控释智能硬件的第四代透皮药物递送系统目前仍处于早期研发阶段，希望聚合物微针与智能硬件的结合能为透皮给药开启新的篇章。

（华中科技大学同济医学院附属武汉中心医院　李军）

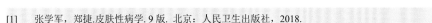

## 参考文献

[1]　张学军，郑捷.皮肤性病学.9版.北京：人民卫生出版社，2018.

[2]　赵辨.中国临床皮肤病学.南京：江苏科学技术出版社，2010.

[3]　张建中，高兴华.皮肤性病学.北京：人民卫生出版社，2015.

[4]　龚非力.医学免疫学.4版.北京：科学出版社，2014.

[5]　Bolognia J L，Jorizzo J L，Rapini R P. 皮肤病学.2版.朱学骏等译.北京：北京大学医学出版社，2015.

[6]　Prausnitz M R，Langer R. Transdermal drug delivery. Nature Biotechnology，2008，26（11）：1261.

[7]　Someya T，Amagai M. Toward a new generation of smart skins. Nature Biotechnology，2019，37（4）：382.

[8]　Lin J Y，Fisher D E. Melanocyte biology and skin pigmentation. Nature，2007，445（7130）：843.

[9]　Prota G. Recent advances in the chemistry of melanogenesis in mammals. Journal of Investigative Dermatology，1980，75（1）：122.

[10]　Egami S，Yamagami J，Amagai M. Autoimmune bullous skin diseases，pemphigus and pemphigoid. Journal of Allergy and Clinical Immunology，2020，145（4）：1031.

[11]　Tang S，Zheng J. Antibacterial activity of silver nanoparticles：structural effects. Advanced Healthcare Materials，2018，7（13）：e1701503.

[12]　Dong L，Li M，Zhang S，et al. Cytotoxicity of BSA-stabilized gold nanoclusters：in vitro and in vivo study. Small，2015，11（21）：2571.

[13]　Ridolfi D M，Marcato P D，Justo G Z，et al. Chitosan-solid lipid nanoparticles as carriers for topical delivery of tretinoin. Colloids and Surfaces B-Biointerfaces，2012，93：36-40.

[14]　Misak H，Zacharias N，Song Z，et al. Skin cancer treatment by albumin/5-Fu loaded magnetic nanocomposite spheres in a mouse model. Journal of Biotechnology，2013，164（1）：130-136.

[15]　Niu J，Chu Y，Huang Y F，et al. Transdermal gene delivery by functional peptide-conjugated cationic gold

nanoparticle reverses the progression and metastasis of cutaneous melanoma. ACS Applied Materials & Interfaces，2017，9（11）：9388-9401.

[16] Hao Y，Chen Y W，He X L，et al. Near-infrared responsive 5-fluorouracil and indocyanine green loaded MPEG-PCL nanoparticle integrated with dissolvable microneedle for skin cancer therapy. Bioactive Materials，2020，5（3）：542-552.

[17] Tan C W X，Tan W D，Srivastava R，et al. Dissolving triamcinolone-embedded microneedles for the treatment of Keloids：A single-blinded intra-individual controlled clinical trial. Dermatologic Therapy，2019，9（3）：601-611.

[18] Zhang N，Xue L P，Younas A，et al. Co-delivery of triamcinolone acetonide and verapamil for synergistic treatment of hypertrophic scars via carboxymethyl chitosan and Bletilla striata polysaccharide-based microneedles. Carbohydrate Polymers，2022，284：119219.

[19] Xiao J S，Zhu Y X，Huddleston S，et al. Copper metal-organic framework nanoparticles stabilized with folic acid improve wound healing in diabetes. ACS Nano，2018，27，12（2）：1023-1032.

[20] Ocampo-Garza S S，Fabbrocini G，Ocampo-Candiani J，et al. Micro needling：A novel therapeutic approach for androgenetic alopecia，A Review of Literature. Dermatologic Therapy，2020，33（6）：e14267.

[21] Wang W X，Chen L，Huang X Y，et al. Preparation and characterization of minoxidil loaded nanostructured lipid carriers. AAPS PharmSciTech，2017，18（2）：509-516.

[22] Yang G，Chen Q，Wen D，et al. A therapeutic microneedle patch made from hair-derived keratin for promoting hair regrowth. ACS Nano，2019，13：4354-4360.

[23] Korkmaz E，Friedrich E E，Ramadan M H，et al. Therapeutic intradermal delivery of tumor necrosis factor-alpha antibodies using tip-loaded dissolvable microneedle arrays. Acta Biomaterialia，2015，24：96-105.

[24] Wan T，Pan Q，Ping Y. Microneedle-assisted genome editing：A transdermal strategy of targeting NLRP3 by CRISPR-Cas9 for synergistic therapy of inflammatory skin disorders. Science Advances，2021，7（11）：eabe2888.

[25] Xi L，Lin Z B，Qiu F. Enhanced uptake and anti-maturation effect of celastrol-loaded mannosylated liposomes on dendritic cells for psoriasis treatment. Acta Pharmaceutica Sinica B，2022，12（1）：339-352.

[26] Zhang Y，Feng P，Yu J，et al. ROS-Responsive microneedle patch for acne vulgaris treatment. Advanced Therapeutics，2018，1：1800035.

[27] Zhang T K，Sun B，Guo J N，et al. Active pharmaceutical ingredient poly（ionic liquid）-based microneedles for the treatment of skin acne infection. Acta Biomaterialia，2020，115：136-147.

[28] Lee K R，Lee E G，Lee H J，et al. Assessment of treatment efficacy and sebosuppressive effect of fractional radiofrequency microneedle on acne vulgaris. Lasers in Surgery and Medicine，2013，45（10）：639-647.

[29] Patel H K，Barot B S，Parejiya P B，et al. Topical delivery of clobetasol propionate loaded microemulsion based gel for effective treatment of vitiligo--part II：rheological characterization and in vivo assessment through dermatopharmacokinetic and pilot clinical studies. Colloids and Surfaces B-Biointerfaces，2014，119：145-153.

[30] Kumar A，Bharti R，Agarwal S. Microneedling with Dermaroller 192 needles along with 5-fluorouracil solution in the treatment of stable vitiligo. Journal of the American Academy of Dermatology，2019，81（3）：e67-e69.

[31] Elshafy Khashaba S A，Elkot R A，Ibrahim A M. Efficacy of NB-UVB，microneedling with triamcinolone acetonide，and a combination of both modalities in the treatment of vitiligo：A comparative study. Journal of the American Academy of Dermatology，2018，79（2）：365-367.

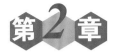

生物医用微针概述

## 2.1 生物医用微针的发展历史

微针一般由针尖长度为 25～2000μm、针尖呈斜面形或对称锥形的三维阵列结构组成（图 2-1）[1]。微针可以穿过皮肤角质层屏障，在皮肤表面形成临时微通道。利用此微通道可将药物直接递送至皮内，从而提高药物的透皮效率。微针给药结合了局部给药和系统注射的双重优点，可以绕过肝脏的首过效应、减少胃肠道对药物的降解，提高药物的生物利用度。同时，微针不触及分布有痛觉神经和血管的真皮层，不会引起疼痛和出血，从而可以提高患者的依从性，降低感染的风险。目前，微针已广泛用于美容、免疫治疗、疫苗接种、肿瘤及糖尿病治疗、生物传感与检测等领域。

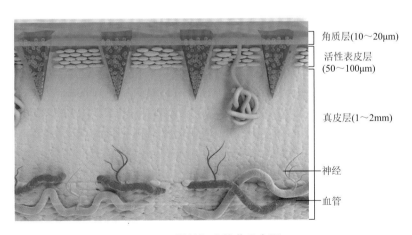

角质层(10～20μm)

活性表皮层
(50～100μm)

真皮层(1～2mm)

神经

血管

图 2-1 微针经皮给药示意图

微针的概念可以追溯到几个世纪前中国的针灸术。随后，这项技术在工艺和相关装置上不断发展，逐步演变为微针。1921 年，Chambers 将针头插入棘皮动物卵核中对棘皮动物的卵细胞进行显微解剖，并报道了"microneedle"一词[2]（图2-2）。1971年，Gerstel和Place首次在美国专利中提出微针装置用于药物递送的概念（1976年6月22日授权）[3]。该专利提出，（中空）微针作为一种药物输送装置具有多个凸起，这些凸起从储药器中伸出，可穿透皮肤，将药物输送至局部或全身。此外，Pistor申请了微针辅助递送药物的专利，他们将微针描述为微刺结构，在微针处理后的皮肤上涂抹药物从而实现局部透皮给药[4]。

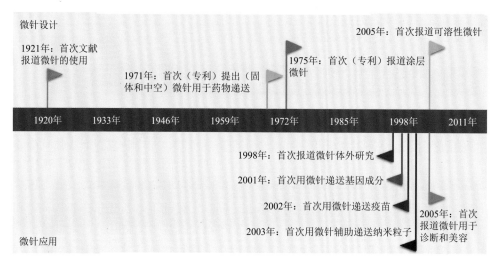

图 2-2　微针的发展历程

尽管前人已多次提及微针结构，但直到1998年，Henry等才利用反应离子刻蚀技术制备了硅微针，并首次将其用于处理人离体皮肤[5]。与局部渗透相比，微针处理可使钙黄绿素的透皮速率提高4个数量级。2001年，Alza公司公开了固体金属微针透皮递送抗转录疗法寡核苷酸的研究报告[6]。2003年，McAllister等发表了第一篇固体和中空微针辅助经皮递送大分子蛋白和纳米颗粒的研究[7]。2005年，Miyano等以麦芽糖为基质，以抗坏血酸-2-糖苷为模型药物，首次制备了可溶性微针，并报道了可溶性微针在经皮递送药物中的应用[8]。同年，Fernandes等将固体滚轮微针应用于处理志愿者皮肤，受试者使用微针处理后皮肤紧致度增加、皱纹减少，表明微针可以用于美容等领域[9]。同时，Wang等首次发表了关于中空微针提取皮肤组织间质液并用于检测葡萄糖的研究[10]。该研究表明，微针可从皮肤中提取1~10μL皮肤组织间质液，且提取得到的组织间质液中的葡萄糖浓度与血糖浓度相近，验证了微针用于检测葡萄糖浓度的可行性。此后，微针被广泛用于递送美容成分和大分子药物、疫苗接种、过敏测试、肿瘤治疗及生物体液采样等领域。近年来，随着微针技术的快速发展，关于微针的研究论文数量和引用频次逐年高速增长（图2-3）。

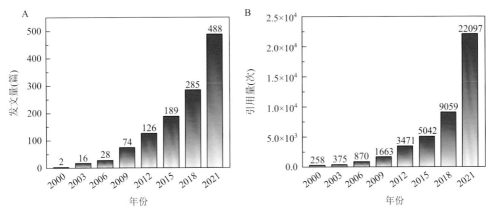

图 2-3　微针相关研究数据：**A.** 研究论文数；**B.** 引用数。数据源于 *Web of Science*<sup>TM</sup>，关键词为 microneedle，microfabricated needle 或 micropatch；数据截止日期为 2022 年 4 月 6 日

## 2.2 ▶ 生物医用微针的种类和制备材料

### 2.2.1　微针类型

　　一般来说，根据微针的结构和给药策略，可以将微针分为固体微针、涂层微针、中空微针、可溶性微针及多孔微针（图 2-4）。

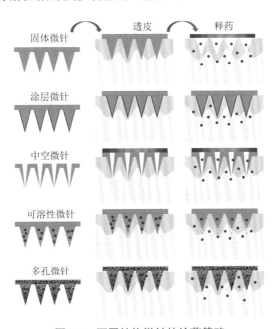

图 2-4　不同结构微针的给药策略

### 2.2.1.1 固体微针

固体微针是表面或内部没有孔或通道的实心固体结构，一般由硅、金属、陶瓷等无机材料或不可溶解性聚合物材料制成。固体微针通常具有较高的机械性能，可以在皮肤表面形成临时的液体微通道。将透皮给药中的常规载药贴片或半固体局部配方（如软膏、乳霜、凝胶、洗液等）作用于微针处理部位，即可在皮肤局部发挥作用。早在 1998 年，Henry 等就采用反应离子刻蚀技术制备了长度为 150μm 的硅微针，并将此微针应用于透皮给药系统[5]。实验结果显示，硅微针可以在皮肤上创造出微小通道，模型药物钙黄绿素可以通过微通道进入皮肤。与直接涂抹的局部渗透相比，微针处理可使钙黄绿素的渗透速率提高 4 个数量级。尽管利用固体微针处理皮肤可使不同化合物在体外的渗透性提高，但移除固体微针后，微针在皮肤表面形成的液体微通道会在短期内快速关闭，降低了药物的持续渗透效率[11, 12]。研究表明，在贴片配方中加入双氯芬酸可将微孔开放时间延长至 7 天，但微通道的长时间开放会增加机体感染的风险[13]。将固体微针与离子导入法相结合，可以使带电药物的渗透量提高几个数量级，但离子导入可能会引起皮肤刺激[14, 15]。固体微针给药相较传统透皮给药是一个重大的突破，但这种给药方式需要两步操作，步骤烦琐且给药量较低。此外，固体微针在皮肤内有断裂残留，存在感染和炎症的风险，因而其应用受到了一定限制。

### 2.2.1.2 涂层微针

利用固体微针浸渍或者蘸取溶解有药物的水、有机溶剂或者熔体，干燥固化后在固体微针表面形成一层薄膜，即得到涂层微针[16]。当涂层微针扎入皮肤后，涂层与固体微针分离，随后在皮肤内溶解脱附从而释放药物。例如，Gill 等[17]将胰岛素和牛血清蛋白溶解在不同组分的溶剂里，然后将其均匀地铺展在固体微针表面，成功地制备出涂层均匀的微针。Zhang 等[18]将麻醉药物利多卡因负载于涂层微针中，经微针给药后，利多卡因可在 1~5 min 内快速释放，大幅缩短了释药时间，有利于局部快速麻醉。Quan 等[19]利用涂层微针将不同剂量的颗粒状流感疫苗接种到皮肤内，与相同剂量的肌内注射相比，利用涂层微针接种后的机体展现出更好的免疫效果。此外，涂层微针还可以延长负载药物的保质期。例如，将去氨加压素负载于涂层微针上，并将该微针储存于氮气氛围中，6 个月后，去氨加压素的完整性仍能保持在 98%[20]。

与固体微针相比，涂层微针只需一步即可完成药物递送，简化了操作步骤。但是，涂层工艺、赋形剂及药物配方等都会对涂层效率产生影响。此外，涂层微针的药物分子仅装载在其针体的外表面上，载药量很大程度上取决于涂层的厚度和针头的几何尺寸，因而涂层微针的载药量有限，仅适合于小剂量的透皮给药，如疫苗[21]。另外，在插入皮肤之前，为防止针体表面的药物流失，提高涂层的稳定性也是涂层微针使用时需要注意的关键因素之一。

### 2.2.1.3　中空微针

中空微针是在竖直方向上有孔道的固体微针[22]，因此也可以理解为一种尺寸减小到微米级的注射器。中空微针内部具有一个空的空间用于容纳药物分散体或溶液，当微针刺入皮肤后，药物便会直接输送到表皮或真皮浅层。微针内部具有中空结构，因此可负载足够多的药物以实现更大剂量的药物输送。与固体/涂层微针不同，中空微针可以通过调节流速或压力来调控药物释放速度。Wang 等[23]用紫外光刻蚀技术制备出了长度为 825μm 的 SU-8 光刻胶中空微针，该微针可成功穿透猪皮。中空微针在外加储药装置的辅助下可以持续给药，提高给药量。但是中空微针的给药通道可能由于表皮组织的挤压而阻塞，并且中空微针制备过程需要激光刻蚀或者紫外光刻蚀等精细的加工技术，制备过程相对复杂。

### 2.2.1.4　可溶性微针

可溶性微针一般由可溶解或生物降解的材料制备而成，包覆在可溶性微针里的药物会随着可溶性材料在皮肤里的溶解或降解而逐渐释放。可溶性微针通常由生物相容性良好的聚合物制备而成，包括糖类（如透明质酸、麦芽糖、壳聚糖、淀粉等）[24-26]、蛋白质（如丝素蛋白、白蛋白等）[27, 28]和脂肪族聚酯材料［如聚乳酸-羟基乙酸共聚物（PLGA）、聚乳酸（PLA）、聚己内酯（PCL）][29, 30]等。可溶性微针因其制备过程简单、成本低廉、生物相容性好、载药量高、药物释放可控度高、使用方便等优点而备受关注。例如，Liu 等[31]将胰岛素和可溶性透明质酸同时溶于水中，在室温下通过离心将其填充到微针模具中，制备得到可溶性微针，并成功实现了糖尿病大鼠的微针经皮给药。Chen 等[32]在室温下制备出 PCL 可溶性微针，并将化疗药物多柔比星和具有光热效应的六硼化镧（$LaB_6$）纳米粒子共同包覆在微针里，通过循环近红外光照射实现了药物的控制释放。与涂层微针相比，可溶性微针利用针尖负载药物，载药量更高。微针插入皮肤后，载药针尖溶解释放药物，只需一步操作。通过选择不同性质的聚合物可精确地调控可溶性微针的释放过程。此外，可溶性微针良好的生物相容性和可降解性提高了使用者的依从性，使得微针成为长期治疗的最佳选择之一。但可溶性微针的机械强度、物理稳定性及有效的针尖药物分布是其开发过程中需考虑的重要因素。

### 2.2.1.5　多孔微针

多孔微针一般拥有三维多孔结构，其表面和内部均含有大量随机分布的孔。在毛细力作用下，含有活性成分的药物溶液可以通过这些孔洞自发地被吸入多孔微针内部并储存起来；存储于多孔结构中的药物也可以通过这些孔释放出来。同时，在多孔微针基底和针尖部分负载不同的药物后可以实现多药共同递送。由于多孔结构的存在，多孔微针的机械强度往往低于固体微针，透皮后容易断裂。早期的多孔微针一般由硅材料经化学刻蚀后得到，但硅是一种无机材料，不可降解，无法排出体外，其在皮肤内的残留可能会危害人体健康。相比而言，可生物降解材料制成的多孔微针往往更受欢迎，如在不锈钢固体微针表面涂覆一层微孔磷酸钙涂层将其作为可生物降解药物储药库，从而实现持久的药物递送[33]。此外，PLA作为一种可降解聚合物材料，也可用于制成多孔微针，但多孔 PLA 微针强度不高，难以穿透人体皮肤，因而无法用于透皮给药[34]。综上，如何平衡多孔微针中孔结构的孔隙率和机械强度二者之间的关系仍是需要考虑的重要问题。

## 2.2.2　微针制备材料

微针的制备材料通常包括硅、金属、玻璃、陶瓷和聚合物等。一般来说，固体微针选用惰性的生物相容性材料，因而具有较高的机械强度以保证有效透皮且不会引起皮肤刺激。与之相反，涂层微针和可溶性微针一般选用水溶性的基质材料，当微针扎入皮肤后，基质材料在皮内溶解或分解从而释放药物，且不会产生皮肤毒性。此外，在微针的制备、储存和运输过程中，微针基质材料和药物之间的相容性也是微针在使用过程中至关重要的因素。

### 2.2.2.1　硅

硅是使用最早的微针材料，其加工工艺已有数十年历史。硅材料的加工工艺成熟、材料硬度高，因而由硅材料制备得到的微针具有相对较高的硬度，可以很容易刺穿皮肤，常用于制备固体和涂层微针[35]。利用深度反应离子蚀刻和光刻技术，可以制备长度几百微米的微针。然而，硅微针的制造过程中使用的设备较为昂贵，制造成本相对较高，对环境的清洁程度要求也较高，生产效率较低。另一方面，硅是一种脆性材料，在运输和使用过程中容易发生断裂。由于硅材料的生物相容性并不理想，当硅微针在皮肤上断裂并残留在组织中后，这些微小的硅碎片可能会导致不良的免疫原性反应，带来一系列安全问题[36]。因此，硅微针一般用于制备微针阳模而并不直接作用于机体。类似地，玻璃、陶瓷等材料均具有较高的机械强度，可以刺穿皮肤，且性质稳定，耐高温高压，便于消毒。但这些材料脆性较高，透皮过程中均容易断裂，残留的碎片可能引起皮肤炎症。

### 2.2.2.2　金属

与硅材料相比，金属材料（如不锈钢、钛、镍、钯等）通常具有较高的机械强度，可以很容易地穿透皮肤并且可以避免微针在使用过程中发生断裂，因此被广泛用于制备固体微针、涂层微针和中空微针[37]。其中，不锈钢和钛是常用的微针制备材料。不锈钢的腐蚀速率比钛合金更快，钛合金虽然具有更高的机械强度，但其价格高昂。金属微针的制备技术（如电镀、电化学刻蚀、微铣削和激光切割等技术）成本相对较低，适用于大规模生产。尽管部分金属如不锈钢、钛等已经在医疗行业中使用了几十年，但其他金属材料的安全性尚不明确、有待进一步研究。此外，金属微针使用丢弃后会产生有害的生物废弃物，难以处理。

### 2.2.2.3　聚合物

与硅类脆性材料相比，聚合物通常具有较高的韧性，可以避免微针在透皮过程中发生脆性断裂[38]。聚合物一般具有良好的生物相容性、可溶性或可降解性。将药物封装在由可溶性或可降解聚合物制备而成的微针中，当微针刺穿皮肤后，药物可以随着聚合物的溶解/降解而释放。通过控制聚合物材料的溶解/降解速率，可以有效调控药物的释放速率。根据聚合物材料是否为人工合成，又可将聚合物材料分为天然高分子和合成高分子。天然高分子包括糖类［如透明质酸、麦芽糖、壳聚糖、淀粉、直链淀粉多糖（PL）、普鲁兰多糖、羧甲基纤维素（CMC）等］、蛋白质类（如丝素蛋白、白蛋白、明胶等）；合成高分子包括 PLGA、PLA、PCL、聚乙烯醇（PVA）、聚乙烯吡咯烷酮（PVP）等。表 2-1 列举了部分聚合物材料制备微针的优缺点。

表 2-1　不同聚合物基质材料的优缺点

| 聚合物 | 优点 | 缺点 |
| --- | --- | --- |
| 透明质酸 | 可降解、溶解性好，减少抗原聚集 | 载药量/分子量增加会降低释放速率 |
| PVP | 溶解性好，机械强度高 | 高分子量 PVP 难降解、较脆 |
| PVA | 保水能力和热稳定性好，可控释药，载药量高 | 高分子量 PVA 难降解、药物释放速率慢、较脆 |
| PL | 成膜性、黏附性及机械强度都较好，容易修饰或与其他聚合物联合，稳定性好，释药速率快 | 释药速率难以控制 |
| CMC | 生物相容性、柔韧性、水溶性和成膜性好，机械强度和载药量高 | 高浓度 CMC 会降低氨基酸活性 |
| 壳聚糖 | 生物相容性、降解性好，可持续释药 | 机械强度低 |
| 麦芽糖 | 溶解性、降解性好，药物含量对微针性质影响小 | 不适合作为基质材料 |
| 淀粉 | 来源广、成本低、相容性好、可再生 | 质脆、成膜性差 |
| 丝素蛋白 | 生物相容性、韧性、延展性、机械强度好 | 释药速率快 |
| 明胶 | 成膜性、生物相容性、溶解性、非免疫原性都较好 | 机械强度低 |

## 2.3 生物医用微针的结构设计与使用方式

一般来说，微针通常以平整的微针阵列方式被应用。在实际应用过程中，通常的平整微针阵列难以应用于大面积皮肤或者立体不规则皮肤。为解决上述问题，研究人员引入了滚轮/贴片微针来治疗较大面积的患病皮肤区域。

对于皮肤癣等需要在大面积皮肤区域给药的疾病，利用滚轮微针在皮肤上滚动后可以多次刺穿皮肤形成微通道，提高药物的皮肤渗透效率。德国 Dermaroller<sup>®</sup>是化妆品行业中最早使用微针的品牌之一。滚轮微针是一种将微针安装在柱形表面形成一圈微针且可以在皮肤上滚动的微针阵列。标准的 Dermaroller<sup>®</sup>微针滚轮一般由一个 12cm 长的手柄和一个 2cm×2cm 的鼓形圆筒组成（图 2-5）。圆筒上分布有 192 根微针，这些微针的长度为 0.5～3mm，针头的底部直径为0.1～0.25mm。该微针在皮肤表面滚动 15 次，每平方厘米皮肤表面会产生约250 个微通道。化妆品成分可以通过这些微通道直接进入皮内，大幅提高其透皮效率。

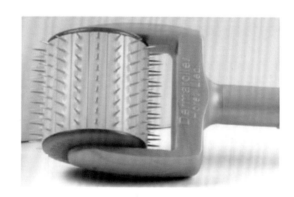

**图 2-5 标准的 Dermaroller<sup>®</sup>微针设计结构**[39]

市面上有许多种不同用途的 Dermaroller<sup>®</sup>滚轮微针，家用型滚轮微针包括 C-8和 C-8HE 两种型号。其中，化妆品型 C-8 微针器件包含 192 根微针，每根微针的长度为 0.13mm。适用于有毛发皮肤表面的 C-8HE，微针长度为 0.2mm。医用型CIT-8 微针的长度为 0.5mm，可用于胶原蛋白诱导治疗。Dermaroller<sup>®</sup>微针还可用于处理皮肤，减少细微的皱纹和妊娠纹，但它对深层皱纹的治疗效果较差，而且可能会在使用过程中刺穿健康皮肤，风险系数高。在此基础上，Dermaroller<sup>®</sup>推出了适用于小面积精准治疗的紧凑型产品 MS-4 及用于较大的胶原蛋白瘢痕束和妊娠纹治疗的 MF-8（针尖长 1.5mm）微针，可以祛除皮肤皱纹。需要注意的是，较长的针头（MF-8）有诱发皮肤红斑、水肿、色素沉着和瘢痕的风险。

在上述基础上，为了降低微针在使用过程中压力变化对人体的影响，人们进一步研发了电动微针装置。例如，Dermapen®电动微针由 12 个带弹簧的针头组成（图 2-6A）。该微针产品采用人体工程学设计，利用电驱动将脉冲施加到皮肤上，能有效治疗瘢痕、皮肤损伤和皱纹。该微针的脉冲速率有低速和高速两档，分别为 412 次/分和 700 次/分。另一款电动微针产品 Dermastamp®是由 40 个微针组成的阵列，该产品可以利用电机控制针头来回刺穿皮肤从而不断刺激胶原的生成（图 2-6B），可用于较小区域皮肤的胶原蛋白诱导治疗，以及皮肤瘢痕、老年斑、水痘瘢痕和皱纹等的治疗。上述 12 针和 40 针的电动微针产品的微针数目均较少，对小块皮肤有效；但在更大区域的皮肤表面进行治疗时，临床治疗过程较长，价格也较昂贵。

与单一的滚轮微针相比，将多个滚轮微针结合到一起可以进一步提高其使用效率。例如，Dermaroller®制造的 Beauty Mouse®将 3 个 50mm 宽的滚轮微针（总共 480 根微针）结合到一起，能在短时间内作用在更大面积的皮肤上。它通过产生精细的微通道来增强皮肤渗透性，提高皮肤对面霜的吸收效果（图 2-6C）。新一代的 DermaFrac™在设计中引入了针对不同肤质产生特定波长光的 LED 发光器件，同时利用微针将含活性剂的血清注入皮肤内，增强治疗效果（图 2-6D）。但该研究还只局限在小范围进行，并未投入市场。

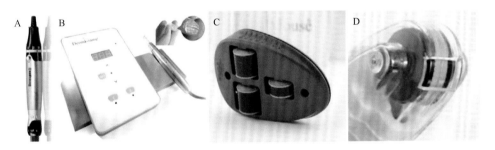

图 2-6　Dermapen®（A）[40]，Dermastamp®（B）[41]，Beauty Mouse®（C）[42]和 DermaFrac™（D）[43]的微针结构设计

另一方面，为了适用于大面积、非平坦区域的频繁给药（如美容），研究人员以可溶性聚合物材料为基质，提高微针基底的柔韧性，制备得到大面积的可溶性微针贴片（图 2-7）。由于皮肤具有很高的弹性，微针贴片以低速（如手动缓慢插入）穿透皮肤可能会导致穿透效果较低[44]。为了克服这一限制，可以采用高速涂药器来提高皮肤的瞬时刚度，从而实现完全穿透，但同时不可避免地会增加微针贴片的成本[45]。

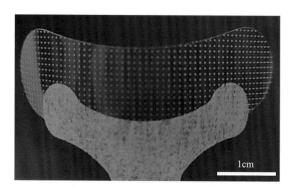

1cm

图 2-7　透明质酸微针眼贴

　　虽然微针处理可以在皮肤表面产生临时的液体微通道，增强活性成分的透皮渗透效率，但微通道的产生也会将皮肤暴露于外部环境中，增加感染的风险。此外，由于皮肤屏障受损，任何外用产品中的微生物都可能转移到皮肤中；因此，有必要严格控制微针和护肤成分的无菌性，以降低使用风险。

## 2.4 ▶ 生物医用微针在临床医学中的应用

　　皮肤与人体其他组织器官相连，有助于递送生物活性物质。而微针可以穿过皮肤角质层屏障，将活性成分直接递送至皮内，在活性成分递送和疾病治疗中有着良好的应用前景[46]。另一方面，皮肤中含有丰富的新陈代谢物质，可以提供与健康相关的信息。利用微针提取皮肤组织间质液，检测皮肤组织间质液中的新陈代谢物，可以有效地监测机体的健康状态[47]。

### 2.4.1　疾病治疗

　　浅表肿瘤、瘢痕、银屑病、疱疹、痤疮、脱发等疾病因症状明显、发病率高而备受关注。通过口服和注射等全身给药方法递送的药物通常在病理部位的积累剂量有限，且不可避免地会产生与体循环相关的毒性反应。如今，经皮给药因其天然的局部靶向性已被广泛应用于各种皮肤病的治疗。然而，由于皮肤角质层的阻碍作用，药物的透皮能力通常不理想，从而导致经皮给药的治疗效果较差。而微针可通过透皮过程中产生的可逆微通道将治疗药物直接输送到病灶部位，大幅提高药物的递送效率，从而显著增加其疗效。

#### 2.4.1.1　治疗浅表肿瘤

　　浅表肿瘤通常包括黑色素瘤和非黑色素瘤皮肤癌，其中黑色素瘤造成的浅表肿瘤死亡率高达 65%，严重威胁着人类的健康和生命[48]。浅表肿瘤治疗中，传统的化疗、放疗和光疗及新型的免疫治疗都存在一定的局限性（如治疗药物的非特异性分布带来的严重不良反应及肿瘤高复发率）。为了提高靶向治疗效率，局部给药已成为一种潜在的治疗浅表肿瘤的方法。然而，皮肤的角质层屏障阻碍了抗癌物质的渗透和吸收，严重影响局部治疗效果。微针贴片可控性好、使用方便、可以直接将药物递送至肿瘤部位。因此，研究人员开发了多种基于微针的透皮给药策略包括化疗、光疗和免疫治疗，用于皮下肿瘤治疗。例如，Lan 等[49]报道了一种负载顺铂的可溶性微针贴片治疗浅表肿瘤（图 2-8）。首先，他们将顺铂负载于 pH 响应性纳米脂质体中；然后，将上述纳米脂质体负载于可溶性微针中。将该微针刺入皮肤，纳米脂质体颗粒则可通过微针产生的微通道进入肿瘤组织。由于肿瘤部位 pH 较低，纳米粒子被肿瘤细胞捕获后发生裂解，释放出顺铂，从而杀死肿瘤细胞。此外，微针还可以提高药物的稳定性。Zhu 等报道了负载 5-氨基乙酰丙酸（ALA）的可溶性微针，该微针可直接将 ALA 递送到肿瘤部位，在 635nm 激光照射下，微针可有效地抑制肿瘤生长[50]。9 个月后，该微针仍具有较高的光动力活性，可以起到光动力抗肿瘤的效果。

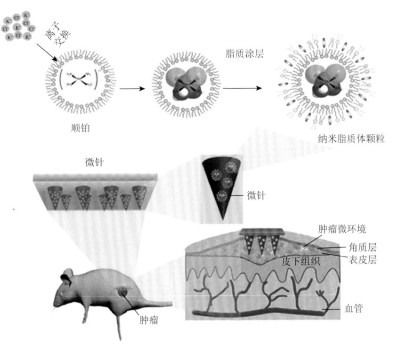

图 2-8　微针介导的脂质体包覆的顺铂纳米颗粒用于癌症治疗[49]

#### 2.4.1.2 治疗瘢痕

瘢痕是不同创伤引起的正常皮肤组织的形态、外观和组织病理变化的统称，是人体创伤愈合过程中不可避免的产物。瘢痕的产生给患者带来了不同程度的身心痛苦，尤其是烧伤、烫伤和严重创伤后留下的瘢痕。痤疮瘢痕是一种由痤疮恢复引起的皮肤损伤。治疗痤疮瘢痕的技术多种多样，包括皮下切口、穿孔和微晶磨皮术。但是这些方法操作复杂，价格昂贵。目前，微针作为一种微创、无痛、安全的技术手段已成为治疗痤疮瘢痕的一种新策略。例如，Sharad[51]将不锈钢固体微针与乙醇酸结合治疗痤疮瘢痕。结果表明，微针联合乙醇酸治疗可显著改善痤疮瘢痕。

#### 2.4.1.3 治疗银屑病

银屑病是一种慢性、炎症性的皮肤病，严重危害患者的身心健康。它与遗传、创伤、感染及药物治疗等均有关，其典型症状包括鳞屑、红斑、瘙痒、皮肤增厚等[52]。迄今为止，传统外用药和药物局部照射均已用于皮肤疾病的治疗。但是，由于皮肤角质层的阻碍作用，传统外用药的透皮效率低；药物局部注射的压力和深度皆不可控，易产生疼痛，且药物在皮内的分布不均匀。微针作为一种新型的给药方式恰好弥补了皮肤外用药和注射用药方式的不足，可以将药物无痛、均匀地递送至皮内，提高药效。例如，Du 等设计了一种含有甲氨蝶呤（MTX）的可溶性微针用于治疗银屑病（图 2-9）[53]。该负载 MTX 的微针能够成功地穿透咪喹莫特诱导的表皮增厚的小鼠银屑病模型，并在银屑病小鼠模型中展现出良好的抑制银屑病皮损的效果，含 MTX 的微针比相同剂量的口服给药疗效更为显著，肝肾毒性更低。

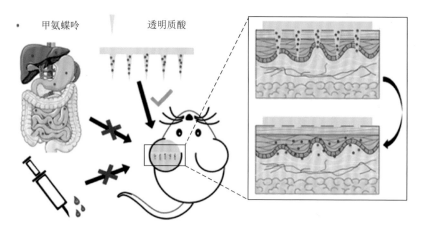

**图 2-9　透明质酸微针负载 MTX 用于治疗银屑病[53]**

#### 2.4.1.4 治疗糖尿病

糖尿病是一类以高血糖为特征的代谢性疾病。长期存在的高血糖会导致各种组织（特别是眼、肾、心脏、血管、神经）的慢性损害、功能障碍等。频繁地注射胰岛素等降血糖药物会引起疼痛，导致局部皮肤弹性下降、操作不便，从而降低患者的依从性。此外，频繁地与进餐时间相关的给药也会显著增加低血糖发生的概率[54]。为了解决上述问题，Yu 等提出了一种负载有葡萄糖响应性囊泡的微针阵列贴片，该贴片可以通过向 1 型糖尿病患者输送胰岛素来持续调节血液中的葡萄糖[55]（图 2-10）。当微针扎入皮肤后，在高葡萄糖浓度环境下，葡萄糖氧化酶可以将葡萄糖氧化成葡萄糖酸，2-硝基咪唑在生物还原条件下被还原成亲水的 2-氨基咪唑，导致囊泡解离，随后释放胰岛素。这种智能胰岛素贴片为快速响应葡萄糖、无痛和安全的糖尿病治疗提供了新的可能。Chen 等报道了一种基于海藻酸钙的智能 pH 响应型艾塞那肽（Ex4）微针贴剂用于 2 型糖尿病治疗[56]。该贴片装载了双矿化 Ex4/葡萄糖氧化酶纳米颗粒，可以控制 Ex4 的释放，避免 Ex4的泄漏。当微针刺入皮肤并与组织间质液接触时，磷酸铜矿化的葡萄糖氧化酶颗粒（m-GOx）在高血糖条件下将葡萄糖转化为葡萄糖酸，使得周围环境中 $H^+$ 浓度增大。而包裹 Ex4 的矿化钙颗粒（m-Ex4）是一种 pH 敏感的生物材料，在酸性条件下会溶解释放 Ex4，达到降低血糖的效果。这种以海藻酸钙为基质的智能响应性微针贴片为糖尿病的治疗提供了一种高效、安全、无痛的新手段。关于糖尿病的微针诊疗详见本书第 7 章。

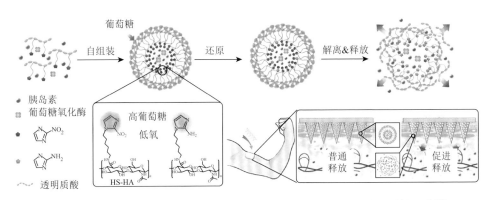

**图 2-10** 葡萄糖响应性微针递送胰岛素，调节血糖水平用于治疗 1 型糖尿病[55]

#### 2.4.1.5 美容

皮肤角质层的天然阻碍作用使得许多常用剂型（如乳剂、水剂和凝胶等）护肤用品中的有效成分难以有效地渗入皮肤（皮肤渗透率通常不到 0.3%），活性成分利用率低。利用微针将美容成分递送至皮内，可以有效地改善皮肤老龄化、色素沉着和脱发等问题。微针透皮过程能促进和刺激肌肤的自然修复，且不会对表皮造成永久性的损伤，具有良好的应用前景。第一代美容微针为金属滚轮微针，该微针可以在皮肤表面产生微通道，化妆品活性成分通过该微通道直接渗入皮内，其皮肤透过率大幅提高。但是该方法需要两步给药，而且皮肤表面的液体微通道会在短期内快速闭合，因而大部分活性成分仍然残留在皮肤表面，给药效率较低，且经金属微针处理后，皮肤表面存在出血和感染的风险。随着微针技术的不断发展，可溶性微针的出现为解决上述弊端提供了可能。例如，Kim 等[57]将视黄酸和抗坏血酸负载于透明质酸可溶性微针中，并首次将该可溶性微针应用于除皱的临床研究。实验结果显示，经载有美容成分的可溶性微针处理后，受试者面部皱纹明显减少。Park 等[58]利用负载了化妆品添加剂腺苷酸的聚乙烯醇/聚乙二醇二丙烯酸酯微针处理皮肤，结果显示，微针处理后的皮肤透过率较直接涂敷增加了 150%。

### 2.4.1.6 免疫制剂/疫苗递送

蛋白质在消化道内的降解导致其吸收效率较低，因此目前市售的大多数蛋白质/多肽类药物一般不采用胃肠道给药。传统的疫苗接种疼痛感大，使用前需要冷藏，储存困难。可溶性微针负载蛋白质/疫苗成分后可以安全、无痛地将其递送至皮内，不会破坏药物活性，给药效率高，生物相容性好，在免疫药物递送和疫苗接种中受到了广泛关注和研究。

基于此，Ding 等将疫苗负载于微针中进行研究，结果显示，微针霍乱疫苗的临床响应效果比传统的肌内注射好[59]。考虑到可溶性微针可将药物快速递送至皮内，Li 等使用麦芽糖微针在 1min 内将单克隆抗体递送至皮内，而使用固体微针递送相同剂量的疫苗则需 24h[60]。此外，可溶性微针能够递送小剂量的激素和有机化合物。例如，Sullivan 等将生物相容性高分子微针与流感病毒灭活疫苗结合，提高疫苗的免疫原性。结果表明，使用相同剂量的可溶性微针清除肺部病毒的效果是肌内注射的 1000 倍[61]。Raphael 等对甘露醇、蔗糖、海藻糖和山梨糖醇组成的配方比例进行了优化，以达到所需疫苗的稳定性[62]。为了提高疫苗接种效果，采用中空微针接种纳米疫苗蛋白抗原控制免疫应答。结果表明，纳米颗粒联合中空微针给药是一种有效的皮内注射纳米颗粒疫苗的方法，可以增加细胞免疫应答[63]。微针具有自给、高效、无痛等优点，还可以广泛用于其他疫苗。

## 2.4.2 分子检测

一般来说，用于快速检测（POCT）的生物传感器可以通过分析外部分泌物

（如尿液、唾液、汗液和眼泪）或体液［组织间质液（ISF）和血液］来监测医学相关信号。但是，外部分泌物与血液的关联往往具有滞后性。ISF 由血液经毛细血管过滤形成，经淋巴管清除，其组成成分与血液存在较高的关联性。因此，ISF 是临床诊断中替代血液的理想选择。此外，ISF 无凝血特性，在连续监测中具有良好的适用性，且组织间质液对局部组织变化敏感性高，尤其是对于局部皮肤病如黑色素瘤等。微针可以刺穿皮肤角质层从而获取皮肤组织间质液用于生物标志物的检测，降低了取样过程中的刺穿深度（从 1000～2000μm 降到 100～800μm），减少了患者的不适和抽血时产生的疼痛感，以一种非侵入的方式来监测健康状态。

### 2.4.2.1　葡萄糖检测

糖尿病患者需要每天进行多次的血糖测量和给药，要面对测量血糖时频繁刺破手指带来的痛苦。基于微针的传感器可以通过减小疼痛感从而提高患者的依从性，并严格监控血糖，降低糖尿病并发症的风险。例如，Barrett 等[64]利用基于葡萄糖氧化酶（GOx）的三电极体系测量人体组织间质液中的葡萄糖水平。他们以铂为对电极、以银为参比电极、以镀金聚合物微针为工作电极，以二茂铁甲酸为氧化还原介质，采用循环伏安法检测组织间质液中的葡萄糖水平。实验结果表明，在 2.0～13.5mmol/L 浓度范围内，该微针传感器可以快速、灵敏地检测葡萄糖水平。

由于 GOx 的稳定性差，生物传感器的长期稳定性往往较低。为了增加生物传感器的长期稳定性，延长传感器的使用寿命，避免传感器的频繁更换，Zhao 等[65]发展了一种丝素蛋白/D-山梨糖醇微针，用于连续监测体内的葡萄糖水平（图 2-11）。他们利用丝素蛋白/D-山梨糖醇固定 GOx，增加酶的稳定性，从而延长该葡萄糖传感器的使用时间。当该微针刺入皮肤并与组织间质液接触后，GOx 可以催化工作电极上的葡萄糖氧化，生成过氧化氢，通过监测反应产生的过氧化氢的浓度即可得到葡萄糖浓度。该微针传感器的最佳工作环境与人体生理环境十分接近（最佳 pH 和温度分别为 7.0 和 35℃），检测范围为 1.7～10.4mmol/L，能够满足正常人体生理变化范围；并且能够良好地重现葡萄糖信号，展现出良好的稳定性，适用于人体长期的血糖管理。

### 2.4.2.2　黑色素瘤检测

黑色素瘤是一种侵袭性皮肤癌，由黑色素瘤造成的死亡在浅表肿瘤死亡中占比高达 65%。因此，有必要在黑色素瘤早期对其进行诊断和筛查，从而降低死亡率。目前，临床上仍需要通过复杂的操作来检测其生物标志物，进而对黑色素瘤

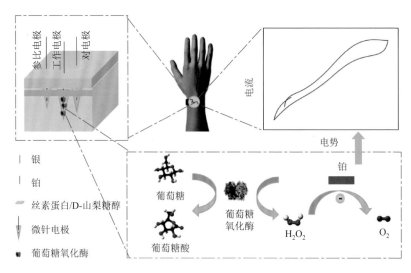

图 2-11　基于丝素蛋白/D-山梨糖醇微针的微创葡萄糖电化学生物传感器的示意图[65]

进行诊断。为了快速、便捷地检测黑色素瘤，人们将参与黑色素合成的酪氨酸酶（TYR）作为生物标志物进行检测，从而对早期黑色素瘤进行诊断。Ciui 等[66]将表面结合了邻苯二酚的中空微针与便携式电子板相结合，发展了一种基于微针的电化学传感器。当微针刺入皮肤后，电极表面的邻苯二酚可以被体内的酪氨酸酶氧化成苯醌。反应产物在−0.25V（Ag/AgCl 为参比电极）的电势下，通过碳工作电极将信号输出，并通过无线传输到移动设备，最终形成一个完全集成、无痛、微创的黑色素瘤筛查器件。

### 2.4.2.3　离子浓度检测

人体电解质的平衡与健康息息相关，通过检测皮肤内部离子水平对预防某些疾病有着重要作用。Parrilla 等[67]发展了一种利用电位检测组织间质液中钾离子水平的可穿戴微针贴片（图 2-12）。他们以表面涂覆有 Ag/AgCl 的不锈钢微针为参比电极，涂覆多壁碳纳米管的微针为钾离子工作电极，将这些电极与柔性聚二甲基硅氧烷（PDMS）共同组装成可穿戴设备。利用该设备检测鸡皮和猪皮内的钾离子浓度，检出限为 $10^{-4.9}$mol/L，线性范围为 $10^{-4.2} \sim 10^{-1.1}$mol/L，表明该可穿戴设备在体内具有良好的应用潜力。另一方面，细胞相容性结果证明，该微针贴片在 24h 内对皮肤不会产生明显的毒性反应。此外，Miller 等[68]还对比了多孔碳和多孔石墨烯电极作为工作电极的使用效果，其中多孔碳电极检测范围为 $10^{-5} \sim 10^{-2}$mol/L，检测时间约为 20s，展现出更好的电化学性能，为检测人体电解质提供了一个更具吸引力的平台。

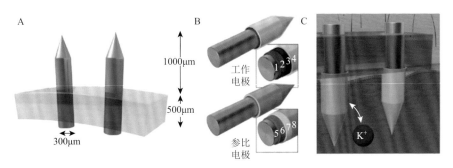

图 2-12　体内钾离子浓度的检测

A. 微针贴片示意图；B. 不同涂层对微针的改性；C. 插入皮肤的微针贴片示意图[67]

#### 2.4.2.4　神经毒素检测

有机磷（OP）会严重影响神经系统进而导致死亡，但军事活动和农药残留等原因使得 OP 严重威胁着士兵和农民的生命健康。为了快速、及时检测 OP 在皮肤上的渗透及残留，Mishra 等[69]设计了一种微创检测 OP 的电化学生物传感器微针。他们将有机磷水解酶固定在电极上，利用有机磷水解酶催化反应底物生成对硝基苯酚，利用方波伏安法测量电位，从而得到 OP 浓度。结果显示，该微针电极在 20～180μmol/L 浓度范围内对甲基对氧磷具有良好的选择性和响应性，且在体内具有较高的稳定性。在后面的工作中，Mishra 等[70]以类似的方式设计了可穿戴微针传感器，其能够检测出阿片类药物和有机磷神经毒素，展现了良好的灵敏度、选择性及稳定性（图 2-13）。

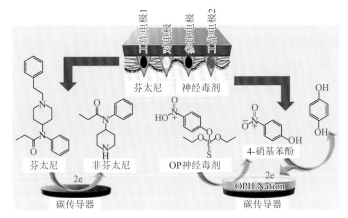

图 2-13　电化学生物传感器微针检测神经毒素示意图[70]

在过去的十年中，随着微针生物诊疗研究的不断深入，微针的性能不断提升。

微针诊疗体系能够实时监测多项生命指标（如血糖），能够以无痛、微创的方式获取血液、组织间质液来检测并分析生物标志物。除上述物质外，微针还可以用于检测体内 pH、过氧化氢含量等，从而间接监测人体的健康状态。

## 2.5 生物医用微针的研究和应用前景展望

微针是一种极具前景的透皮给药技术，具有微创性、局部/全身治疗的灵活适用性和易处理性等优点。在过去的二十多年里，微针在大分子药物递送、疾病诊断和生物传感等方面均取得了巨大进展。

在药物递送方面，微针可以根据病理或外界信号智能激活和自我调节。这类响应性微针在疾病治疗中具有巨大的价值，适用于调节代谢和慢性病的长期居家管理，如糖尿病。此类疾病往往需要精确和重复给药，而刺激响应性微针恰恰可以满足这一点。另外，开发一些需外部触发信号（光、热、电、磁等）的刺激响应性微针，可以促进小型化、信息化的可穿戴设备产生。尽管刺激响应性微针在经皮给药方面取得了巨大进展，但仍存在与药代动力学、储存条件、外部运动安全性及皮肤刺激相关的局限性。此外，刺激响应性微针虽然在小动物实验中展现出较好的治疗效果，但在大型动物甚至人体中的疗效还有待进一步验证。

微针在生物传感方面也表现出巨大的潜力，在疾病预防和诊断方面发挥着重要作用。ISF 作为一种新兴的生物标志物来源，可被微针生物传感器以微创方式检测，在患者的个性化诊断和家庭监测方面具有广泛的应用前景。理想的微针生物传感器应具有良好的分析检测性能，包括准确性、选择性、灵敏度和重现性。此外，微针还可以与集成微型传感器结合，通过可编程电路分析和处理数据，将数据传输至手机或电脑等外部设备，并根据设备的实时监测状态（包括血糖、体液 pH、电解质水平、体温等）反馈患者所需的精确药物剂量信息。另一方面，一些特殊的生物结构在生物医学领域也发挥着重要作用，研究、学习和模仿自然生物结构对促进疾病治疗或改进微针工业产品设计具有重要意义。

综上所述，随着微细加工技术的快速发展及当今社会对便携式智能设备的迫切需求，相信在不久的将来，微针还可以在生物医学应用之外给人们带来意想不到的收获。

（华中科技大学 朱锦涛，柳佩，张连斌）

## 参 考 文 献

[1]　Tuan-Mahmood T M，McCrudden M T C，Torrisi B M，et al. Microneedles for intradermal and transdermal drug delivery. European Journal of Pharmaceutical Sciences，2013，50（5）：623-637.

[2]	Chambers R. Microdissection studies，III. Some problems in the maturation and fertilization of the echinoderm egg. The Biological Bulletin，1921，41：824-827.

[3]	Gerstel M S，Place V A. Drug delivery device：US，3964482-A. 1976.

[4]	Pistor，Paul M L. Device for cutaneous therapeutic treatment：US，US47653174. 1975.

[5]	Henry S，Mcallister D V，Allen M G，et al. Microfabricated microneedles：A novel approach to transdermal drug delivery. Journal of Pharmaceutical Sciences，1998，87（8）：922-925.

[6]	Bevers T B. Breast cancer chemoprevention：Current clinical practice and future direction. Biomedicine & Pharmacotherapy，2001，55：559-564.

[7]	McAllister D V，Wang P M，Davis S P，et al. Microfabricated needles for transdermal delivery of macromolecules and nanoparticles：Fabrication methods and transport studies. Proceedings of the National Academy of Sciences of the United States of America，2003，100（24）：13755-13760.

[8]	Miyano T，Tobinaga Y，Kanno T，et al. Sugar micro needles as transdermic drug delivery system. Biomedical Microdevices，2005，7（3）：185-188.

[9]	Fernandes D. Minimally invasive percutaneous collagen induction. Oral & Maxillofacial Surgery Clinics of North America，2005，17：51-63.

[10]	Wang P M，Cornwell M，Prausnitz M R. Minimally invasive extraction of dermal interstitial fluid for glucose monitoring using microneedles. Diabetes Technology & Therapeutics，2005，7（1）：131-141.

[11]	Banga A K. Microporation applications for enhancing drug delivery. Expert Opinion Drug Delivery，2009，6（4）：343-354.

[12]	Gupta J，Gill H S，Andrews S N，et al. Kinetics of skin resealing after insertion of microneedles in human subjects. Journal of Controlled Release，2011，154（2）：148-155.

[13]	Banks S L，Paudel K S，Brogden N K，et al. Diclofenac enables prolonged delivery of naltrexone through microneedle-treated skin. Pharmaceutical Research，2011，28（5）：1211-1219.

[14]	Chen H，Zhu H，Zheng J，et al. Iontophoresis-driven penetration of nanovesicles through microneedle-induced skin microchannels for enhancing transdermal delivery of insulin. Journal of Controlled Release，2009，139（1）：63-72.

[15]	Badkar A V，Smith A M，Eppstein J A，et al. Transdermal delivery of interferon alpha-2B using microporation and iontophoresis in hairless rats. Pharmaceutical Research，2007，24（7）：1389-1395.

[16]	Shakya A K，Gill H S. A comparative study of microneedle-based cutaneous immunization with other conventional routes to assess feasibility of microneedles for allergy immunotherapy. Vaccine，2015，33（33）：4060-4064.

[17]	Gill H S，Prausnitz M R. Coated microneedles for transdermal delivery. Journal of Controlled Release，2007，117（2）：227-237.

[18]	Zhang Y，Brown K，Siebenaler K，et al. Development of lidocaine-coated microneedle product for rapid，safe，and prolonged local analgesic action. Pharmaceutical Research，2011，29（1）：170-177.

[19]	Quan F S，Kim Y C，Compans R W，et al. Dose sparing enabled by skin immunization with influenza virus-like particle vaccine using microneedles. Journal of Controlled Release，2010，147（3）：326-332.

[20]	Cormier M，Johnson B，Ameri M，et al. Transdermal delivery of desmopressin using a coated microneedle array patch system. Journal of Controlled Release，2004，97（3）：503-511.

[21]	Kusamori K，Katsumi H，Sakai R，et al. Development of a drug-coated microneedle array and its application for transdermal delivery of interferon alpha. Biofabrication，2016，8（1）：015006.

[22]	Shin C I，Jeong S D，Rejinold N S，et al. Microneedles for vaccine delivery：Challenges and future perspectives. Therapeutic Delivery，2017，8（6）：447-460.

[23] Wang P C, Paik S J, Chen S, et al. Fabrication and characterization of polymer hollow microneedle array using UV lithography into micromolds. Journal of Microelectromechanical Systems, 2013, 22 (5): 1041-1053.

[24] Huang G, Huang H. Application of hyaluronic acid as carriers in drug delivery. Drug Delivery, 2018, 25 (1): 766-772.

[25] Pires L R, Amado I R, Gaspar J. Dissolving microneedles for the delivery of peptides-towards tolerance-inducing vaccines. International Journal of Pharmaceutics, 2020, 586: 119590.

[26] Lee K, Lee C Y, Jung H. Dissolving microneedles for transdermal drug administration prepared by stepwise controlled drawing of maltose. Biomaterials, 2011, 32 (11): 3134-3140.

[27] Zhou P, Zhao S Y, Huang C, et al. Bletilla striata polysaccharide microneedle for effective transdermal administration of model protein antigen. International Journal of Biological Macromolecules, 2022, 205: 511-519.

[28] Bhatnagar S, Kumari P, Pattarabhiran S P, et al. Zein microneedles for localized delivery of chemotherapeutic agents to treat breast cancer: Drug loading, release behavior, and skin permeation studies. AAPS PharmSciTech, 2018, 19 (4): 1818-1826.

[29] Wu X X, Chen Y L, Gui S Y, et al. Sinomenine hydrochloride-loaded dissolving microneedles enhanced its absorption in rabbits. Pharmaceutical Development and Technology, 2016, 21 (7): 787-793.

[30] Wang M W, Jeng J H, Fu G L. Optimal molding parameter design of PLA micro lancet needles using taguchi method. Processing, 2009, 48 (7): 730-735.

[31] Liu S, Jin M N, Quan Y S, et al. The development and characteristics of novel microneedle arrays fabricated from hyaluronic acid, and their application in the transdermal delivery of insulin. Journal of Controlled Release, 2012, 161 (3): 933-941.

[32] Chen M C, Wang K W, Chen D H, et al. Remotely triggered release of small molecules from $LaB_6@SiO_2$-loaded polycaprolactone microneedles. Acta Biomaterialia, 2015, 13: 344-353.

[33] Shirkhanzadeh M. Microneedles coated with porous calcium phosphate ceramics: Effective vehicles for transdermal delivery of solid trehalose. Journal of Materials Science Materials in Medicine, 2005, 16 (1): 37-45.

[34] Park J H, Choi S O, Kamath R, et al. Polymer particle-based micromolding to fabricate novel microstructures. Biomedical Microdevices, 2007, 9 (2): 223-234.

[35] Dizon R, Han H, Russell A G, et al. An ion milling pattern transfer technique for fabrication of three-dimensional micromechanical structures. Journal of Microelectromechanical Systems, 1993, 2 (4): 151-159.

[36] Khumpuang S, Maeda R, Sugiyama S. Design and fabrication of a coupled microneedle array and insertion guide array for safe penetration through skin. in: Proceedings of 2003 International Symposium on Micromechatronics and Human Science. 19-22 Oct. IEEE Xplore, 2003: 233-237.

[37] Kendall M A F, Chong Y F, Cock A. The mechanical properties of the skin epidermis in relation to targeted gene and drug delivery. Biomaterials, 2007, 28 (33): 4968-4977.

[38] Lee J W, Han M R, Park J H. Polymer microneedles for transdermal drug delivery. Journal of Drug Targeting, 2013, 21 (3): 211-223.

[39] Picture from information material downloaded from http://www.Original-dermaroller.

[40] Picture from http://www.dermapenworld.com/.

[41] Pictures from http://www.dermarollershop.com/blog/derma-stamp-vs-dermaroller.

[42] Picture from https://dermarollerus.com/color-box-product/891? width = 600&height = 600.

[43] Picture from http://dermafrac.net/.

[44] Park K Y, Kwon H J, Lee C, et al. Efficacy and safety of a new microneedle patch for skin brightening: A

randomized，split-face，single-blind study. Journal of Cosmetic Dermatology，2017，16：382-387.

[45] Prausnitz M R. Engineering microneedle patches for vaccination and drug delivery to skin. Annual Review of Chemical and Biomolecular Engineering，2017，8：177-200.

[46] Hsu W L，Huang C Y，Hsu Y P，et al. On-skin glucose-biosensing and on-demand insulin-zinc hexamers delivery using microneedles for syringe-free diabetes management. Chemical Engineering Journal，2020，398：125536.

[47] Jiang X，Lillehoj P B. Microneedle-based skin patch for blood-free rapid diagnostic testing. Microsystems & Nanoengineering，2020，6：96.

[48] Dzwierzynski W W. Managing malignant melanoma. Plastic & Reconstructive Surgery，2013，132（3）：446e-460e.

[49] Lan X，She J，Lin D A，et al. Microneedle-mediated delivery of lipid-coated cisplatin nanoparticles for efficient and safe cancer therapy. ACS Applied Materials & Interfaces，2018，10：33060-33069.

[50] Zhu J，Dong L，Du H，et al. 5-Aminolevulinic acid-loaded hyaluronic acid dissolving microneedles for effective photodynamic therapy of superficial tumors with enhanced long-term stability. Advanced Healthcare Materials，2019，8（22）：1900896.

[51] Sharad J. Combination of microneedling and glycolic acid peels for the treatment of acne scars in dark skin. Journal of Cosmetic Dermatology，2011，10（4）：317-323.

[52] Boehncke W H，Schön M P. Psoriasis. Lancet，2015，386（9997）：983-994.

[53] Du H，Liu P，Zhu J，et al. Hyaluronic acid-based dissolving microneedle patch loaded with methotrexate for improved treatment of psoriasis. ACS Applied Materials & Interfaces，2019，11（46）：43588-43598.

[54] Hou G Y，Men L H，Wang L，et al. Quantitative analysis of urinary endogenous markers for the treatment effect of *Radix Scutellariae* on type 2 diabetes rats. Chinese Chemical Letters，2017，28（6）：1214-1219.

[55] Yu J，Zhang Y，Ye Y，et al. Microneedle-array patches loaded with hypoxia-sensitive vesicles provide fast glucose-responsive insulin delivery. Proceedings of the National Academy of Sciences，2015，112（27）：8260-8265.

[56] Chen W，Tian R，Xu C，et al. Microneedle-array patches loaded with dual mineralized protein/peptide particles for type 2 diabetes therapy. Nature Communications，2017，8：1777.

[57] Kim M，Yang H，Kim H，et al. Novel cosmetic patches for wrinkle improvement：Retinyl retinoate-and ascorbic acid-loaded dissolving microneedles. International Journal of Cosmetic Science，2014，36（3）：207-212.

[58] Park Y，Park J，Chu G S，et al. Transdermal delivery of cosmetic ingredients using dissolving polymer microneedle arrays. Biotechnology & Bioprocess Engineering，2015，20（3）：543-549.

[59] Ding Z，Verbaan F J，Bivas-Benita M，et al. Microneedle arrays for the transcutaneous immunization of diphtheria and influenza in BALB/c mice. Journal of Controlled Release，2009，136（1）：71-78.

[60] Li G，Badkar A，Nema S，et al. *In vitro* transdermal delivery of therapeutic antibodies using maltose microneedles. International Journal of Pharmaceutics，2009，368（1-2）：109-115.

[61] Sullivan S P，Koutsonanos D G，Martin M，et al. Dissolving polymer microneedle patches for influenza vaccination. Nature Medicine，2010，16（8）：915-920.

[62] Raphael A P，Crichton M L，Falconer R J，et al. Formulations for microprojection/microneedle vaccine delivery：Structure，strength and release profiles. Journal of Controlled Release，2016，225：40-52.

[63] Du G，Hathout R M，Nasr M，et al. Intradermal vaccination with hollow microneedles：A comparative study of various protein antigen and adjuvant encapsulated nanoparticles. Journal of Controlled Release，2017，266：109-118.

[64] Barrett C，Dawson K，O'Mahony C，et al. Development of low cost rapid fabrication of sharp polymer microneedles for *in vivo* glucose biosensing applications. ECS Journal of Solid State Science and Technology，

2015，4（10）：S3053-S3058.

[65] Zhao L，Wen Z，Jiang F，et al. Silk/polyols/GOD microneedle based electrochemical biosensor for continuous glucose monitoring. RSC Advances，2020，10：6163-6171.

[66] Ciui B，Martin A，Mishra R K，et al. Wearable wireless tyrosinase bandage and microneedle sensors: Toward melanoma screening. Advanced Healthcare Materials，2018，7（7）：1701264.

[67] Parrilla M，Cuartero M，Sánchez S P. Wearable all-solid-state potentiometric microneedle patch for intradermal potassium detection. Analytical Chemistry，2019，91（2）：1578-1586.

[68] Miller P R，Xiao X，Brener I，et al. Microneedle-based transdermal sensor for on-chip potentiometric determination of $K^+$. Advanced Healthcare Materials，2014，3（6）：876-881.

[69] Mishra R K，Vinu Mohan A M，Soto F，et al. A microneedle biosensor for minimally-invasive transdermal detection of nerve agents. Analyst，2017，142（6）：918-924.

[70] Mishra R K，Goud K Y，Li Z，et al. Continuous opioid monitoring along with nerve agents on a wearable microneedle sensor array. Journal of the American Chemical Society，2020，142（13）：5991-5995.

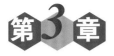

# 第3章

>>

## 生物医用微针的制备与表征

引言

　　微针透皮给药是一种新型的透皮给药方式,在生物医学领域有着广泛的应用。微针的长度一般为几百微米至几毫米,制作材料包括金属、硅、二氧化硅、玻璃、镍、钛及聚合物等。根据制备所用材料的特性及微针的形貌特征,微针可以分为固体微针、中空微针、可溶性微针及多孔微针等。固体微针主要由无机材料制备,通常具有较高的强度。中空微针则是在固体微针的基础上发展而来,针体中存在贯通的孔洞,能够被用于装载和递送药物。可溶性微针由生物相容性较好的可溶性聚合物或小分子制备,同时在针体中可包埋药物,实现透皮给药的功能。多孔微针则是在微针针体上存在纳米或微米级孔洞,借助孔结构的毛细作用来实现药物的负载及输送。

　　随着微纳加工技术的发展,微针的制备方法越来越多样。根据微针材料和微针形貌的不同,研究人员发展了不同的微针制备方法。例如,固体微针的制备方法包括激光切割、化学刻蚀、光刻、模塑、3D打印等;中空微针可采用电沉积、化学刻蚀、溶液浇铸、模塑等方法来制备;可溶性微针的制备方法包括溶液浇铸、熔体浇铸、原位反应成型、拉伸成型等。尽管目前已发展了多种微针制备方法,然而高性能、低成本、批量化的微针制备技术仍然有待进一步研发。

　　微针作为一种新型的透皮给药系统,具有给药效率高、无痛等优点。微针能够做到无痛给药的关键在于微针扎入皮肤组织的深度,即微针的针尖能够刺破皮肤角质层的同时而不触及神经丰富的真皮层,因此针体的长度是微针十分重要的结构参数之一。不同区域的皮肤角质层厚度不同,所需要的针体长度也各异,其长度一般在 $100\sim2000\mu m$。微针刺入皮肤的难易程度与微针针尖的尺寸及形貌密切相关。针尖的尺寸通常小于 $50\mu m$,且尺寸越小越容易刺破角质层,而锥形针尖相比于圆台形针尖更易刺入皮肤。此外,微针的强度也是决定微针能否刺入皮肤角质层的因素之一,强度越高越容易刺破皮肤角质层,同时对于固体微针还要求针体具有一定的韧性，不能在皮肤组织中断裂。除了力学性能，微针的生物相容性、载药微针的药物搭载量、药物释放性能等对微针的透皮给药性能具有十分重要的影响，因此对微针结构、形貌、性能的表征与评价具有十分重要的意义。

## 3.2 微针的制备方法

### 3.2.1 固体微针的制备方法

固体微针主要功能为刺破皮肤角质层，产生微米尺寸的通道，增加药物的渗透。固体微针在使用过程中不仅需要刺破皮肤角质层，同时还需要在刺破角质层以后能够完整地拔出。因此，固体微针通常需要具有较高的机械强度和非水溶性等特性。基于固体微针的高强度特性，通常采用金属、硅、非水溶性的高强度聚合物等来制备。针对不同的材料，研究人员已分别发展了不同的固体微针制备方法，如激光切割、刻蚀、模塑、3D 打印等方法。

1）激光切割

激光切割采用高功率激光聚焦束照射工件，将工件熔化或者烧灼，进而实现对工件的切割成型。激光切割由于没有刀具，使用成本低，适合于批量生产常规刀具无法加工的工件。激光切割法主要用于切割金属、硅、聚合物来制备固体微针。例如，Banks 等[1]使用红外激光从不锈钢板上切割微针，每根微针的长度为750μm，底部宽度为 180μm，尖端曲率半径小于 1μm，单个微针之间的距离约为1mm（图 3-1AB）。Martanto 等[2]同样采用红外激光切割不锈钢片，首先形成 V 字形的切口，然后进行电解洗涤得到微针阵列。控制不锈钢板的厚度，可以得到厚度低于 50μm 的不锈钢衬底，每根针都垂直于衬底，形成 7×15 的微针阵列，单针长度约为 1000μm，底部宽度约为 200μm，尖端曲率半径约为 50μm，针尖锥度为 20°（图 3-1CD）。与其他机械加工技术相比，激光加工是一种非接触加工，不会产生刀具磨损，并且对工件的热沉积也较低[3]。然而，激光加工与切割表面的热效应有关，会导致组织和机械性能的改变[4]。此外，激光切割以后通常需要抛光后处理，工艺比较复杂，这也限制了激光切割的应用。

2）刻蚀

刻蚀是通过去除部分材料，从而在硅、玻璃、金属等材料内部实现制备微结构的一种方法。刻蚀一般可分为湿法刻蚀和干法刻蚀。湿法刻蚀指用化学溶液来刻蚀材料的工艺，如用氢氟酸（HF）溶液来溶解 $SiO_2$、$Si_3N_4$ 和多晶体硅等材料。常用的湿法刻蚀又可分为各向同性刻蚀和各向异性刻蚀。其中，各向同性刻蚀是指腐蚀沿着基底的各个方向以同一速率发生，常用的各向同性腐蚀剂为氢氟酸、

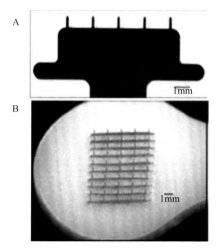

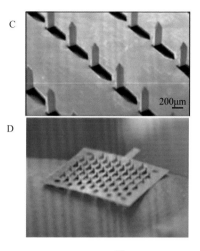

图 3-1　激光切割制备的固体微针：**A** 和 **B.** 不锈钢微针阵列扫描电镜图[5]；**C.** 不锈钢微针阵列扫描电镜图[2]；**D.** 不锈钢微针阵列光学照片[2]

硝酸、乙酸和水的混合溶液；而各向异性刻蚀则在不同的方向上以不同的速率进行腐蚀。常用的各向异性刻蚀剂为氢氧化钾、氢氧化钠、氢氧化锂的水溶液。例如，硅单晶不同的晶面在碱液中的腐蚀速度不同，硅（100）晶面的速度最快，硅（110）晶面速度次之，而硅（111）晶面的速度最慢。当选择硅（100）晶面刻蚀时，会形成 54.7°的刻蚀角，因而可以利用该工艺来制备微针的针尖部分（图 3-2A）[5]。

干法刻蚀是运用等离子体处理硅片的一种工艺，这种工艺可以得到高深宽比结构，并且没有化学试剂所带来的潜在危害。干法刻蚀过程中惰性气体被高能单向电极电离，电离出的离子沿着单方向撞击硅基底，而被光刻胶或者氧化膜保护的区域则几乎不被刻蚀。这种方法制备的微针长度为 100～250μm，针尖直径约 10μm、底部直径约 100μm（图 3-2B）[6]。此外，高压等离子体刻蚀利用反应性的等离子体气体与衬底表面反应转化为挥发性组分，挥发性组分去除后形成刻蚀区域，这种方法制备的微针长度在 300μm 左右，底部直径约为 100μm，针尖直径约为 10μm[7]。等离子刻蚀也可实现各向同性和各向异性刻蚀，同时通过优化刻蚀工艺参数，可以得到尺寸为几百纳米的针尖[8, 9]。

干法刻蚀和湿法刻蚀也可以结合使用，可在实际应用中发挥出最大的刻蚀效果。例如，Davis 等[10]发明了一种牺牲层的锐化工艺，可以促进湿法锐化过程中刻蚀剂浓度梯度的积累，从而使针顶部的刻蚀速率快于底部。运用此方法，使具有开放毛细管微通道的同平面微针从底部到顶端逐渐变细，楔状结构被削尖成锥形针尖。使用两者结合的方法，可将微针尖端半径锐化至 5μm，圆孔直径小于 30μm，并且深度大于 300μm[10]。

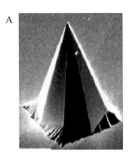
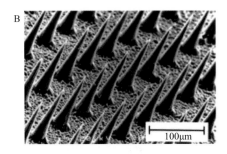

**图 3-2 刻蚀法制备的固体微针形貌: A. 湿法刻蚀制备的固体微针扫描电镜图[5]; B. 干法刻蚀制备的固体微针扫描电镜图[7]**

　　光刻技术结合了刻蚀与光学掩模板曝光的优点,能够更高效地在基体材料表面制备目标图形,具体步骤包括:在材料表面涂敷光刻胶,随后采用高分辨率的光束通过掩模对材料进行曝光处理,经过曝光显影后的材料即获得与掩模图案相同的微细结构。光刻技术主要采用硅作为基材来制备微针[11]。在清洁的硅片表面沉积很薄的牺牲层,然后在此基础上旋涂光刻胶,将所需的微针图案的光掩模板对准基板,在高强度的紫外线下进行曝光,即可在暴露或者未暴露的区域形成所需的图案。随后将得到的基板进行刻蚀,去掉没有被光刻胶覆盖的基板,由此将微针的形貌通过掩模传递给光刻胶,然后再次传递到硅片上。通过电镀、光刻技术相结合,也可得到单根微针长度为 600μm、针尖的直径仅有 2μm 的微针阵列(图 3-3A)[12]。此外,Suzuki 等[13]采用超高精度激光系统,将光刻和双光子交联相结合,制备得到类似蚊子口器的仿生微针。该微针由光固化树脂、金属和硅构成,单根微针的长度为 200μm,微针底部宽度为 100μm,针尖部分直径小于 20μm(图 3-3B)。

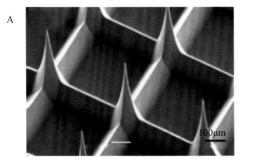
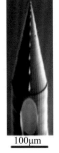

**图 3-3 A. 光刻蚀法制备的固体微针扫描电镜图[12]; B. 光刻和双光子交联法联合制备的固体微针扫描电镜图[13]**

3）模塑

聚合物材料通常采用模塑方法来制备微针。模塑是基于复制技术的微结构制备工艺，常见的微复制技术包括溶液浇铸法、热压印技术及微注塑成型技术等。

溶液浇铸法首先将聚合物溶解于溶液中，通过溶液浇铸、溶剂挥发固化、脱模等步骤得到聚合物固体微针。例如，Uppuluri 等[14]采用溶液浇铸法制备聚酰亚胺微针，并添加纳米黏土增强微针阵列的机械性能。微针阵列的制备过程包括：①利用光刻法，在玻璃基板上制备 450μm 高的圆柱形阵列；②将聚二甲基硅氧烷（PDMS）旋涂在模具结构上并在 65℃的烘箱中固化得到 PDMS 微针阵列模具；③将聚酰亚胺浇铸到模具中，浇铸过程中添加纳米黏土增强机械性能，冷却脱模得到聚合物微针阵列。该方法制备的微针高度约为 250μm，尖端半径为 50μm。通常，浇铸法制备微针工艺步骤繁多、耗时长，难以实现连续化生产，且浇铸过程需要使用溶剂，容易导致环境污染等问题。

热压印技术是一种在材料表面制备微结构的有效手段。热压印过程中，首先将温度升高到 $T_f$（聚合物黏流态转变温度）以上或 $T_m$（聚合物熔融温度）左右，使聚合物材料接近或成为黏流态。在加压的条件下，用具有一定流动性的聚合物填充模具，随后降温冷却使得聚合物固化、脱模。通过模具的外形结构可以将其分为辊对辊、辊对平板、平板对平板三种成型方法。辊对辊的热压印方法是通过两个辊的旋转来实现材料的进给，并且对材料施加一定的温度和压力，将辊上的微结构复制到材料上。虽然该方法可以实现工艺的连续化生产，但是存在接触面积小、受压时间短、模具加工难度大等问题。辊对平板的热压印方法是通过辊的旋转来实现材料或者平板的移动，同样可以实现连续化生产，并且接触面积有所增加，但是受压时间较短，模具加工难度大。平板对平板的热压印方法则是通过合模和开模来完成微结构的成型。虽然不能实现连续化加工，但是模具加工简单，压印时间长，接触面积大，所得微结构成型效果好。热压印技术能够复制高深宽比的微结构，特征尺寸在几纳米到几百微米之间，复制精度较高、工艺较为简单、设备成本相对较低。

热塑性聚合物也可以通过微注塑成型方法来制备固体微针。微注塑可用于生产尺寸在微米级别的聚合物产品，具有标准化的工艺程序、高自动化程度及短生产周期等特点。微注塑工作原理与传统的塑料注塑成型原理一致，即将粒状或粉状的塑料加入注塑机的料斗，在注塑机内塑料受热熔融并使之保持流动状态，然后在一定压力下注入闭合的模具，经冷却定型后，熔融的塑料固化成为所需的塑件。与普通注塑的不同之处在于：微注塑使用的模具较小，原料用量较少，聚合物熔体充模更加困难，所需的注塑压力更大。微注塑成型常用材料包括聚甲醛（POM）、聚碳酸酯（PC）、聚甲基丙烯酸甲酯（PMMA）、尼龙（PA）、液晶聚合物（LCP）、聚醚酰亚胺（PEI）和硅橡胶等。

微注塑成型加工周期短、工艺简单，在热塑性聚合物微针的制备方面具有显著的优势。Uppuluri 等[14]应用微注塑成型技术成功制备了聚醚醚酮（PEEK）微针，微针长度为 600μm，该微针阵列具备良好的机械性能及生物相容性，具有良好的应用前景（图 3-4）。微针的针尖尺寸通常较小，同时聚合物熔体黏度一般较大，在注塑过程中为了顺利填充整个模具，通常需要增大注射速度或注塑压力。然而，注塑压力过高，则在空腔中易发生熔融聚合物的闪蒸或分子链的断裂，且模具也可能发生变形。采用微注射压缩成型方法来制备聚合物微针，可有效解决上述问题。该方法是在聚合物注入之后，对模具施加压力以减小腔体体积，注入的聚合物熔体被挤压直到模腔完全填满。在其压缩过程中，聚合物大分子链能够进入型腔，克服了传统注射方法因大分子链段缠结不易进入微小型腔的缺点。因此，该方法能够改善填充效果，制备针体尺寸大、尖端尺寸小的聚合物微针。例如，利用微注射压缩成型方法制备的柔性聚合物微针阵列，微针长度可达 350μm，模具填充率达到 92%[15]。注射压缩成型工艺能够显著提高微注射成型的填充效果，使微小塑件成型的尺寸更加精确，降低塑件内应力，提高产品质量，有望在制备聚合物固体微针方面得到更广泛的应用。

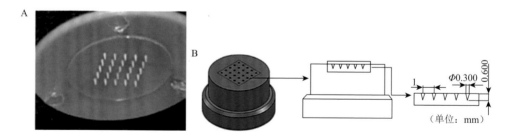

**图 3-4　微注塑法制备 PEEK 固体微针**

A. 固体微针光学图片；B. 微注塑模具示意图[14]

4）3D 打印

3D 打印作为一种新型的微针加工技术，是一种使用计算机辅助设计（CAD）软件生成数字模型，再通过逐层沉积材料制造工件的方法[16]。3D 打印方法包括3D 喷墨打印、熔融沉积、立体光刻及双光子聚合等，具有精度高、灵活性强、制作步骤少、材料浪费少等特点，已成为最有前景的微针制备方法之一。

熔融沉积工艺利用热塑性材料的热熔性、黏结性，在计算机辅助控制下逐层堆积成型。成型材料在喷头中加热至熔融态，加热喷头在控制系统指令下沿物体截面轨迹运动，同时将熔融态的热熔材料挤出，黏稠状的成型材料迅速固化后形成截面轮廓。当打印层成型后，喷头上升特定高度再进行下一层的涂覆，层层堆积形成三维产品。相比于其他打印技术，熔融沉积打印用途广泛，可以打印出生物相容性较好、可生物降解的材料。但是该打印方法也存在分辨率低等问题，因此难以打印出光滑的微针结构。

相比于熔融沉积工艺，喷墨打印具有更高的打印精度。喷墨打印是通过数控打印头连续沉积小液滴的技术。喷头采用热力系统或压电系统连续滴下液滴。典型的喷墨打印系统将液滴沉积在粉末床上，当液滴在移动的平台上选择性固化后，移动平台下移，形成新的粉末层。喷墨打印是一种高分辨率技术，可以选择性地沉积药物。例如，Ross 等[17]通过压电喷墨打印的方法在金属微针阵列上涂覆多层含有胰岛素的聚合物。选择喷墨打印作为涂层方法可以确保微针阵列中涂层的均匀性，并有助于确保结果的可重复性。

光聚合技术是通过发射激光或采用光选择性聚合光敏树脂的过程，这些过程也称为光聚合的固化过程，通过对紫外光敏感的树脂进行连续逐层聚合，可以制备所需结构。与喷墨打印的制备过程相似，打印头选择性地将光照射到未固化的树脂上构建预设结构。该技术主要包括数字光处理（DLP）、双光子聚合（2PP）和立体光刻（SLA）。Han 等[18]采用立体光刻的方法，在光固化树脂拉伸成型的同时，将紫外光通过掩模板，形成反向倒置倒钩的微针结构。该微针长度可达 4mm，底部直径 400μm，具有很高的力学强度。Uddin 等[19]将聚乙烯基己内酰胺的共聚物通过立体光刻形成微针阵列，该微针的长度为 1000μm，针尖直径约为 25μm。类似地，Pere 等[20]通过立体光刻技术，将生物相容性树脂进行固化，制备出用于胰岛素透皮给药的圆锥形和棱锥形微针阵列，该微针阵列的单根针的长度约为700μm，微针底部直径约为 700μm。

3D 打印技术也可与其他成型技术结合制备具有特殊形貌或功能的微针。例如，Lim 等[21]通过数字光技术和 3D 打印技术结合制备出曲面微针阵列，该微针阵列的单根针长度为 815μm，微针底部宽度约为 602μm，微针针尖直径为 53μm（图 3-5）。Ogundele 等[22]将 3D 打印技术和界面聚合相结合，借助 3D 打印技术形

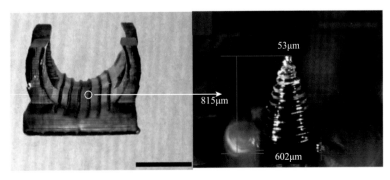

图 3-5　3D 打印制备的曲面微针光学照片[21]

成微针阵列的模型，随后采用紫外光引发液相中的含双键聚合物交联实现微针阵列的制备。该微针阵列的单根微针长度为 400～1000μm，微针的底部直径为100μm，针尖直径约为 2μm。Shin 等[23]将数字光技术和 3D 打印技术相结合，将丝蛋白溶液通过逐层打印形成丝蛋白微针阵列，该微针阵列的单根针长度约为500μm，微针底部直径约为 200μm，针尖直径约为 50μm。

### 3.2.2 中空微针的制备方法

中空微针类似于微米级的注射针，具有注射给药和透皮给药的双重特点。作为一种新型的透皮给药技术，中空微针近年来在疫苗和大分子药物等的递送方面展现出巨大潜力。用于制备中空微针的主要材料包括金属、硅和高分子聚合物等，其制备方法主要有电沉积、刻蚀法、溶液浇铸法、3D 打印等。

1）电沉积

电沉积是指从化合物的溶液或熔融盐中通过电化学方法得到金属或者金属合金的过程，可通过改变电解质组成、温度、电流密度等来实现对金属电沉积物形态的控制。电沉积主要用于制备中空微针，制备过程需要借助微针状阳模，通过控制电沉积条件，得到附着在微针状阳模上的薄层金属外壳，随后除去阳模即可得到中空微针阵列。Davis 等[10]采用聚对苯二甲酸乙二醇酯（PET）微针阳模，通过电沉积将镍基金属附着在微针阳模上，随后通过刻蚀掉聚合物得到镍基的中空微针，该微针阵列的单根针长度为500μm，微针底部直径为300μm，微针的针尖空心部分直径约为75μm（图 3-6）。类似的，Davis 等[24]借助激光切割在金属基底或聚合物基底上形成微针阴模，并通过电沉积镍基金属得到附着在阴模上的微针阵列，随后通过去除金属或者聚合物的阴模，即可得到镍基的中空微针阵列。

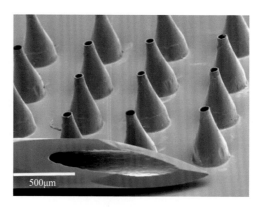

500μm

图 3-6 电沉积法制备的中空微针扫描电镜图[10]

该微针阵列的单根微针长度为 250～500μm、底部直径为 120～250μm，针尖中空部分的直径为 10～30μm。

2）刻蚀法

刻蚀法主要通过刻蚀已有微针的针体部分，形成空心结构。最常见的制备中空微针的刻蚀方法为深度离子刻蚀。将深度离子刻蚀和微机械加工相结合，在机械加工的硅圆柱体微针的基础上，通过进一步深度离子刻蚀微针的外壁，可以形成圆锥状的中空结构[25]。锥形或柱状的中空微针刺入皮肤时的阻力会随着透皮深度增加而增大，同时中空结构接触到的体液组织面积有限。针对该问题，研究人员采用深度离子刻蚀的方式，制备出了十字形的中空微针结构（图 3-7）[26]。该微针结构的透皮阻力更小，具有更大的组织接触面积，可用于制备微针传感器。

除了金属和硅，也可以通过刻蚀法来制备聚合物中空微针[3]。例如，研究人员对树脂进行选择性初步固化，随后将位于中间部分的未固化聚合物通过有机溶剂刻蚀掉，并在紫外快速成型系统中进行深度固化以增加交联度，即可得到中空的微针阵列。该微针阵列的单根针呈现出中空的三角锥状，皮肤刺入阻力小，适用于生物感应器等的制备[27]。

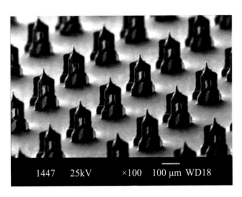

图 3-7　深度离子刻蚀制备的中空微针扫描电镜图[27]

3）溶液浇铸法

溶液浇铸法也是一种制备聚合物中空微针的常用方法。将聚合物溶液浇铸到中空微针阴模，溶剂挥发后聚合物固化、脱模即可得到中空聚合物微针。例如，采用不锈钢针头作为阳模，用聚二甲基硅氧烷填充固化制备阴模，随后将光固化树脂浇铸于阴模中，紫外光照固化、脱模即可得到类似不锈钢针头的聚合物中空微针阵列（图 3-8）[28, 29]。上述方法存在模具脱出的过程，容易产生针尖破损等问题。使用可溶性聚合物作为模具有助于解决中空微针的脱模问题。例如，采用聚乙烯醇浇铸于中空微针阳模可制备出聚乙烯醇的中空微针阴模，随后将甲基丙烯酸甲酯浇铸在聚乙烯醇的中空微针模具中，待甲基丙烯酸甲酯单体聚合完成后，将聚乙烯醇溶解，即可得到聚甲基丙烯酸甲酯的中空微针阵列[30]。

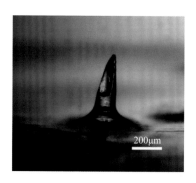

图 3-8　溶液浇铸法制备的聚合物中空微针光学图片[28]

4）3D 打印

类似于固体微针，3D 打印技术也可用于制备中空微针。3D 打印所用材料与固体微针类似，然而由于中空微针具有中空结构，其成型精度要求比固体微针更高。目前，制备中空微针的 3D 打印方法主要采用具有较高打印精度的立体光刻及双光子聚合方法。立体光刻法制备中空微针时，通常采用生物相容性良好的聚合物，通过计算机辅助设计中空微针结构、打印成型，最后将未固化的微针芯进行清洗去除即可得到中空微针阵列[31]。该微针阵列的单根针呈现棱锥状，锥度较大。与圆台状中空微针结构相比，棱锥状中空微针的制备过程更简单。此外，采用双光子聚合打印方式，研究人员成功制备了聚合物复合陶瓷材料微针（图 3-9）[32, 33]。采用聚合物改性制备的陶瓷材料不仅具有聚合物的韧性，还可以结合陶瓷良好的热稳定性和化学稳定性。

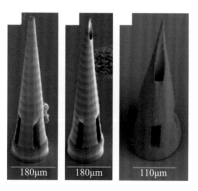

图 3-9　双光子聚合 3D 打印制备的聚合物、陶瓷杂化材料微针扫描电镜图[33]

除了上述方法，还可通过微机械加工方法来制备中空微针[34]。例如，通过数控机床技术可直接制备出中空微针针体。此外，将直接获取的 $100\mu m$ 左右的镍钛合金丝作为材料，通过激光进行钻空，也可以制备出中空微针针体[35]。相比于直接进行机械加工，采用光刻胶将硅片进行部分遮掩后通过激光直接切割，也可以形成良好的中空微针[36]；该微针壁厚更均匀，机械性能良好。

### 3.2.3 可溶性微针的制备方法

1）溶液浇铸

溶液浇铸是制备可溶性微针最常用的方法，主要步骤包括：①制备微针阴模；②将聚合物和相关药物制备的溶液浇铸到微针阴模，然后通过固化形成具有一定强度的微针阵列[37]。例如，可溶性微针可以负载抗原制备疫苗微针贴片[38]。在该微针的制备过程中，首先将一定浓度的羟甲基纤维素和相关的抗原溶液混合，浇铸到 PDMS 的微针阴模中，刮去多余溶液，干燥后涂覆一层聚乙烯醇和蔗糖的混合水溶液作为衬底；进一步干燥后，通过带有双面胶的聚甲基丙烯酸甲酯的圆盘黏接微针衬底，剥离微针阴模和微针阵列即可得到微针疫苗贴片。该微针阵列的针体部分存在针尖和针基座两部分，可以提高抗原的利用率，但是操作较为烦琐。此外，将透明质酸钠、葡聚糖及聚乙烯基吡咯烷酮混合制备成溶液，然后与抗原溶液混合，直接浇铸在微针阴模上，干燥后脱模即可得到载疫苗微针贴片。该方法制备的微针针尖与基底一体成型，且操作更简便[39]。

可溶性聚合物溶液的黏度相对较高，而微针模具腔体的尺寸较小，导致溶液浇铸的过程难以排除模具中的气泡而实现针尖的有效填充。通常，离心法能够有效辅助聚合物溶液进入微针模具的空腔内[40]。在一定转速的离心力作用下离心 10min 左右，可得到形貌完整且无气泡的微针阵列[41]。该方法制备的可溶性微针阵列重复性更好，但成型过程中需要使用离心机。此外，对于较稀的浇铸液，离心时会导致浇铸液飞溅出来，损耗一定的原料。

除了通过离心辅助使浇铸的溶液进入微针阴模空腔外，也可以采用施加真空的方式来促进浇铸液进入微针阴模空腔。例如，将聚乙烯醇、蔗糖的水溶液浇铸到微针阴模空腔，然后抽真空促进浇铸液进入微针阴模空腔可得到重复性良好的可溶性微针阵列[42]。然而，浓溶液抽真空的过程中会产生大量的微小气泡，因此该方法不适用于高浓度的浇铸液体系。

改变微针针体浇铸液和衬底浇铸液的相容性可制备带有空腔结构的可溶性微针。例如，将乳酸和羟基乙酸的共聚物溶液作为针体部分的浇铸液，随后用聚乙烯醇水溶液作为衬底浇铸液，制备出的水溶性微针在衬底部分带有一个空腔（图 3-10）；使用该微针贴片刺入皮肤组织后，可以快速溶解聚乙烯醇衬底而使其快速脱离，减少可溶性微针刺入组织后带来的组织表面污染[43]。此外，采用生物相容性好且可以经过体内代谢的非水溶性聚合物也可制备体内可降解的微针阵列。例如，采用乳酸和羟基乙酸的共聚物及聚乳酸作为基材，可制备出体内可降解的微针阵列。该微针阵列采用的非水溶性可生物降解的聚合物可以延长微针在组织内的给药时间，起到缓释药物的作用[44]。

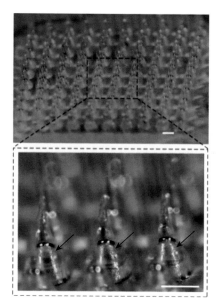

**图 3-10**　溶液浇铸法制备的衬底部分带有空腔的可溶性微针的光学显微镜照片[43]

2）离心成型

离心成型是一种制备可溶性微针的新型成型方法[45-51]。具体的成型过程是采用高黏度的聚合物溶液喷涂形成微升级别的小液滴平铺在衬底上，然后将液滴装置放置在离心机中并以一定转速使得液滴在离心力的作用下发生形变，形成漏斗状结构，随后拆开衬底装置，即可得到可溶性微针阵列。透明质酸钠是最早被用于离心成型制备可溶性微针的聚合物。Yang 等[50]通过离心法将不同固含量的透明质酸钠水溶液制备成微针，探索了形成可溶性微针的各种条件，制备出了针尖部分均匀的可溶性微针（图 3-11）。与其他成型方法相比，离心成型制备可溶性微针的方法对微针中一些药物的活性影响更小，因此更适合制备具有生物活性的可溶性微针[45, 46]。例如，通过离心成型法制备的载有常见局部麻醉药利多卡因的局部麻醉微针贴片，可以将涂抹利多卡因所需的起效时间缩减为原来的 18%，更有利于快速开展麻醉手术[46]。此外，在医疗美容领域，由于部分美容成分通常需要在比较严格的环境中保持活性，常规的成型方法制备时间长或者对药物活性有影响，而离心成型则成为制备含活性成分的美容微针的优选方法之一[47, 49]。例如，腺苷和透明质酸钠水溶液可通过离心成型法制备具有美容功效的可溶性微针，与常规涂抹用腺苷制剂相比，腺苷美容微针可以在更低的剂量下对皮肤皱纹、真皮密度、弹性和水合作用等产生更好的改善效果[47]。

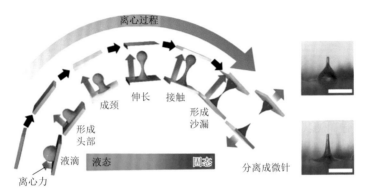

**图 3-11　离心法制备可溶性微针示意图及该方法制备的微针的光学显微镜图片[50]**

### 3）原位反应成型

原位反应成型制备可溶性微针是通过聚合将微针阴模中的液体树脂固化形成微针结构的方法[52-58]。该方法制备可溶性微针无后处理过程，生产效率较高。例如，原位反应成型可通过紫外光引发乙烯基吡咯烷酮在微针空腔中聚合形成聚乙烯基吡咯烷酮的可溶性微针[54]。紫外光引发原位反应成型也可用于制备可溶性载药微针，将药物和乙烯吡咯烷酮混合，然后浇铸到微针阴模中并刮去表面多余的溶液，随后采用紫外光引发聚合；待溶液固化后补加不含有药物的乙烯吡咯烷酮用作衬底，再次采用紫外光引发聚合即可得到针体载药且衬底为聚合物的载药微针[53, 57]。

光引发聚合原位反应成型的单体还可以通过热引发聚合的方式来制备可溶性微针。例如，首先将单体乙烯基吡咯烷酮在不同温度下预聚，随后将得到的预聚物浇铸在微针阴模中，再通过紫外光聚合固化即可得到聚乙烯基吡咯烷酮可溶性微针（图 3-12）[55]。相比于紫外光引发聚合制备可溶性微针，这种将热引发聚合和光引发聚合结合的方式制备可溶性微针的光固化时间大大减少，降低了紫外光引发聚合时对高活性物质的影响，且通过将药物和预聚物混合可有效地规避高温对药物的破坏。此外，还可以通过原位反应制备带有涂层的可溶性微针。例如，在微针阴模上浇铸一层明胶混合液并刮去多余溶液，干燥后形成微针空壳支架，随后浇铸有光引发剂的聚（乙二醇）二丙烯酸酯并采用紫外光引发聚合，即可得到带有涂层的可溶性微针阵列[56]。该微针阵列借助涂层结构，可以促进可溶性微针中的药物渗透，有利于提高药物的利用率。

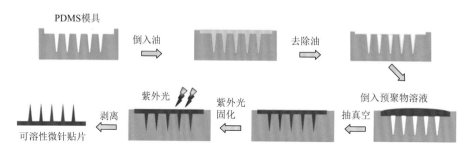

**图 3-12　光引发原位聚合法制备可溶性微针示意图[55]**

4）拉伸成型

拉伸成型是一种无须模板和光照射的一步成型制备微针的方法，它是通过拉伸液态聚合物（黏流态），再使用热固化等方法形成微针结构。拉伸成型由于不需要模具，因此可有效地降低大规模制造微针的成本。例如，麦芽糖在升温达到黏流态以后通过拉伸塑型，随后冷却固定可制备出麦芽糖可溶性微针阵列[59]。该微针阵列的微针长度可通过控制成型过程中的拉伸温度、拉伸速率等参数来调控，具有良好的适应性，满足不同场景下对微针长度的不同要求。

相比于小分子量的麦芽糖，聚合物具有特殊的拉伸流变特性且更容易制备成可溶性微针阵列[60-62]。例如，乳酸和羟基乙酸共聚物是一种生物相容性高分子化合物，可以通过热拉伸成型制备成微针。该微针阵列的形貌重现性良好，可以通过控制成型的温度和拉伸的速率来制备出各种形貌的微针阵列。热拉伸成型过程中，通过对拉伸端温度的控制，可以实现更好的微针针尖形貌调控[61]。此外，通过二次拉伸可以将聚乳酸微针进一步拉伸，制备针体更长的微针阵列[62]。

热拉伸制备可溶性微针阵列需要将材料加热到黏流态，然而较高的温度可能导致药物的失效。针对该问题，研究人员开发出基于聚合物浓溶液的拉伸成型方法。该方法通过浓度调控聚合物溶液黏度，从而实现在室温乃至低温下拉伸成型制备微针阵列[45, 46, 63, 64]。聚合物溶液拉伸成型制备可溶性微针的具体过程包括：将具有一定黏度的聚合物溶液在衬底喷涂形成液滴，再通过一定速率拉伸聚合物液滴形成纺锤状，随后通过干燥气体使聚合物液体快速干燥固化，最后剥离拉伸装置，即可得到微针阵列（图 3-13）[63]。溶液拉伸最常用的聚合物包括透明质酸钠、聚乙烯基吡咯烷酮、羟甲基纤维素等可溶性聚合物。溶液拉伸法由于温度较低，可以用于制备负载温度敏感性药物或生物活性物质的微针，如负载疫苗、抗体、DNA 等。

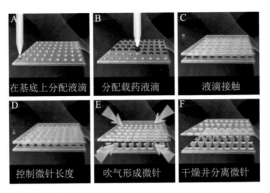

图 3-13　聚合物溶液拉伸成型制备可溶性微针示意图[63]

　　类似于溶液拉伸，聚合物液滴在电场下也可产生拉伸形变[65-67]。通过电场诱导使液滴发生锥形形变，随后干燥固定即可形成微针（图 3-14）。该方法可通过热释电半导体实现高电场强度，进而拉伸液滴形成锥形形变；相比于热拉伸成型和溶液拉伸成型，电场拉伸成型所需要的设备更简单[66]。

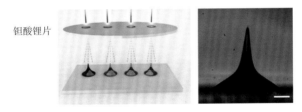

钽酸锂片

图 3-14　电场拉伸制备可溶性微针示意图（左）及该方法制备的微针形貌图（右）[66]

5）3D 打印

　　除上述方法，3D 打印也可以用来制备可溶性微针阵列，其中熔融沉积法是最常用的一种 3D 打印技术。熔融沉积 3D 打印技术制备可溶性微针的成型过程是将可溶性聚合物加热到熔融态，然后从喷嘴挤出形成沉积层，通过调整沉积的区域形成微针结构[68]。熔融沉积 3D 打印技术制备可溶性微针通常选择聚乳酸作为基材[69]。通过 3D 建模，首先制备出梯状的聚乳酸微针阵列，随后用碱液进行刻蚀，即可得到针尖更锋利的可溶性微针阵列。尽管熔融沉积法制备可溶性微针已经有一定的发展，但微针针尖的锐度和精度仍有待提高。借助熔融沉积的思路，采用溶液沉积结合拉伸成型工艺，可制备形貌完好的可溶性微针阵列。例如，采用海藻酸钠作为基材，通过溶液沉积 3D 打印结合拉伸成型工艺，可以制备出形貌完好的可溶性微针阵列[70]。该微针阵列具有良好的透皮效果，并且可以在较低的温度下成型，与熔融沉积法相比具有更好的发展前景。

### 3.2.4 多孔微针的制备方法

多孔微针的典型特征是在针体上具有连续的微孔洞结构。目前，多孔结构的制备方法主要包括成孔剂浸出法[71]、相转化法[72]、化学刻蚀法[73]及热压法[74]等。

1）成孔剂浸出法

成孔剂浸出法是制备多孔微针的常用方法之一。该方法通过将成孔剂从已成型的微针中去除，从而得到多孔结构。成孔剂浸出法制备多孔微针的优势在于可以通过改变成孔剂的种类和添加量，来实现对成孔率和孔径的调控[75-77]。多孔微针的基体主要为聚合物，如将三羟甲基丙烷三甲基丙烯酸酯、三甘醇二甲基丙烯酸酯和甲基丙烯酸缩水甘油酯混合液灌入微针模具，同时混入少量聚乙二醇作为成孔剂，在光引发剂的作用下交联形成微针。随后，将微针脱模并且放入甲醇和水的清洗液中清洗，去除成孔剂聚乙二醇，干燥即可得到多孔微针阵列。该多孔微针阵列的成孔率可以通过聚乙二醇的加入比例进行调控，孔径大小在1μm左右，具有良好的力学性能。

类似地，将未交联的硅树脂、交联剂和盐颗粒混合均匀后注入微针阴模中，升温固化、脱模后水洗去除硅橡胶微针中的盐颗粒，可得到硅橡胶多孔微针；而微针中孔尺寸由盐颗粒大小决定，孔隙率可以通过控制盐的含量来调控。采用相同的方法，将乳酸和羟基乙酸的共聚物加热到黏流态，然后和氯化钠颗粒混合均匀后，在硅橡胶阴模上热压成型，随后脱模并在水中浸泡去除盐颗粒，干燥即可得到乳酸和羟基乙酸共聚物的多孔微针阵列（图3-15）[77]。相比于硅多孔橡胶微针，乳酸和羟基乙酸的共聚物作为基材制备的多孔微针力学强度较高。

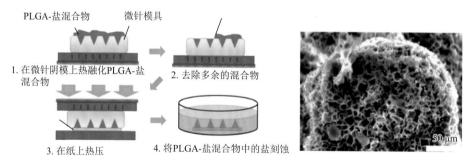

**图3-15 PLGA多孔微针制备过程示意图（左）及其多孔结构扫描电镜图（右）**[77]

可以使用不锈钢粉末且添加成孔剂的方法来构筑不锈钢多孔微针。该方法以不锈钢粉末为主体，采用石蜡黏合剂及亚乙基双硬脂酸酰胺（硬脂酰胺）作为多孔填料，在 PDMS 微针阴模下通过热压形成微针阵列，随后脱模进行高温烧结去除有机成分得到不锈钢多孔微针（图 3-16）[75]。通过调整多孔填料的粒度、烧结温度、烧结时间及烧结气氛可实现多孔微针孔隙率的有效调控，该多孔微针阵列具有较高的比表面积，孔隙率可达 36%。

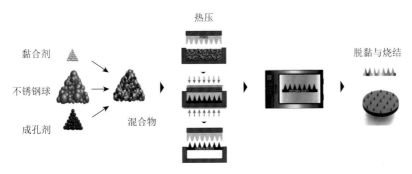

图 3-16 不锈钢多孔微针制备过程示意图[75]

2）相转化法

相转化法也是制备聚合物多孔微针的常用方法之一。该方法是将聚合物溶液浇铸于微针阴模，随后采用不良溶剂浸泡来诱导聚合物相分离而析出，最后通过冷冻干燥完全去除溶剂即可得到多孔微针。该方法可通过改变聚合物浓度、相转变过程及溶剂去除方式等来调控多孔微针阵列的孔隙率。例如，将羟甲基纤维素配制成质量分数为 35% 的 DMSO 溶液，再将溶液浇铸到微针阴模中，随后将上述得到的溶液浸渍阴模整体浸入水中分相，最后通过冷冻干燥即可得到羟甲基纤维素的多孔微针（图 3-17）[72]。

此外，化学刻蚀法[73]、热压法[74]等也可用于制备多孔微针。化学刻蚀法适用于金属材料多孔微针的制备。例如，将多孔钛晶片进行切割来形成柱状的多孔钛结构，然后通过混合酸进行化学刻蚀可得到金属钛多孔微针[73]。该微针阵列可以和注射器连接起来，用于药物注射。热压法多适用于热塑性聚合物制备多孔微针阵列。例如，将乳酸和羟基乙酸共聚物在其熔点附近进行模压，粉末间隙形成微针空隙，从而得到具有多孔结构的针体；通过聚合物粉末的粒径及热压过程调节可控制孔隙的大小，孔隙率可以达到 20%[74]。

由于微孔的存在，多孔微针的力学强度降低，特别是聚合物多孔微针，其力学强度通常较低，使其应用受到限制。组装聚合物外壳是增强其力学性能的有效方法之一。例如，硅橡胶多孔微针力学强度较低，难以刺透皮肤；通过在硅橡胶多孔微针表面浇铸透明质酸钠溶液，干燥后所得的复合结构可有效地提高硅橡胶多孔微针的力学强度[76]。

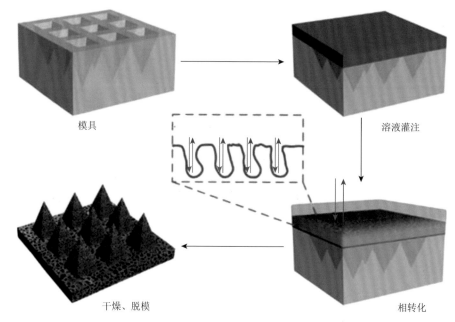

模具

溶液灌注

干燥、脱模

相转化

**图 3-17　相转化法制备聚合物多孔微针过程示意图[72]**

## 3.3　微针性能表征

### 3.3.1　微针的形貌

微针的形貌包括几何形状、基底尺寸、针尖尺寸、微针的长度、微针间距等，这些参数对于微针的性能具有重要的影响。例如，微针几何形状和针尖尺寸对微针的力学性能及其透皮能力具有显著影响[78, 79]。微针的几何形状是微针设计时的首要参考因素，不同形状微针的机械强度和透皮效果存在明显差异[80]。有限元模拟结果表明，具有三角形针尖和方形基底的微针透皮深度更深，三角形针尖和方形基底微针的针尖边缘更锋利，更有利于其刺入皮肤组织[81]。

微针的针尖尺寸和锥度也是影响微针力学强度的重要因素。针尖直径在 60～160μm 范围内的微针，刺破皮肤角质层需要 0.08～3.04N 的推力，并且推力和微针针尖直径之间呈现线性关系[31]。针尖直径越小，越容易刺入皮肤且刺入的深度越深，能够实现更大的药物扩散深度[82]。微针针尖的锥度减小，可以有效降低透皮推力，但是也容易导致微针针尖强度降低而穿透能力减弱，进而带来微针针尖断裂的风险。

微针的长度和所需要刺透的皮肤角质层厚度相关，不同部位的皮肤表皮层厚度不相同，因此微针所需要刺透的深度也有所区别。在使用微针贴片时，微针给药的输送能力与组织的透皮深度和药物扩散性能有关。有较好扩散能力的药物只需较浅的透皮深度即可实现较好的给药效果，反之则需要较深的透皮深度。相比于短微针，长度在 1000μm 以上的微针可以有效增加药物对皮肤的渗透能力[83]。此外，微针间距决定了单位面积内针的数量，而针的密度也对微针刺入时所需要的推力具有较大影响。在使用高密度的微针阵列刺入皮肤时，需要加大推力，这通常会增加患者的不适感。

微针的形貌可通过光学显微镜和扫描电子显微镜来进行观测[79, 78]。光学显微镜的最高分辨率可达 0.2μm，而微针的针尖尺寸一般介于几微米到几十微米之间，因而光学显微镜足以用来观察微针的形貌、测量长度及针尖尺寸。扫描电子显微镜具有较高的放大倍数，可获取高分辨率微针结构和针尖的形貌图，然而扫描电子显微镜在测试不导电的微针时，通常需要在其表面喷涂一层导电金属用于消除局部电荷聚集[84, 85]。

激光共聚焦显微镜也可以用于评估微针的几何结构。相比普通光学显微镜，激光共聚焦显微镜通过荧光物质所发出的荧光成像，图像分辨率更高，同时通过层层扫描技术也可观测微针内部结构[86]。共聚焦显微镜可有效测量聚合物中空微针内部空心结构的尺寸及体积，对于其载药量的评价具有十分重要的意义。

## 3.3.2　微针的力学性能

微针力学性能是微针透皮能力的主要决定因素之一。微针的力学强度与材料的本征力学性质密切相关，同时还与其形貌和应力加载条件密切相关。微针在刺入皮肤过程中主要受到 5 种不同的载荷：压缩力、屈曲力、自由弯曲力、约束弯曲力及剪切力。其中轴向压缩行为是微针力学性能表征过程中重点关注的力学行为。

微针的轴向压缩性能可采用纳米压痕仪来进行测量。该方法可测得单根微针的载荷-位移曲线、最大形变、残余形变和弹性恢复率等，是微针轴向压缩性能测试最有效的方法之一。纳米压痕测试过程中通常采用圆柱形平压头（顶端直径为 100μm 左右）对微针针尖施加轴向压力。施加轴向载荷作用于微针后，微针尖端部分发生位移，通过加载和卸载的曲线可以得到尖端部位的硬度及弹性模量，以此来评价微针力学性能。纳米压痕测量的关键参数是硬度（$H$）以及弹性模量（$E_r$）。图 3-18 给出了典型的纳米压痕测试加载-卸载循环过程中的载荷-位移曲线。硬度与接触面积（$A$）及最大加载力（$P_{max}$）的关系可表述为：$H = P_{max}/A$，弹性模量 $E_r = \dfrac{\sqrt{\pi}S}{2\beta\sqrt{A}}$，其中 $S$ 为卸载曲线的起始斜率、$\beta$ 为与压头几何形状相关的常数。

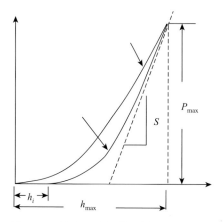

**图 3-18　纳米压痕仪典型载荷-位移曲线**

$h_{max}$ 为最大位移；$h_i$ 为完全卸载后的剩余位移

### 3.3.3　微针的透皮性能

微针透皮性能是微针应用过程中最重要的性能之一，目前文献报道的微针透皮性能的评价方法有很多，包括染色法、组织切片法、经皮水分流失度法、电阻测试法等。其中，染色法是应用最普遍的方法之一，其步骤包括：先用微针处理动物的皮肤，再将亚甲蓝等染料涂布于皮肤之上，随后用水冲洗掉皮肤表面的残余染料，最后通过观察皮肤上染料的分布和针孔的形貌来评价微针的透皮性能。此外，染色法也可以在微针制备过程中将染料、荧光物质或荧光标记的药物等载入微针，观察该微针处理后的皮肤刺入效果。染色法操作简便快捷，但难以定量地评价微针的穿刺性能。

皮肤组织切片技术可以半定量化地表征微针刺破后的皮肤组织形貌，该方法可直观地反映微针的刺入情况。然而，该技术也存在组织提取困难、操作步骤较复杂、成本高等问题，且该方法只能针对单根针的透皮情况进行表征，难以观察到整个阵列的刺入效果。

光学相干断层成像技术（OCT）是一种新型的成像技术，可用于微针透皮过程的观测。例如，Donnelly 等[87]采用 OCT 观测了具有不同长度及不同形貌的微针刺入皮肤组织的过程（图 3-19）。该实验结果表明，微针刺入皮肤的深度与施加的推力成正比，且微针长度越长，刺入皮肤的深度越深。OCT 成像可以实时检测微针在皮内的刺入深度，无须对皮肤进行各种预处理，使用较为方便。

经皮水分流失度（TEWL）测量可以检测皮肤表面水分的蒸发度。微针刺破皮肤角质层以后，皮肤内部的水分可通过微针形成的孔洞加速蒸发。与完好的皮肤相比，刺破以后的皮肤水分流失度测量值显著增大。通过 TEWL 测试可比较不同微针刺破皮肤的深度及孔洞的大小。此外，TEWL 也可用于连续监测微针处理后

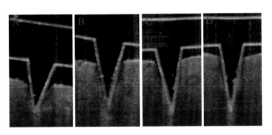

图 3-19　微针透皮过程中的光学相干断层成像图

一段时间内皮肤孔洞的恢复愈合情况。类似于 TEWL 测试过程，也可使用电阻测试仪检测微针刺破皮肤前后皮肤表面两点之间电阻值的变化，通过皮肤表面电阻值的变化关联水分的蒸发量与蒸发速率，进而评价微针穿刺皮肤的能力。

上述评价方法通常需要用到动物皮肤组织，而动物皮肤组织样本的均一性通常较差，不同种类、不同个体、不同部位皮肤之间差异较大，因而这些方法难以作为标准的微针透皮性能评价方法。针对该问题，研究人员采用石蜡膜模拟皮肤组织，建立了一套微针透皮性能的评价方法[87]。该方法将石蜡膜折叠成与真实皮肤一样的厚度，采用按压对微针施加推力，使微针刺入石蜡膜。结果显示微针在石蜡膜上的刺入效果与在新生猪皮肤上的刺入效果相似。与动物皮肤组织相比，人工膜的使用可有效提高实验的效率和可重复性。

### 3.3.4　微针药物装载及释放性能

微针载药量及药物释放性能是微针透皮给药应用的关键。微针载药量及其释放性能通常采用体外实验进行评价。针对不同的微针，体外药物释放性能的测试方法不同。对于固体微针，通常采用 Franz 扩散方法评价药物透皮量（图 3-20），具体操作包括：将收集到的动物皮肤样本放置在磷酸盐缓冲溶液中浸泡 1h，随后

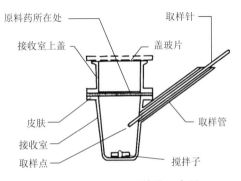

图 3-20　Franz 扩散装置示意图

采用固体微针刺破厚度约为 1mm 的猪皮样本，将微针处理过的皮肤组织置于 Franz 扩散池的给药室与接收室之间，并将药物涂抹于微针处理过的皮肤表面；随后向接收室注入生理盐水直至与皮肤紧密接触，按照设定的时间间隔提取接收室中样品，测量药物浓度即可得到微针处理后药物的透皮量。

对于可溶性微针，通常采用体外溶解的方式评价载药量、药物释放量及可溶性微针的溶解性能。例如，将负载水溶性药物的透明质酸微针溶于水溶液中，待微针溶解后可采用高效液相色谱仪测量溶液中的药物含量，从而测量微针载药量及药物的释放量。需要注意的是，虽然可溶性微针在体外的溶解性能与可溶性微针在活体皮肤中的溶解性能相似，但是并不能取代体内环境中可溶性微针的溶解及药物释放特性。对于可溶性微针，同样可以采用 Franz 扩散方法评价药物透皮量及微针的溶解量。相比体外溶解的方法，Franz 扩散法更接近皮肤组织内微针溶解及药物释放环境。

## 3.4 展望与挑战

迄今为止，微针的运用得到了巨大的发展，微针制备技术也取得了较大进展，实现了固体微针、中空微针、可溶性微针、多孔微针等多种微针的成功制备。通过激光切割、刻蚀等方法可有效制备固体微针；运用电沉积、刻蚀法、溶液浇铸法等，可以制备不同形态和表面轮廓的中空微针；通过拉伸成型、离心成型、原位反应成型等方法可以快速制备形貌和性能良好的可溶性微针；通过成孔剂浸出法、相转化法等可以制备出聚合物或者金属材质的多孔微针。此外，针对不同材料研究人员也发展了多种加工方法，如采用激光切割、化学刻蚀等方法制备硅微针；采用激光切割、化学刻蚀、烧结等方法制备金属微针；采用溶液浇铸、微注塑、压印等方法制备聚合物微针等。尽管已有大量微针制备方法，但这些方法通常具有成本较高、工艺流程复杂或需要特殊的专有设备等问题，限制了其在微针大规模、批量化生产过程中的应用。

随着微针技术的快速发展，生物相容性好、体内可溶解和可降解吸收的材料已成为最具应用前景的微针材料，如具有良好生物相容性的可溶性聚合物材料等。这一类材料通常采用溶液浇铸法来实现微针的成型制备，但该方法也存在耗时较长、模具利用效率低、难以实现批量化生产等问题。模塑、热压、压铸成型等传统聚合物加工成型方法具有成本低、工艺简单、生产速度快等优点，在批量化制备聚合物微针的过程中具有较大的优势，通过适当的改进后有望实现可溶性微针低成本的快速、大规模制备。

近年来，随着材料加工方式的不断创新，各种新型微针制备技术已实现快速发展。其中，3D 打印技术可以实现微针形貌的差异化定制且适用于多种材料，可满足不同应用场景对微针结构的特定需求。随着大通量集成化打印理论的构建及快速、高精度、模块化的 3D 打印技术的发展，3D 打印技术有望成为快速、批量化制备不同材料微针的最有效方法。

（华中科技大学　熊必金，陈纯贵）

## 参考文献

[1] Banks S L，Pinninti R R，Gill H S，et al. Transdermal delivery of naltrexol and skin permeability lifetime after microneedle treatment in hairless guinea pigs. Journal of Pharmaceutical Sciences，2010，99（7）：3072-3080.

[2] Martanto W，Davis S P，Holiday N R，et al. Transdermal delivery of insulin using microneedles in vivo. Pharmaceutical Research，2004，21（6）：947-952.

[3] Miller P R，Gittard S D，Edwards T L，et al. Integrated carbon fiber electrodes within hollow polymer microneedles for transdermal electrochemical sensing. Biomicrofluidics，2011，5（1）：13415-13424.

[4] Chua B，Desai S P，Tierney M J，et al. Effect of microneedles shape on skin penetration and minimally invasive continuous glucose monitoring in vivo. Sensors and Actuators A：Physical，2013，203（7）：373-381.

[5] Vinayakumar K B，Hegde G M，Nayak M M，et al. Fabrication and characterization of gold coated hollow silicon microneedle array for drug delivery. Microelectronic Engineering，2014，128（5）：12-18.

[6] Indermun S，Luttge R，Choonara Y E，et al. Current advances in the fabrication of microneedles for transdermal delivery. Journal of Controlled Release，2014，185（1）：130-138.

[7] Kim Y C，Park J H，Prausnitz M R. Microneedles for drug and vaccine delivery. Advanced Drug Delivery Reviews，2012，64（14）：1547-1568.

[8] McAllister D V，Wang P M，Davis S P，et al. Microfabricated needles for transdermal delivery of macromolecules and nanoparticles：Fabrication methods and transport studies. Proceedings of the National Academy of Sciences of the United States of America，2003，100（2）：13755-13760.

[9] Henry S，McAllister D V，Allen M G，et al. Microfabricated microneedles：A novel approach to transdermal drug delivery. Journal of Pharmaceutical Sciences，1998，87（8）：922-925.

[10] Davis S P，Martanto W，Allen M G，et al. Hollow metal microneedles for insulin delivery to diabetic rats. IEEE Transactions on Biomedical Engineering，2005，52（5）：909-915.

[11] Dharadhar S，Majumdar A，Dhoble S，et al. Microneedles for transdermal drug delivery: a systematic review. Drug Development and Industrial Pharmacy，2019，45（2）：188-201.

[12] Wang J，Wang H，Lai L，et al. Preparation of microneedle array mold based on mems lithography technology. Micromachines，2021，12（1）：1-13.

[13] Suzuki M，Takahashi T，Aoyagi S. 3D laser lithographic fabrication of hollow microneedle mimicking mosquitos and its characterisation. International Journal of Nanotechnology，2018，15（1/2/3）：157.

[14] Uppuluri C，Shaik A S，Han T，et al. Effect of microneedle type on transdermal permeation of rizatriptan. AAPS Pharm Sci Tech，2017，18（5）：1495-1506.

[15] 庄俭，陈寿楷，许红，等. 微注射压缩成型柔性基底微针工艺参数研究. 中国塑料，2018，32（12）：80-85.

[16] Park B J，Choi H J，Moon S J，et al. Pharmaceutical applications of 3D printing technology: current understanding

and future perspectives. Journal of Pharmaceutical Investigation, 2019, 49 (6): 575-585.

[17] Ross S, Scoutaris N, Lamprou D, et al. Inkjet printing of insulin microneedles for transdermal delivery. Drug Delivery and Translational Research, 2015, 5 (4): 451-461.

[18] Han D, Morde R S, Mariani S, et al. 4D Printing of a bioinspired microneedle array with backward-facing barbs for enhanced tissue adhesion. Advanced Functional Materials, 2020, 30 (11): 1909197-1909205.

[19] Uddin M J, Scoutaris N, Economidou S N, et al. 3D printed microneedles for anticancer therapy of skin tumours. Materials Science and Engineering C, 2020, 107 (11): 110248-110256.

[20] Pere C P P, Economidou S N, Lall G, et al. 3D printed microneedles for insulin skin delivery. International Journal of Pharmaceutics, 2018, 544 (2): 425-432.

[21] Lim S H, Ng J Y, Kang L. Three-dimensional printing of a microneedle array on personalized curved surfaces for dual-pronged treatment of trigger finger. Biofabrication, 2017, 9 (1): 15010-15018.

[22] Ogundele M, Okafor H. Transdermal drug delivery: Microneedles, their fabrication and current trends in delivery methods. Journal of Pharmaceutical Research International, 2017, 18 (5): 1-14.

[23] Shin D, Hyun J. Silk fibroin microneedles fabricated by digital light processing 3D printing. Journal of Industrial and Engineering Chemistry, 2021, 95 (7): 126-133.

[24] Davis S P, Prausnitz M R, Allen M G. Fabrication and characterization of laser micromachined hollow microneedles. Sensors, Actuators and Microsystems. Digest of Technical Papers, 2003, 2 (4): 1435-1438.

[25] Ribet F, Stemme G, Roxhed N. Microneedle-based system for minimally invasive continuous monitoring of glucose in the dermal interstitial fluid. Proceedings of the IEEE International Conference on Micro Electro Mechanical Systems (MEMS), 2018, 2018 (2): 408-411.

[26] Griss P, Stemme G. Side-opened out-of-plane microneedles for microfluidic transdermal liquid transfer. Journal of Microelectromechanical Systems, 2003, 12 (3): 296-301.

[27] Windmiller J R, Zhou N, Chuang M C, et al. Microneedle array-based carbon paste amperometric sensors and biosensors. Analyst, 2011, 136 (9): 1846-1851.

[28] Nicholas D, Logan K A, Sheng Y, et al. Rapid paper based colorimetric detection of glucose using a hollow microneedle device. International Journal of Pharmaceutics, 2018, 547 (12): 244-249.

[29] Zhou C, Tang H, Zhang L, et al. Hollow microneedle arrays produced by low-Cost, high-fidelity replication of hypodermic needle tips for high-dose transdermal drug delivery. Advanced Engineering Materials, 2021, 23 (6): 1-11.

[30] Pérennès F, Marmiroli B, Matteucci M, et al. Sharp beveled tip hollow microneedle arrays fabricated by LIGA and 3D soft lithography with polyvinyl alcohol. Journal of Micromechanics and Microengineering, 2006, 16 (3): 473-479.

[31] Economidou S N, Pere C P P, Reid A, et al. 3D printed microneedle patches using stereolithography (SLA) for intradermal insulin delivery. Materials Science and Engineering C, 2019, 102 (11): 743-755.

[32] Ovsianikov A, Chichkov B, Mente P, et al. Two photon polymerization of polymer-ceramic hybrid materials for transdermal drug delivery. International Journal of Applied Ceramic Technology, 2007, 4 (1): 22-29.

[33] Doraiswamy A, Ovsianikov A, Gittard S D, et al. Fabrication of microneedles using two photon polymerization for transdermal delivery of nanomaterials. Journal of Nanoscience and Nanotechnology, 2010, 10 (10): 6305-6312.

[34] Teymourian H, Moonla C, Tehrani F, et al. Microneedle-based detection of ketone bodies along with glucose and lactate: Toward real-time continuous interstitial fluid monitoring of diabetic ketosis and ketoacidosis. Analytical Chemistry, 2020, 92 (2): 2291-2300.

[35] Vinayakumar K B，Kulkarni P G，Nayak M M，et al. A hollow stainless steel microneedle array to deliver insulin to a diabetic rat. Journal of Micromechanics and Microengineering，2016，26（6）：62-75.

[36] Mishra R，Pramanick B，Maiti T K，et al. Glassy carbon microneedles-new transdermal drug delivery device derived from a scalable C-MEMS process. Microsystems & Nanoengineering，2018，4（1）：38-46.

[37] Zhang L，Guo R，Wang S，et al. Fabrication，evaluation and applications of dissolving microneedles. International Journal of Pharmaceutics，2021，604（6）：120-128.

[38] Edens C，Collins M L，Goodson J L，et al. A microneedle patch containing measles vaccine is immunogenic in non-human primates. Vaccine，2015，33（37）：4712-4718.

[39] Hirobe S，Azukizawa H，Hanafusa T，et al. Clinical study and stability assessment of a novel transcutaneous influenza vaccination using a dissolving microneedle patch. Biomaterials，2015，57（8）：50-58.

[40] Quinn H L，Bonham L，Hughes C M，et al. Design of a dissolving microneedle platform for transdermal delivery of a fixed-dose combination of cardiovascular drugs. Journal of Pharmaceutical Sciences，2015，104（10）：3490-3500.

[41] Raphael A P，Crichton M L，Falconer R J，et al. Formulations for microprojection/microneedle vaccine delivery：Structure，strength and release profiles. Journal of Controlled Release，2016，225（5）：40-52.

[42] Mistilis M J，Bommarius A S，Prausnitz M R. Development of a thermostable microneedle patch for influenza vaccination. Journal of Pharmaceutical Sciences，2015，104（2）：740-749.

[43] Li W，Terry R N，Tang J，et al. Rapidly separable microneedle patch for the sustained release of a contraceptive. Nature Biomedical Engineering，2019，3（3）：220-229.

[44] Li W，Tang J，Terry R N，et al. Long-acting reversible contraception by effervescent microneedle patch. Science Advances，2019，5（11）：347-360.

[45] Lee C，Kim H，Kim S，et al. Comparative study of two droplet-based dissolving microneedle fabrication methods for skin vaccination. Advanced Healthcare Materials，2018，7（11）：1-8.

[46] Huh I，Kim S，Yang H，et al. Effects of two droplet-based dissolving microneedle manufacturing methods on the activity of encapsulated epidermal growth factor and ascorbic acid. European Journal of Pharmaceutical Sciences，2018，114（12）：285-292.

[47] Kang G，Tu T N T，Kim S，et al. Adenosine-loaded dissolving microneedle patches to improve skin wrinkles，dermal density，elasticity and hydration. International Journal of Cosmetic Science，2018，40（2）：199-206.

[48] Zvezdin V，Kasatkina T，Kasatkin I，et al. Microneedle patch based on dissolving，detachable microneedle technology for improved skin quality of the periorbital region. Part 2：Clinical Evaluation. International Journal of Cosmetic Science，2020，42（5）：429-435.

[49] Jang M，Baek S，Kang G，et al. Dissolving microneedle with high molecular weight hyaluronic acid to improve skin wrinkles，dermal density and elasticity. International Journal of Cosmetic Science，2020，42（3）：302-309.

[50] Yang H，Kim S，Kang G，et al. Centrifugal lithography：Self-shaping of polymer microstructures encapsulating biopharmaceutics by centrifuging polymer drops. Advanced Healthcare Materials，2017，6（19）：1-7.

[51] Yang H，Kang G，Jang M，et al. Development of lidocaine-loaded dissolving microneedle for rapid and efficient local anesthesia. Pharmaceutics，2020，12（11）：1-13.

[52] Ita K. Dissolving microneedles for transdermal drug delivery：Advances and challenges. Biomedicine and Pharmacotherapy，2017，93（4）：1116-1127.

[53] Sullivan S P，Koutsonanos D G，Del Pilar Martin M，et al. Dissolving polymer microneedle patches for influenza vaccination. Nature Medicine，2010，16（8）：915-920.

[54] Sullivan S P, Murthy N, Prausnitz M R. Minimally invasive protein delivery with rapidly dissolving polymer microneedles. Advanced Materials, 2008, 20 (5): 933-938.

[55] Kathuria H, Kang K, Cai J, et al. Rapid microneedle fabrication by heating and photolithography. International Journal of Pharmaceutics, 2020, 575 (11): 118992.

[56] Gao Y, Hou M, Yang R, et al. Transdermal delivery of therapeutics through dissolvable gelatin/sucrose films coated on PEGDA microneedle arrays with improved skin permeability. Journal of Materials Chemistry B, 2019, 7 (47): 7515-7524.

[57] Woodhouse I, Nejati S, Selvamani V, et al. Flexible microneedle array patch for chronic wound oxygenation and biofilm eradication. ACS Applied Bio Materials, 2021, 4 (7): 5405-5415.

[58] Chen X, Yu H, Wang L, et al. Preparation of phenylboronic acid-based hydrogel microneedle patches for glucose-dependent insulin delivery. Journal of Applied Polymer Science, 2021, 138 (5): 1-11.

[59] Lee K, Lee C Y, Jung H. Dissolving microneedles for transdermal drug administration prepared by stepwise controlled drawing of maltose. Biomaterials, 2011, 32 (11): 3134-3140.

[60] Lee J Y, Park S H, Seo I H, et al. Rapid and repeatable fabrication of high A/R silk fibroin microneedles using thermally-drawn micromolds. European Journal of Pharmaceutics and Biopharmaceutics, 2015, 94 (6): 11-19.

[61] Choi C K, Lee K J, Youn Y N, et al. Spatially discrete thermal drawing of biodegradable microneedles for vascular drug delivery. European Journal of Pharmaceutics and Biopharmaceutics, 2013, 83 (2): 224-233.

[62] Terashima S, Tatsukawa C, Suzuki M, et al. Twice stretched fabrication of polylactic acid microneedle arrays using drawing lithography. International Journal of Precision Engineering and Manufacturing, 2020, 21(10): 1933-1942.

[63] Kim J D, Kim M, Yang H, et al. Droplet-born air blowing: Novel dissolving microneedle fabrication. Journal of Controlled Release, 2013, 170 (3): 430-436.

[64] Fakhraei Lahiji S, Jang Y, Ma Y, et al. Effects of dissolving microneedle fabrication parameters on the activity of encapsulated lysozyme. European Journal of Pharmaceutical Sciences, 2018, 117 (1): 290-296.

[65] Ruggiero F, Vecchione R, Bhowmick S, et al. Electro-drawn polymer microneedle arrays with controlled shape and dimension. Sensors and Actuators, B: Chemical, 2018, 255 (7): 1553-1560.

[66] Vecchione R, Coppola S, Esposito E, et al. Electro-drawn drug-loaded biodegradable polymer microneedles as a viable route to hypodermic injection. Advanced Functional Materials, 2014, 24 (23): 3515-3523.

[67] Coppola S, Vespini V, Nasti G, et al. Conical microstructures made of biopolymers for guiding and delivering light. Novel Optical Systems, Methods, and Applications, 2020 (8): 15-24.

[68] Economidou S N, Douroumis D. 3D printing as a transformative tool for microneedle systems: Recent advances, manufacturing considerations and market potential. Advanced Drug Delivery Reviews, 2021, 173 (6): 60-69.

[69] Luzuriaga M A, Berry D R, Reagan J C, et al. Biodegradable 3D printed polymer microneedles for transdermal drug delivery. Lab on a Chip, 2018, 18 (8): 1223-1230.

[70] Wu M, Zhang Y, Huang H, et al. Assisted 3D printing of microneedle patches for minimally invasive glucose control in diabetes. Materials Science and Engineering C, 2020, 117 (6): 112-129.

[71] Liu L, Kai H, Nagamine K, et al. Porous polymer microneedles with interconnecting microchannels for rapid fluid transport. RSC Advances, 2016, 6 (54): 48630-48635.

[72] Liu P, Du H Y, Chen Y, et al. Polymer microneedles with interconnected porous structures via a phase inversion route for transdermal medical applications. Journal of Materials Chemistry B, 2020, 8 (10): 2032-2039.

[73] Yan X, Liu J, Jiang S, et al. Fabrication and testing of porous Ti microneedles for drug delivery. Micro & Nano Letters, 2013, 8 (12): 906-908.

[74] Li J, Zhou Y, Yang J, et al. Fabrication of gradient porous microneedle array by modified hot embossing for transdermal drug delivery. Materials Science and Engineering C, 2019, 96 (12): 576-582.

[75] Cahill E M, Keaveney S, Stuettgen V, et al. Metallic microneedles with interconnected porosity: A scalable platform for biosensing and drug delivery. Acta Biomaterialia, 2018, 80 (6): 401-411.

[76] Takeuchi K, Takama N, Kim B, et al. Microfluidic chip to interface porous microneedles for ISF collection. Biomedical Microdevices, 2019, 21 (1): 28-35.

[77] Lee H, Bonfante G, Sasaki Y, et al. Porous microneedles on a paper for screening test of prediabetes. Medical Devices & Sensors, 2020, 3 (4): 1-9.

[78] Nguyen H X, Bozorg B D, Kim Y, et al. Poly (vinyl alcohol) microneedles: Fabrication, characterization, and application for transdermal drug delivery of doxorubicin. European Journal of Pharmaceutics and Biopharmaceutics, 2018, 129 (5): 88-103.

[79] Battisti M, Vecchione R, Casale C, et al. Non-invasive production of multi-compartmental biodegradable polymer microneedles for controlled intradermal drug release of labile molecules. Frontiers in Bioengineering and Biotechnology, 2019, 7 (11): 1-14.

[80] Donnelly R F, Majithiya R, Singh T R R, et al. Design, optimization and characterisation of polymeric microneedle arrays prepared by a novel laser-based micromoulding technique. Pharmaceutical Research, 2011, 28 (1): 41-57.

[81] Kolli C S, Banga A K. Characterization of solid maltose microneedles and their use for transdermal delivery. Pharmaceutical Research, 2008, 25 (1): 104-113.

[82] Shah V, Choudhury B K. Fabrication, Physicochemical characterization, and performance evaluation of biodegradable polymeric microneedle patch system for enhanced transcutaneous flux of high molecular weight therapeutics. AAPS PharmSciTech, 2017, 18 (8): 2936-2948.

[83] Martanto W, Moore J S, Couse T, et al. Mechanism of fluid infusion during microneedle insertion and retraction. Journal of Controlled Release, 2006, 112 (3): 357-361.

[84] Peña-Juárez M C, Guadarrama-Escobar O R, Escobar-Chávez J J. Transdermal delivery systems for biomolecules. Journal of Pharmaceutical Innovation, 2022, 17 (2): 319-332.

[85] Ogunjimi A T, Fiegel J, Brogden N K. Design and characterization of spray-dried chitosan-naltrexone microspheres for microneedle-assisted transdermal delivery. Pharmaceutics, 2020, 12 (6): 496-507.

[86] Forouzandeh F, Borkholder D A. Microtechnologies for inner ear drug delivery. Current Opinion in Otolaryngology & Head and Neck Surgery, 2020, 28 (5): 323-328.

[87] Donnelly R F, Garland M J, Morrow D I J, et al. Optical coherence tomography is a valuable tool in the study of the effects of microneedle geometry on skin penetration characteristics and in-skin dissolution. Journal of Controlled Release, 2010, 147 (3): 333-341.

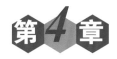

# 基于生物医用微针的体液提取与检测

## 4.1 ▶ 生物医用微针用于体液提取与检测的基本原理和重要性

微针是指由各种生物相容性材料（包括金属、聚合物等）制成的针状装置。其概念第一次被提出可追溯到 1976 年[1]。在过去的几十年里，随着微加工技术的不断进步，微针的相关研究也取得了长足的发展与突破。经过二十多年的时间，微加工技术的进步使研究人员得以研制出第一个基于微针的药物递送装置。1998 年，Henry 等基于反应离子蚀刻微加工技术研制出了第一个基于微针的药物递送装置[2]。近年来，基于微针的经皮递送的相关研究已从药物扩展到疫苗甚至基因，递送量也在不断增加。目前部分微针给药装置已获得 FDA 批准或处于临床评估阶段[3-6]。

当然，微针并不局限于活性成分递送。随着现代医学科技的进步和人民生活水平的提高，健康问题越来越受到人们的关注，医疗行业对各类生物检测的需求量不断上升，尤其是对具有操作简便等显著优势的可穿戴监测技术的需求与日俱增。微针可建立皮肤组织间质液或其他体液的微创采集的通道，并可作为检测系统中传感信号生成和记录的关键组件，因此已成为医用可穿戴生物传感器中的重要组成部分。

近年来，基于微针的皮肤组织间质液和血液检测系统得到了广泛关注与研究，其在结构材料、设备设计及检测策略方面都取得了巨大的进展。目前，所报道的基于微针的生物传感器能够检测的目标分析物多达 25 种，包括葡萄糖、蛋白质、离子、药物、代谢物和植物 DNA 等[7]。根据微针结构设计的不同，其应用于皮肤组织间质液和血液检测的基本原理也有所区别，主要包括比色法、三明治复合体免疫分析、酶标记电化学免疫分析、核酸识别法和电化学分析等。

根据本书的内容安排，本章将着眼于生物医用微针在体液提取与检测方面的相关内容，重点叙述各类微针应用于体液提取和检测的基本原理及设计，并结合本领域的前沿进展讨论了基于生物医用微针的皮肤组织间质液和血液提取与检测在未来发展中所面临的机遇与挑战，章节内容安排如图 4-1 所示。

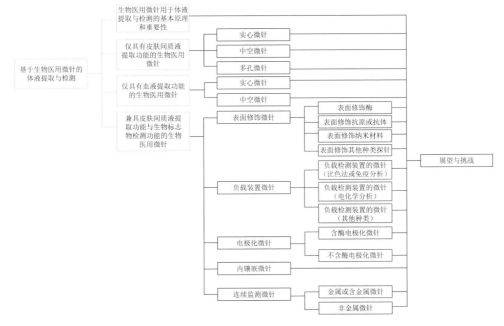

图 4-1 本章内容框架图

# 4.2 仅具有皮肤组织间质液提取功能的生物医用微针

近年来，微针已被用于从皮肤中提取组织间质液（ISF），并在微创诊断和生物传感器方面展现出巨大潜力[8]。皮肤是人体最大的器官，富含人体代谢的生物标志物等，是最方便的 ISF 来源[9-11]。然而，最外层的角质层是一种限制体液交换的天然屏障。微针的长度通常小于 1mm[12]，这种几何设计可使微针能够有效地穿透角质层进而形成微型的 ISF 提取通道，又不触及真皮层中的毛细血管、神经纤维及其末梢等[13]，因而提供了无痛、简单的微创技术来采集 ISF 样本。按微针的形状结构进行分类，用于 ISF 提取的微针种类有实心微针、中空微针和多孔微针，提取方式如图 4-2 所示。

## 4.2.1 用于皮肤组织间质液提取的实心微针

用于皮肤组织间质液提取的实心微针（solid MNs），绝大部分都是水凝胶材料。基于微针的穿刺能力及水凝胶的溶胀性能，微针的针体结构刺入皮肤后，针体的材料发生溶胀，此时水凝胶微针就像海绵一样，通过梯度扩散从 ISF 中吸收生物小分子等待测物，实现原位提取[14, 15]，最后通过离心或其他分离法将待测

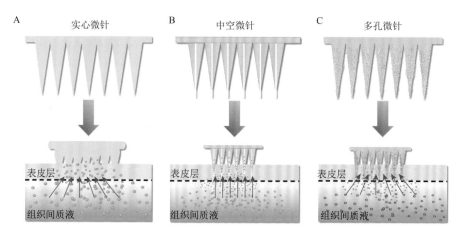

图 4-2　微针对皮肤组织间质液的提取

A. 实心微针提取示意图；B. 中空微针提取示意图；C. 多孔微针提取示意图

物从水凝胶微针中分离出来。随后，使用高效液相色谱法（high performance liquid chromatography，HPLC）、酶联免疫吸附试验（enzyme-linked immunosorbent assay，ELISA）等方法进行检测。例如，Zhu 等[16]制备了一种甲基丙烯酰化明胶（GelMA）微针，用于微创 ISF 采样。通过改变 GelMA 的浓度和交联时间来调节贴片的溶胀性能，该微针的溶胀比可在 293%～423%、压缩模量可在 3.34～7.23MPa 灵活控制。优化后的 GelMA 微针能定量检测 ISF 中的葡萄糖和万古霉素。Mandal 等[17]开发了一种用于纵向采集抗原提呈细胞（antigen-presenting cells，APC）和组织间质液的微针阵列，实现了对机体免疫反应的监测。他们采用左旋聚乳酸（PLLA）制备成微针，其表面包覆含免疫佐剂和特异性抗原的海藻酸盐凝胶层。该凝胶层在插入皮肤时发生溶胀，从而富集并提取抗原特异性的淋巴细胞，随后再进行表型和功能分析。此方法可应用于疫苗和免疫疗法中查询记忆 T 细胞（TRM）群体，也可以作为一个诊断平台，对慢性炎症和自身免疫性疾病的生物标志物进行采样。

　　另一方面，研究者在固体微针上进行化学修饰或接入电化学传感器，可进一步增强微针检测的灵敏度并扩大检测范围，甚至无须离心分离即可直接进行原位检测和实时报告。例如，Dervisevic 等[18]用金层包被的硅微针阵列（Au-Si-MNA）作为生物标志物提取平台，实现了乳腺癌关键生物标志物——表皮生长因子受体 2（ErbB2）的选择性免疫捕获及定量检测。该装置在人工模拟的组织间质液中进行了性能测试，证明了该免疫传感器能够成功地提取 ErbB2。此外，该方法还可实现定量化检测，结果显示其线性范围为 50～250ng/mL，检测限为 25ng/mL。Heifler 等[19]在微针上连接一种经蒽醌（AQ）修饰的硅纳米线场效应晶体管（SiNW-FET），ISF 产生的代谢物可以通过该微针进行直接原位连续测量，无须提取后再进行检测。

与安培法相比，SiNW-FET 微针阵列与检测到的代谢物（如活性氧、过氧化氢等）之间没有直接的电子转移，而是靠选择性氧化还原反应导致表面分子的电荷分布发生显著变化，提高了 SiNW-FET 的灵敏度。因此，即使在干扰分子的存在下，也能保持传感器的选择性和稳定性，保证传感装置分析的可靠性。Zheng 等[20]报道了一种可伸缩、皮肤适形和快速响应的聚苯乙烯固体微针，其带有扩展性 FET 生物传感器，可实时检测组织间质液中的钠离子，用于微创健康监测，展现出了高灵敏度、低检测限及良好的生物相容性和对机体的机械稳定性等特点。

## 4.2.2　用于皮肤组织间质液提取的中空微针

中空微针（hollow MNs）大多由内径为 1~100μm 中空管道构成，能有效地对生物流体进行提取。此外，中空微针也可与传统的电化学传感元件连接来增强微针的提取和检测能力。Strambini 等[21]报道了一种新型可自动提取的中空微针生物传感器，用于无痛、高精度、实时测量 ISF 中的葡萄糖。该生物传感器采用二氧化硅作为微针基体，其中空孔道尺寸更小（孔径小于 4μm）、针密度更高（可达 $1 \times 10^6$ 针/cm$^2$），利用中空微针的毛细效应，能在几秒钟内进行高效 ISF 提取，提取速率可达 1μL/s。

与电活性的固体微针相比，中空微针可以提供额外的保护，能有效地将电极隐藏在孔道内。例如，Ciui 等[22]开发了一种无线绷带传感器和空心微针传感器，用于快速筛查皮肤黑色素瘤。其中，中空微针的孔道中填充了邻苯二酚涂层的碳膏，用于评估组织癌症标志物酪氨酸（TYR）的水平，若提取到皮下黑色素瘤组织中的 TYR 时，邻苯二酚迅速转化为苯醌，通过安培法检测，其电流信号与 TYR 水平成正比。

近期，微针的原位提取与免疫学检测联系更加紧密。例如，Jiang 等[23]首次报道了通过微针的横向流动分析实现真皮组织间质液中脂质蛋白的检测，并研发了一种快速检测 ISF 中蛋白质标志物的中空微针贴片。该微针可依靠表面张力自动提取和运输组织间质液，连接一张含有抗体的胶体金测试条来进行抗原检测。通过胶体金的增强可提高该胶体金对侧向流动实验的检测灵敏度。为了验证概念，该设备被用于检测恶性疟原虫富组氨酸蛋白 2（一种疟疾感染的生物标志物），其检测到的最低浓度可低至 8ng/mL。此外，每次测试可在 20min 内完成，无须任何其他设备。

## 4.2.3　用于皮肤组织间质液提取的多孔微针

多孔微针（porous MNs）被认为是实心微针和中空微针的混合体，其针体由相互连接的孔隙构成，同时仍保持着较好的机械强度[24]。其孔隙大小及排列结构赋予了微针较强的毛细效应，使其具有快速吸收的能力，从而快速提取 ISF[25]。

某些低浓度的聚合物成型后本身就具有一定的孔隙结构，且制备工艺简单、温和，不涉及高温或辐照等处理[26]。例如，Liu 等[27]通过溶剂-相分离法制备了一种多孔的醋酸纤维素微针（CA MNs），用于葡萄糖检测和胰岛素递送。激光共聚焦显微镜观察结果显示，整个针尖内的孔隙是相互连接的，甚至微针贴片的基底部分也表现出多孔结构。醋酸纤维素互联的多孔结构和亲水性赋予了醋酸纤维素微针对流体较强的毛细效应和快速提取的性质。醋酸纤维素溶液浓度从 10% 调整至 35%，其孔隙率由 90% 降低至 40%。随着聚合物浓度的增加，大孔隙的数量逐渐减小，当聚合物微针制备的溶液的浓度超过 30% 时，整个针头的孔隙结构变得相对均匀[28, 29]。此外，CA MNs 的多孔结构具有较好的稳定性，1 年后仍可保持不变。

此外，多孔聚合物微针的相互连接的微孔可以提高电渗透效应，因此可用于通过直流电场增强分子透皮传输。Kusamal 等[30]设计了一种高机械强度的离子导电型多孔微针。通过采用含磺酸基团的水凝胶对该微针进行表面修饰后，实现了阳极-阴极方向的透皮电渗流，可用于高效的药物传递（渗透）和 ISF（提取）的分析。他们的研究结果表明，水凝胶中磺酸基团的密度越高，透皮电渗流（EOF）的流速越大。该微针产生的 EOF 可大幅增强皮下分子的渗透或提取，以猪皮作为模型，实验证明了 EOF 辅助微针给药（右旋糖酐）和提取葡萄糖的效率得到明显提高。

在另一方面，通过对多孔微针进行修饰也可提高检测的灵敏度。Yi 等[31]发展了一种新型适配体修饰的多孔微针阵列，其针体首先由玻璃微球和乙氧基三羟甲基丙烷三丙烯酸酯（ETPTA）构成，随后通过氢氟酸刻蚀得到多孔微针。该多孔微针可实现 ISF 中内毒素的原位提取和检测。这些聚合物多孔微针具有良好的机械性能，可以刺穿猪皮，并有提取或吸收液体的能力，说明了在传递和传感方面的潜力。

## 4.3 仅具有血液提取功能的生物医用微针

血液是人体最重要的体液，发挥着将营养物质输送到组织和器官中、清除细胞中的代谢废物等重要作用。通常，皮肤组织间质液作为生物标志物来源，可被视为疾病诊断和治疗中血液采样的替代品。然而，组织间质液的检测更多的是体现细胞内环境，与血液相比，皮肤组织间质液中缺少一些大分子蛋白质等，因此不能完全替代血液。定期地对血液生理、生化指标进行检查可以揭示许多疾病并可以评估疗效。然而，由于传统的皮下采血方法存在患者的依从性差、诱发疼痛、组织损伤及操作复杂等问题[32, 33]。对于即时诊断，血液提取需要简单、安全和快速地收集必要的微量样本。微针作为一种新型的经皮采血工具，具有无痛（低痛）体验、低成本、高安全性等优点，引起了人们的广泛关注。

## 4.3.1 用于血液提取的实心微针

与提取 ISF 的微针相比，血液提取微针通常需要更长的长度与更高的机械强度。实心微针装置的多次插入会促使血液通过微孔迁移到皮肤表面，从而实现血液收集[34, 35]。Blicharz 等设计了一种基于实心微针的小型化血液采样装置，其由实心微针阵列、高速插入装置（用于给微针提供足够的动能以实现皮肤的插入）、真空系统（用于提高采样时收集的血液量）和含有肝素抗凝剂的微流体系统组成[36]。该装置比指尖和静脉穿刺更方便、痛苦更少，通过该装置可采集 100μL 左右的血液。通过临床研究显示，由该设备收集的血液样本和静脉血样本的糖化血红蛋白测量值相同，并且过程产生的疼痛感明显低于静脉穿刺。

## 4.3.2 用于血液提取的中空微针

中空微针也可用于血液的提取[37, 38]。中空微针可以作为导管使血液在微流体室中得以分析，或者可以将收集的血液转移出装置进行分析[39-41]。基于微针的血液提取装置通常与下游分析策略相结合，以检测特定目标分析物，包括细胞培养、显微镜检查、聚合酶链式反应（PCR）、酶联免疫吸附试验（ELISA）、高效液相色谱（HPLC）和蛋白质组分析。2002 年，Suzuki 等报道了一种用于血糖测量的体积相变微针采血系统[42]。Tsuchiya 等通过集成含有基于形状记忆合金（SMA）致动器的钛基微针用于皮肤穿透提取血液[43, 44]，开发了一种用于监测血糖水平的可穿戴设备。钛微针采用溅射沉积法制备，内径为 25μm，外径为 60μm。钛微针的杨氏模量和硬度可达 100GPa 和 2.5GPa，该类微针可有效穿透皮肤，具有很好的刚度。

聚合物具有优异的生物相容性、生物降解性、机械强度和低成本等优势，已被广泛用于微针的制备。2004 年，Kuo 等使用同步辐射光刻聚甲基丙烯酸甲酯（PMMA）制备微针阵列来进行无痛采血[45]。其具有的尖端冠形微针可用于血液提取。此外 Aseguinolaza 等报道了另一种基于光刻技术制造具有尖锐尖端的聚合物空心微针的新方法[46]，得到包括支撑层、微通道层和生长在支撑层上的聚合物中空微针阵列。这些聚合物中空微针的内径为 50μm，长度为 600μm。此后，Khumpuang 等开发了一种集成血液提取单元和电解质分析单元的便携式系统，用于测量 $Na^+$、$K^+$ 和 $Cl^-$[47]。血液中这些分析物的浓度可反映重要器官（如肾脏、肝脏、胰腺和心脏）的关键功能。2008 年，Aoyagi 等通过使用氢氧化钾（KOH）

和四甲基氢氧化铵（TMAH）溶液在硅模具上蚀刻凹槽，然后在凹槽内成型 PLA 聚合物，从而得到由 PLA 制成的具有各种尖端角度的可生物降解聚合物微针，这类微针可模拟基于蚊嘴的插入机制进行血液提取[48]。

## 4.4 兼具皮肤组织间质液提取功能与生物标志物检测功能的生物医用微针

### 4.4.1 表面修饰微针

表面修饰微针是通过将酶、抗原/抗体和核酸等作为生物探针固定在微针表面，使每个微针都可以作为独立的生物标志物收集器或分析单元在体内起到相应的作用。表面修饰微针涉及的结构类型主要是实心微针。通过将实心微针转化为有效的传感器，可以省去 ISF 或血液样本收集及转移步骤。体液在被微针提取时，其中所含的目标检测物经针体上所集成的生物探针所捕获。随后，通过免疫分析法、酶反应比色法和核酸识别等检测方法对目标检测物进行定量或半定量分析。下面对其检测机制分别予以介绍。

#### 4.4.1.1 表面修饰酶的微针——基于比色法进行检测

许多生物标志物的选择性和敏感性检测依赖于目标分子与酶之间的氧化还原反应。酶可通过聚合过程固定在导电性微针上，在此过程中，酶被包裹在导电聚合物（如苯二胺和聚 3, 4-乙烯二氧噻吩）或非导电聚合物（如壳聚糖和多酚）中[49]。这些聚合物为酶提供了稳定且生物相容性高的环境，使其能够接触到目标分析物，而且能够保持催化活性。例如，有研究发现，微针传感器在磷酸盐缓冲液（PBS）中储存 7 天后，聚 3, 4-乙烯二氧噻吩基质中的葡萄糖氧化酶对 2～14mmol/L 浓度范围内的葡萄糖仍能保持良好的线性响应[13]。这类微针在皮肤上应用一段时间后，与可发生显色反应的酶/荧光染料标记的检测抗体共同孵育，基于比色酶-底物反应或荧光强度测量仪器（如荧光分光光度计等），通过测量有色物质颜色深度/荧光强度，对目标生物标志物进行识别和定量。近年来，为了进一步提高检测灵敏度，包括各种金属纳米颗粒或聚合物纳米纤维等纳米结构也被作为酶的支撑结构应用于微针检测相关研究[50, 51]。一些纳米材料不仅可提供高电活性表面积，还可提高电极和酶之间的导电性。例如，Chen 等在不锈钢微针上沉积 Au/Pt-NPs、Pt-NPs/聚苯胺纳米纤维和双选择渗透层，用于葡萄糖监测[52]，实现了低检测限（0.1mmol/L）和宽线性范围（0.1～2.0mmol/L）的葡萄糖检测。Bollella 等使用多壁碳纳米管和聚亚甲基蓝构建了一种海绵状表面结构对乳酸进行检测，该系统的检测灵敏度高达 1473μA/(cm$^2$·mmol/L)，检测限低至 2.4μmol/L[53]。然而，典型的以酶促反应为基础的微针传感器还存在包括酶降解、复杂的酶固定程序和氧气影响等限制因素。

### 4.4.1.2　表面修饰抗原或抗体的微针——基于三明治免疫分析进行检测

通过将抗体或者抗原与硅基微针相结合，Bhargav 等开发了一系列基于表面修饰的硅基微针的免疫传感器，用于特异性捕获 ISF 中的蛋白质类生物标志物[54]。他们通过在微针表面接枝功能化的聚乙二醇（polyethylene glycol，PEG）减少非特异性蛋白吸附，并同时作为桥联链接特异性抗体。该微针在皮肤上应用一定时间后，将微针剥离并与染料或酶标记的检测抗体一起孵育，然后通过荧光显微镜或酶-底物显色反应对目标生物标志物进行识别及定量检测。这种以免疫分析法为基本原理的表面修饰微针检测系统能够敏感地检测包括 IgG 抗体、登革热病毒 NS1 蛋白和重组恶性疟原虫等目标物质[51, 54-56]。

除了硅基微针之外，有机聚合物也可用于制备微针传感器。尽管实心聚合物微针可以方便地通过微模压方法制备，但微针表面还需要通过化学修饰等功能化过程来实现后续的抗体或抗原固定。而在另一项研究中，抗体则通过戊二醛与六亚甲基二胺改性的聚乳酸微针共价连接[57]。研究表明，其灵敏度可以用于抗流感 IgG 检测的镀金硅基微针相媲美。此外，还有研究采用"一排一种抗体"的方式将微针阵列功能化，该微针可同时检测 IL-1α 和 IL-6[58]。

基于微针的免疫传感在蛋白质类标志物识别中具有广阔的发展前景。普通微针检测蛋白质通常需要几个小时的采样时间才能达到与 ELISA 相当的灵敏度，过长的采样时间对其临床应用造成了较大障碍。通过利用表面修饰微针及增加采样微针进入皮肤的面积，有望在短时间内提高灵敏度。通过将杂化双功能 PEG 接枝在镀金微针表面，以此来大幅减少蛋白质的非特异性吸收[54]，在此基础上，检测目标蛋白质的效率关键就取决于目标蛋白质的捕获方法。接着蛋白质 G 取代了 EDC/NHS 交联，被作为锚定分子用来特异性检测蛋白质，这就提高了捕获效率，从而提高了灵敏度。但这却使锚定分子的表面密度相对于 EDC/NHS 交联有所降低[54]。由于锚定分子的表面密度越高则灵敏度越高，所以后续又有研究通过优化目标蛋白质的 EDC/NHS 交联来进一步提高灵敏度[59]。除表面修饰外，Coffey 等将微针从 40μm 延长至 190μm，从而使特异性 IgG 的捕获量增加 4 倍。该微针能够在 10min 内快速提取生物标志物[60]。随后，该团队将微针的密度从 20 408/cm$^2$ 增加到了 30 000/cm$^2$，并将微针阵列的面积从 16mm$^2$ 扩大到 32mm$^2$，以便扩大渗透表面积，从而在 30s 内达到较高的检测灵敏度[61]。

### 4.4.1.3　表面修饰纳米材料的微针——基于电化学进行检测

除了上述两类表面修饰微针，在微针表面修饰纳米材料的非酶促微针传感器也是表面修饰微针中非常重要的一种，其能够克服传统酶促反应传感器的缺点[62]。例如，铂催化剂对葡萄糖具有很高的电化学氧化活性，但光滑的铂电极的灵敏度低且选择性差，而且容易被吸附的中间体损坏[63]。在不锈钢微针的尖端电镀纳米多孔铂黑，其电活性表面可扩大到裸铂电极的 440 倍以上，该微针可实现葡萄糖浓度范围在 2~36mmol/L 的高选择性检测[64]。此外，铂纳米颗粒和多壁碳纳米管的结合可进一步提高铂的催化能力，在 3~20mmol/L 的浓度范围内，其灵敏度可达 $17.73\mu A/(cm^2\cdot mmol/L)$。

除葡萄糖外，最近用于监测 NO、pH 和 $H_2O_2$ 的表面修饰纳米材料的电化学微针传感器也相继被报道[65-67]。在不同的生理病理条件下，NO 被认为是一种重要的信使分子[68]。Keum 等通过将氯化血红素/聚磷酸二乙酯修饰在 PCL 微针表面，并将该微针安装在一台内镜上，构建了一种能够实时监测结肠息肉中的 NO，并对病灶进行详细成像的设备[69]。他们通过使用聚多巴胺作为黏合剂，将氯化血红素/聚磷酸二乙酯包覆在 PCL 微针表面，氯化血红素通过 π-π 堆积以及对 NO 的高特异性亲和力为聚磷酸二乙酯提供了 p 型掺杂；当有 NO 存在时，NO 能够将血红素中的 $Fe^{3+}$ 还原为 $Fe^{2+}$，从而减小聚磷酸二乙酯涂层中的电流。通过在正常组织和黑色素瘤组织中交替应用微针传感器，证明其对 NO 具有 μmol/L 级的检测灵敏度。此外，最近报道的场效应晶体管传感器表明，石墨烯或还原氧化石墨烯与卟啉（如血红素）的结合能够显著提高 NO 检测的选择性和灵敏度[70]。通过该设计，Tang 等合成了铁卟啉功能化石墨烯（FGPC），并将其沉积在聚磷酸二乙酯-Au-NPs 的涂层微针上[71]，他们的研究结果表明，该复合层可增强电子转移，有利于提高 NO 的催化比表面积，使微针传感器的检测限降至 nmol/L 级。

与用于监测 NO 的微针传感器类似，pH 微针传感器也可通过在微针表面接枝pH 响应性的材料得到[72-74]。ZnO 由于其优良的生物相容性及稳定的化学性质，可用作钨（W）微针上的 pH 感应层[75]。这种 ZnO-W 微针传感器可以测量的 pH 范围为 2~9，灵敏度为-46.35mV/pH，并能够在 60s 内完成小鼠大脑或膀胱的 pH测量[74]。另外，Zhou 等通过在不锈钢微针上修饰二硫化钼（MoS₂）纳米片和聚苯胺（PAN），该微针传感器则展现出更高的检测灵敏度（-51.2mV/pH）[73]。这是由于 MoS₂ 纳米片提高了负载于其上的 pH 响应的 PAN 比表面积，从而提高了其灵敏度。此外，通过用掺硼金刚石（BDD）修饰钨微针，pH 微针传感器的 pH敏感性还可进一步提高至 141mV/pH，但 BBD 层的制备涉及微波等离子体辅助化学气相沉积，微针传感系统的制造工艺较为复杂[72]。虽然上述 pH 微针传感器具有灵敏度高、选择性好等显著优势，但研究者也注意到，上述 pH 响应材料是在没有基底的单一金属微针上构建的，其器件重复性较差，并且测量时的穿透深度较难统一。而将微针阵列贴片与 pH 敏感性材料相结合就能很好地解决这些问题，而且微针阵列传感器在监测 pH 的空间分布方面具有独特的优势。例如，Zuliani

等证明，使用氧化铱（$IrO_x$）修饰的微针阵列贴片可以对离体大鼠心脏进行 pH 分布图绘制[76]。

尽管纳米材料修饰的微针传感器具有高比表面积和电催化活性，具有优异的传感性能，但微针表面的纳米结构在插入皮肤时却容易受到机械损伤。在 Liu 等最近的一项研究中，他们将可溶性聚合物 PVP 喷涂在微针工作电极上作为保护层，厚度为 2μm 的 PVP 涂层能够使微针在插入皮肤的过程中保证 ZnO 纳米线[77]或 rGO 和 Pt NP 的纳米混合物[78]在微针表面的完整性，并在微针插入皮肤的 5min 内溶解。因此，在对 $H_2O_2$ 监测中，包覆有 PVP 涂层的 ZnO/微针传感器的灵敏度是无 PVP 涂层的 ZnO/微针传感器的三倍。

### 4.4.1.4　表面修饰其他种类探针的微针

对于非金属微针，为了将其表面转变成可用于记录电信号的导电传感电极，通常需要对微针进行导电化处理。早期有研究发现，多壁碳纳米管在硅基微针阵列上能够选择性生长，可以作为葡萄糖连续检测的工作电极和对电极[79]。由于大多数电极都是通过金属沉积制成的，包括真空热沉积、电子束蒸发和溅射涂层等[80, 81]。因此，为了避免这类烦琐的沉积操作，有研究者尝试将金属钯微粒混合到有机聚合物溶液中，使用微成型工艺直接构建导电微针，这种复合微针可对亚铁氰化物氧化还原的催化进行监测[82]。

## 4.4.2　负载装置微针

负载装置微针是一类能够实现一体化检测的微针，通过将特定的传感器安装在微针贴片的背衬上，微针针尖吸收的 ISF 可经流体通道传递到传感器内实现装置上的即时反应[83, 84]。提取的 ISF 经过一系列反应最终实现检测。通常采用的检测方式有比色法[85, 86]、免疫分析法[87, 88]、电化学分析法[89]或光谱法[90]等，因此也被称作 "On-device diagnosis"。这种即时诊断微针避免了后续在体外提纯 ISF 的复杂操作，能够有效提高诊断效率，方便诊断过程。因此，负载装置微针在体外检测领域扮演着越来越重要的角色。

### 4.4.2.1　基于比色法或免疫分析的背衬负载装置微针

传感器通常由生物识别元件、光学或电化学装置组成。酶和抗体/抗原主要用于微针传感器的分析物识别和捕获。在比色微针传感器中，酶类，如葡萄糖氧化酶，通常用于生物识别和催化。在特定分析物存在条件下，葡萄糖氧化酶催化产生 $H_2O_2$，随后可通过 $H_2O_2$ 诱导的纸带上的发色基质的颜色变化来估算分析物浓度[85]。

Wang 等[91]利用双酶催化系统开发了一种一体式取样和显色的比色微针贴片

用于小鼠 ISF 葡萄糖的检测（图 4-3A）。该微针上层的辣根过氧化物酶采用磷酸钙外壳进行生物矿化，增加了 pH 响应特性以提高反应灵敏度并防止非特异性反应。这种微针比色传感器可在微创下抽取小鼠的 ISF，并能够迅速将葡萄糖浓度水平转化为可见的颜色变化，通过扫描微针的图像可以获得定量的红绿蓝（RGB）颜色信息。这种无痛、简单的微针比色传感器有望进一步扩展用于其他生物标志物的检测，以提高患者的依从性。

为了更精准地检测皮肤生物标志物，Guo 等[88]在微针系统内集成多孔反蛋白石光子晶体（IO PC）微流体通道。如图 4-3B 所示，微流体通道的检测和连接区域分别由特异性抗体和荧光标记抗体进行修饰。当 ISF 沿微流体通道流动时，生物标志物（抗原）首先与荧光标记的抗体结合；当液体到达检测区域时，抗原-抗体复合物最终与特异性抗体结合，利用光子晶体（PC）的荧光增强作用，提高免疫荧光方法灵敏度，从而实现 ISF 中的特异性生物标志物的高灵敏检测。结果显示，荧光强度与 ISF 中的乳酸、钙卫蛋白、IL-6 和 C 反应蛋白（CRP）等生化标志物的浓度均呈线性关系。这些结果表明这种 IO PC 微针贴片能够通过免疫荧光法进行生化分析。

ISF 提取往往需要通过复杂的微流控通道转移到微电极上，而转移过程可能受到 ISF 提取量（<1μL/mm$^2$）的限制并延长检测时间。Ranamukhaarachchi 等[87]将配体修饰的中空微针与用于万古霉素（VAN）检测的光射流装置相结合，实现了对 VAN 的高效识别（图 4-3C）。微腔仅需要 0.6nL 的 ISF 便可进行免疫分析。同时，光流体通道中的基质吸光度具有极高的灵敏性，对 VAN 的最低检测限可达到 84nmol/L。该免疫分析法结合光流体传感系统对万古霉素的检测提供了极高灵敏度和极低检出限，从而证明了这种集成式微针传感器可以用于多种药物的治疗监测。

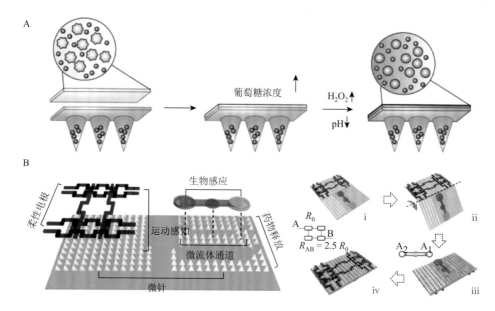

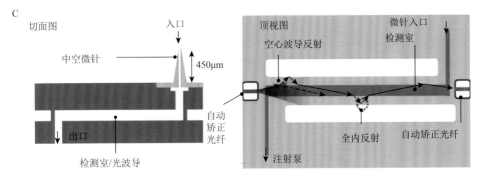

**图 4-3　基于比色法或免疫分析法的检测微针**

A. 葡萄糖响应比色微针示意图[91]；B. 集成微流体通道和柔性电极的多功能微针示意图[88]；C. 集成光流控通道的
微针生物传感器截面示意图[87]

#### 4.4.2.2　基于电化学分析的背衬负载装置微针

电化学传感器由于其优异的分析特性及简单、低成本的优点在检测领域中脱颖而出。不同的电化学分析技术，如电位法、计时电流法和电化学阻抗谱等，使得基于微针的电化学传感器可以分析和监测组织间质液中的生物标志物、代谢物、药物释放及其他参数。

Miller 等[89]报道了一种集成电极阵列和流体通道的中空微针，其可用于检测骨骼肌损伤标志物肌红蛋白和心肌损伤标志物肌钙蛋白（图 4-4A）。两个注射泵使流体能够在抗体修饰的电极上进行免疫分析，然后在电极上施加底物溶液（3, 3′, 5, 5′-四甲基联苯胺）并对电化学转导进行电流扫描，从而在 $100\sim1000\mu g/L$ 范围内对两种蛋白质产生电流响应。这一概念性的微针检测平台证明了微针能够透过皮肤吸收 ISF 并测量目标蛋白质。虽然这种微针传感器将电化学免疫分析最小化到微芯片平台，但 ISF 仍然需要通过复杂的微流控通道转移到微电极，这可能受到最小检测体积的限制并增加检测时间，因此仍然需要在使用期限、检测稳定性及便携性等方面进一步优化。

葡萄糖的微创化检测需求是微针传感器领域最早的应用方向之一。Jina 等[92]设计了一种中空微针，其可通过被动扩散的方式将 ISF 中的葡萄糖输送到体外的微针葡萄糖传感器中（图 4-4B）。他们是通过在微针背面附加含有葡萄糖氧化酶的交联牛血清白蛋白作为酶电极，可通过直接检测葡萄糖酶氧化的 $H_2O_2$ 产物进行检测。人体试验表明，该传感器可在较宽的浓度范围（$50\sim400mg/mL$）和较长时间（72h）下有效工作。Strambini 等[93]提出了一种基于微针的无泵生物传感器用于即时葡萄糖水平的检测（图 4-4C）。与传统微针生物传感器相比，这项研究中的无泵生物传感器使用的二氧化硅中空微针阵列具有更小的针孔（直径4μm）及更密集的针尖排布（$1\times10^6$针/cm²）。通过中空二氧化硅微针的毛细作用，无须使用外部泵即可实现高达 1μL/s 的速度吸收 ISF；与集成在微针背面的葡萄糖氧化酶生物传感器耦合，从而能够在 30s 内在体外完成高精度的葡萄糖检测（线性范围为 0～35mmol/L）。这种自驱动吸收 ISF 的新型微针生物传感器有望实现无痛、高精度地测量 ISF 中的葡萄糖水平。

血液中电解质的实时监测在医疗实践中具有巨大的使用价值。Miller[94]等将中空微针与固态离子选择电极（ISE）连接，设计了一款能够通过吸收组织间质液并实时监测钾离子浓度的透皮微针传感器（图 4-4D）。该研究表明，多孔 ISE 对钾离子（$10^{-5}$～$10^{-2}$ mol/L）具有线性响应能力并具有更好的检测稳定性。这一方案也为血清电解质的体外传感系统的设计提供了新思路。

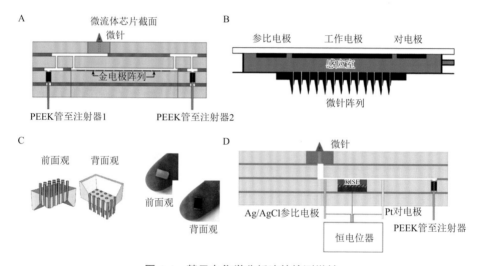

**图 4-4　基于电化学分析法的检测微针**

A. 中空微针的微流体通道横截面示意图[89]；B. 葡萄糖微针监测系统示意图[92]；C. 微针芯片的局部示意图与正反面的光学图像[93]；D. 钾离子 ISE 微流体微针芯片的横截面示意图[94]

### 4.4.2.3　背衬负载其他种类检测装置的微针

传统的纸质贴片收集组织间质液需要多个分析检测步骤，如 ISF 的提取、分离、抗体包封等，且检测的敏感性和特异性也有待提升。表面增强拉曼散射（SERS）是一种高度敏感的光谱分子鉴定和检测技术，已被用于体内葡萄糖浓度、病毒感染、癌症生物标志物的传感与检测[82]。Kolluru 等[90]开发了一种微针贴片通过 SERS 对收集 ISF 中的生物标志物进行分析（图 4-5AB）。这种微针检测装置通过微米级的针体在皮肤表面形成微孔，微升量级的 ISF 被收集到背衬上的等离子体纸上。等离子体纸是利用等离子体技术将聚苯乙烯磺酸盐包覆的金纳米棒固定在滤纸薄片上制备的。利用带负电荷的聚苯乙烯磺酸钠结合带正电荷的模型化合物罗丹明 6G（R6G）使 R6G 聚集在金纳米棒表面，最后从等离子体纸微针贴片上获取 SERS 光谱进行模型化合物 R6G 的检测和定量。这项研究表明，等离子体纸微针贴片能够对 ISF 中的分子进行定量分析，有望用于未来的临床诊断。

　　除了检测 ISF 用于生理状况评估外，负载装置微针在检测食品中的病原体和腐败状况以确保食品供应安全和减少食品浪费方面也应用广泛。Kim 等[96]使用丝素蛋白溶液制备了一种多孔丝绸微针，能够针对食品中的致病菌进行检测（图 4-5C）。这种微针阵列通过毛细作用从食物内部采集液体并将样本输送到阵列背面的聚二乙炔的生物墨水中，通过生物墨水图案的比色反应来确定食品内部是否存在致病菌的污染。此外，该微针的机械强度足以穿透商业食品包装，使得在不用打开食品包装的情况下便能使用传感器。这是一种灵敏、快速的食品传感器，有望部署在食品供应链的各个监测点。

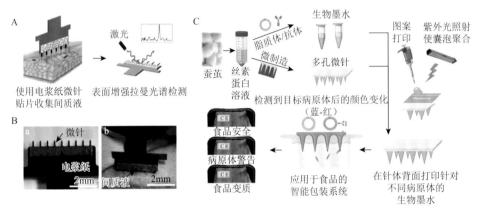

**图 4-5　背衬负载其他种类检测装置的微针**

A. 通过 SERS 检测生物标志物的微针示意图；B. 代表性实物图[90]；C. 丝绸微针阵列应用于食品质量检测领域的示意图[96]

## 4.4.3　电极化微针

　　人体内很多生理过程通过生物电势以电信号的方式表达。目前，实现长期、高效的生物电信号（如心电图、脑电图和肌电图等）对健康监测具有重要意义。传统的信号采集方法要将导电膏涂在电极贴片与皮肤之间再进行检测。检测过程中，电极贴片只接触表皮层皮肤，不能够接触深层皮肤，测量得到的电信号不够准确。同时，这种测量方法对导电膏的依赖很强，而导电膏会增加测量时的阻抗，信噪比变小，得到的电生理信号质量不高。另外，导电膏的用量和质量都会影响电极的信噪比，甚至导致检测不出信号，更有无法连续使用，以及对皮肤造成损伤等缺点。

电极化微针是一种具有微针结构的电极，它可以通过调整针尖的长度来控制电极刺入皮肤的深度。皮肤组织属于一种电阻介质，一般来说，皮肤由三层组成，即表皮层、真皮层和皮下组织。表皮层的平均厚度为 200μm。表皮的最外层是角质层，其厚度为 10~20μm。由于角质层是不导电的，所以微针要想实现导电目的其针尖的最佳长度应该介于 50~200μm，刚好允许微电极穿透角质层而不到达真皮层[82]。由于表皮内没有血管和神经，这种微针电极可以实现以无痛、微创的方式穿透角质层[97]，从而准确获取电生理信号。这种微针结构的电极通常生物相容性良好，可以高效地测量脑电、心电等生理电信号[98]，相对比传统的湿电极，微针电极可以降低电极-皮肤接触阻抗，信号比更高[99]，同时还可以用来递送药物，用于药物递送监测。相对比传统的微针用于皮下输送药物，电极化微针可以同时实现准确采集电生理信号的目的。另外还有将电极与中空微针相结合的方法，将电极置入空心微针的孔中。它不仅能做到高灵敏度的原位检测，同时还防止了微针插入过程中对电极的损伤。目前已经有很多种材料被尝试用来制备电极化微针，包括硅、金属、聚合物等[100]。

### 4.4.3.1 含酶电极化微针

大多数的微针电极是需要酶作为介质的，利用酶的电催化特性在生理环境中利用生化物质发电。第一代酶电极在监测过氧化氢浓度的酶催化反应期间，发现电流的变化与待测物质的浓度成比例[53]，这就导致了酶电极本身容易受皮肤内环境的影响[101]。为了解决这些问题，可使用氧化还原介质而不是过氧化氢将电子从酶的中心递送到电极[102]。例如，使用亚甲基蓝作为介质的电极化微针进行乳酸盐的监测实现了 0.15V 的低工作电压[52]。

生物标志物的选择性和灵敏检测取决于靶分子与其酶之间的氧化还原反应。酶通常通过电聚合方式固定在导电水凝胶微针上，在此期间酶被包留在导电 [如对苯二胺（PPD）和聚乙烯二氧噻吩（PEDOT）][81,103]或非导电聚合物（如壳聚糖和多酚）[104]中。这些聚合物为酶提供了稳定和舒适的环境，使得能反应的分析物可以进入酶，但同时又限制了大分子酶的逸出。近年来，为了提高检测灵敏度，各种纳米材料，包括 PtNPs/聚合物纳米纤维[104]、Cu 纳米花[105]、Au-MWCNTs[106]等也被用于微针阵列作为酶的承载结构。纳米结构不仅可以提供较大的电活性表面，而且还增强了电极和酶之间的电导率[52,105]。另一个是采用水凝胶微针作为酶（葡萄糖氧化酶或乳糖氧化酶）和介质（二茂乙烯）的包埋基质[102]。这两种策略都大大简化了基于聚合物微针传感器的制备过程。

### 4.4.3.2 不含酶电极化微针

含酶微针传感器会经历酶的降解，固定酶的过程也存在一定难度，另外还要受到氧气的限制。虽然应用氧化还原介质的电极化微针解决了第一代酶电极的一些问题，但由于酶活性对环境条件（如 pH 和温度）相当敏感，含酶电极化微针在应用时还是存在很多不稳定情况。因此，人们将各类非酶催化材料（聚合物或金属）应用于微针电极，用于葡萄糖监测等[78]。这种微针传感器应用非酶材料作为催化剂和介质与待测物质相互作用，电子在催化剂和电极之间活动。类似的检测原理也适用于 pH 和 NO 微针传感器[74]。例如，pH 相应的金属氧化物可以将与 $H_3O^+$ 发生氧化还原反应的电子直接转移到电极上，引起 pH 检测的电位变化[75]。

对于非金属微针阵列，通常需要进行导电处理才能将微针表面转化为导电或者是传感电极以进行电记录[79]。事实上，大多数导电连接或电极都是通过金属沉积构建的，如真空热/电子束蒸发和喷射涂层[104]。非酶微针传感器已经被用于弥补酶传感器一些不足。例如，有研究采用 Pt 催化剂进行葡萄糖传感[78]。除了葡萄糖传感之外，最近还出现了用于监测 NO、pH 和 $H_2O_2$ 的电化学微针传感器[107-109]。另外，纳米材料修饰的微针传感器具有较高的比表面积和电催化活性，具有优异的传感性能。然而，微针阵列上的表面纳米结构在插入皮肤时容易受到机械损伤，将可溶解聚合物（PVP）喷涂在微针工作电极上作为保护层可解决这一问题[109]。

### 4.4.4 内镶嵌微针

内镶嵌微针是一种固定在皮肤表面的微针形式，它可以牢固地贴在皮肤上，具有不易脱落、使用时间灵活的特点，这极大地扩展了微针在检测领域的使用。内镶嵌微针在皮肤表面会保留较长时间，因此一般选用金属、硅和不溶性聚合物等作为制作微针的材料[110]。基于这种微针的特性，研究者们可以进行一系列编码操作，使得微针在使用时能够发挥其独特的功能，呈现出智能化的特点。

内镶嵌微针包括定性检测微针和定量检测微针。定性检测微针主要检测人体组织间质液与血液中的特异性物质或某物质反应的强弱。炎症因子、特异性标志物及其余的体液成分都可以用定性检测微针检测。由于可以任意调控微针在人体停留的时间，内镶嵌微针可以利用结构、检测试剂及材料特性等实现对相关物质的检测。Zhang 等[58]提出的与光子晶体（PC）条形码集成的新型微针首次实现了 ISF 生物标志物的多重特异性检测，这是一种典型地利用材料特性作为检测方法的微针形式。如图 4-6A 所示，微针的针尖装载了一种 PC 条形码，可以作为探测器通过荧光强度读出生物标志物的相对含量，同时通过 PC 条形码的反射峰的荧光颜色清楚地区分这些生物标志物的种类（TNF-α、IL-1β 和 IL-6）。此微针还可以与检测试剂相结合，从而得到能够检测传染病特异性因子的内镶嵌微针。

定量检测的内镶嵌微针是可以在定性的基础上检测体液中某一或某些物质含

量或含量范围的微针。设计微针时可以将检测方式集成到微针贴片上或外接设备以获取检测信号。荧光仍然是微针检测常用的反馈信号，荧光强度的大小可以反映体液中某物质的含量或变化趋势。如图 4-6B 所示，Dong 等[111]制备了用于肿瘤间质层的 3D 硝化纤维素（NC）微针，可在肿瘤组织间质液中进行微创生物测定，以监测肿瘤的发展。

除了疾病监测外，定量微针贴片还可以用于评价疫苗效率和进行用药检测。Wang 等[112]设计了用于超灵敏定量组织间质液中蛋白质生物标志物的微针贴片（图 4-6C）。微针所含的等离子体荧光（一种超亮荧光标记）可将各种组织间质液蛋白质生物标志物的检测限提高近 800 倍，对骨周（生物标志物检测具有挑战性的部位）进行有效采样，并定量其基质细胞蛋白骨膜素的水平，用于对炎症性生物瘤的水平进行纵向监测。小鼠中应用定量微针贴片可以微创评估可卡因疫苗的效率。

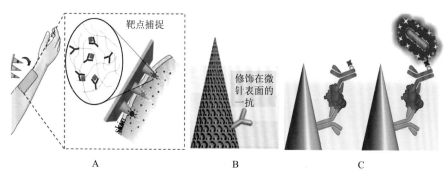

图 4-6　**A.** 光子晶体微针[58]；**B.** 硝化纤维素（NC）微针[111]；**C.** 蛋白质生物标志物微针[112]

基于这些特点，内镶嵌微针设计时应该主要考虑材料、结构、检测对象和检测方法四个方面。材料和结构是检测手段在微针贴片上集成应用的基础，优化检测方法可以极大提高微针检测的效率、准度和精度[113-115]。内镶嵌微针在皮肤组织间质液通过微针被外部设备检测的研究中，可以说是运用最为广泛的微针形式。微针具体的设计与工艺可以参考前三章。

### 4.4.5　连续监测微针

随着对组织间液的研究逐渐深入，研究者们发现只需要少量的皮下组织间液就可以完成对某些疾病的监测分析，微针逐渐被认可为代替针头提取组织液间质的良好形式。相对于药物递送，微针作为检测工具的研究应用更晚一些，首个将微针应用于检测的报道发表于 2000 年[116]。起初微针只是作为替代针头抽取血液和组织间质液的工具，但随着医学发展，慢性疾病的监测管理逐渐被重视，传统的检测方法如将血液或组织间质液提取出来进行分析已经不能满足当今的医疗需求，微针也不再仅仅运用于简单的体液提取，探索具有多时段提取、多物质检测、高灵敏度及能够搭建检测平台的微针逐渐成为微针研究的重点方向。后来随着研究的深入，研究人员逐步发现微针可以通过修饰发挥强大的功能，微针运用于连续监测平台逐渐成为可能。材料的特性决定了监测微针的作用原理和加工方法，制成的微针形式也具有很大差异，本节将从金属微针和非金属微针两部分来阐述连续监测微针。

### 4.4.5.1　金属或含金属微针

全金属微针的针体完全由金属构成，通过金属良好的导电性，可以快速检测对电信号敏感的离子等成分。全金属微针分为实心和空心两种，实心的金属微针一般不用于组织间液的提取，但是可以将针体保留在皮肤内实现信号传导。空心金属微针的应用原理与传统针头相似，都是运用针腔将 ISF 提取出来分析。金属制成的空心微针通过毛细作用或者针尾连接负压装置即可提取出少量 ISF 进行分析，与传统针头相比既可以减轻患者不适感，又可以简化提取流程。金属材料具有良好的力学性能，强度高、韧性好、导电性好，是微针大规模生产的理想材料，金属微针制作大多采用钛、镍和不锈钢等生物相容性较好的金属材料。制作方法主要包括电镀、电极丝切割、激光切割和激光直写微铣等[118, 119]。

全金属微针与皮肤的接触性较差，无法长时间使用，应用具有一定的限制。实心金属微针的针体可以通过修饰充当电极将体内的离子浓度通过电信号反馈给外界，研究人员发现修饰后的微针可以运用于短期的连续监测如电解质、pH 和葡萄糖的监测。Parrilla 等[117]提出了一种可穿戴的微针贴片，通过电位来检测组织间质液中的钾离子浓度（图 4-7），微针传感器的电极是涂在不锈钢中空微针上的各种涂层。其中，Ag/AgCl 涂层微针作为参比电极，碳/功能化的多壁碳纳米管（f-MWCNTs）涂层微针作为钾离子选择电极，以 PDMS 作为柔性衬底实现可穿戴

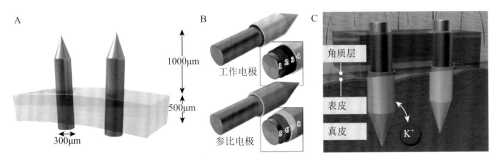

图 4-7　微针贴片不同涂层对微针的改性以及插入皮肤的微针贴片示意图[118]

的效果。对动物皮内的钾离子浓度进行测量，发现活度检出极限为 $10^{-4.9}$mol/L，线性范围为 $10^{-4.2}\sim10^{-1.1}$mol/L，证明了微针的应用潜力，同时体外细胞毒性试验表明，该贴片使用时间超过 24h，对皮肤未见副作用。

含金属微针：由于金属具有良好的导电性和韧性，将铂、银、金等金属制成的电极或传感器与微针结合是监测微针研究的重要方向。离子的反馈信号可以作为间接反映体内某些物质的标志，某些分子通过生化反应产生副产物，这些副产物直接或间接产生离子，并被金属电极转化为电信号。例如，Mohana 等[99]提出了一种基于微针的酶促（醇氧化酶 AOX）电化学传感器，用于微创连续监测乙醇（图 4-8）。传感器装置在空心微针内部包含铂和银线与微腔，乙醇分子通过 AOX生成过氧化氢，过氧化氢可以通过孔道筛选选择性通过聚邻苯二胺薄膜，并且被铂电极传感器检测。体外皮肤模型分析证实了微针阵列对皮下 ISF 中的乙醇检测的性能。金属电极与微针结合有多种形式，将微针电极贴在微针背部等方式也可以达到相似的效果。

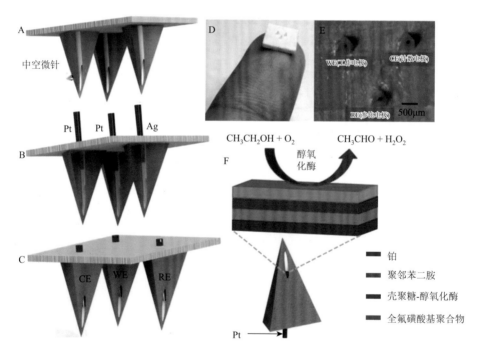

图 4-8　酶促（AOX）电化学传感器的工作原理[99]

### 4.4.5.2　非金属微针

硅微针：是指由单体硅制成的微针，用于 ISF 提取和检测。空心的硅微针利用毛细现象或者外接负压装置提取 ISF，实心的硅微针可以通过修饰实现各种功能。空心微针多通过蚀刻等加工方式在硅内部制作中空的通道用于代替毛细管提取 IPS[115]（图 4-9A）。

与实心金属微针相同，在实心硅微针表面进行修饰能够使微针具有捕获生物标志物的功能。例如，Dervisevic[119]等制备的表面镀金的高密度硅微针阵列可以捕获乳腺癌生物标志物，实现范围在 10~250ng/mL 的定量检测，其制备与检测思路和内镶嵌微针相同，可以选择能够与硅相结合的修饰因子制备具有监测功能的微针。

由于硅质地较脆且易于断裂，现在已经不再使用单一的硅材料制备检测微针。研究人员发现硅的纳米结构具有独特的功能，可以将纳米硅材料运用于检测中。Heifler 等[120]采用微加工技术制作了一种基于微针元件上化学修饰的硅纳米线场效应晶体管（SiNW-FET）纳米传感器阵列，可以进行皮肤 ISF 的微创、透皮、多重和多功能连续代谢物监测系统。该系统下 ISF 代谢物不需要提取，并且由纳米传感器直接连续测量。如图 4-9B 所示，每个硅微针中包含 SiNW 阵列，外部用水凝胶修饰，可以结合过氧化氢，导致 SiNW 电场的改变，导致电导率的变化，从而可以监测葡萄糖的含量变化。因此采用纳米硅元件可以作为改善微针监测应用的方向。

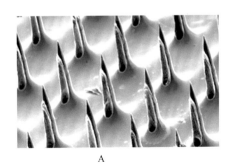 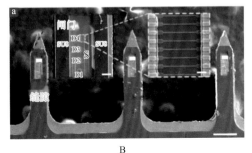

图 4-9 A. 空心硅微针示意图[115]；B. 晶体管（SiNW-FET）纳米传感器阵列示意图[120]

聚合物微针：近年来材料学的发展极大地丰富了微针材料和加工手段。树脂、热性塑料及水凝胶的出现使聚合物微针成为微针研究的重点。用于检测的聚合物微针可以分为两种，一种是用于提取 ISF 的膨胀微针，另一种是用于原位检测的表面修饰微针。膨胀微针可以用于代替金属和硅材质的中空微针，外接检测装置即可完成相关物质的检测，由于聚合物拥有微米级的孔道，ISF 的成分可以通过孔道与传感器或监测装置接触，此类微针与电极化微针和含金属微针相同，只是运用聚合物完成了 ISF 渗透的功能。

表面修饰微针可以用于捕获各种 ISF 因子直接在微针上进行检测，因为聚合物具有强大的可修饰潜力。Li 等[121]制备了一个典型的 c-GelMA-MeHA 双网络水凝胶微针，微针上添加了信号放大系统和碳量子点（基于 CQDs）的荧光（FL）平台，分别用于 miRNA 和 $Cu^{2+}$ 检测皮肤模型中有效和半定量地监测乳腺癌相关 miRNAs 和 $Cu^{2+}$ 水平。

然而，单一的聚合物想要完成连续监测任务是非常困难的，因为微针表面的修饰物回收利用比较困难，完成检测任务时会产生消耗，此外聚合物的交联网状结构决定了其接触液体之后不如金属和硅稳定，所以将金属、硅和聚合物相结合后能发挥更好的监测效果。

## 4.5 展望与挑战

近年来，通过皮肤 ISF 进行检测和诊断由于其简单、非侵入性的取样方式和丰富的生物标志物含量，受到越来越多科学家的关注。现有的 ISF 检测技术中，微针是最为安全、有效的方法之一。它们被赋予了皮肤黏附、可分离、响应能力及抗菌性强等多样化特性，从而能够适配复杂的检测场景。本章综述了新型微针在皮肤 ISF 提取与检测领域的设计与应用，从原理开始，重点关注了微针的器件制造、先进特性和伴随功能，展示了其在皮肤 ISF 提取和生物标志物检测两个层面的实用价值。

然而，现有的 ISF 检测微针仍存在步骤烦琐、无法实现多元特异性、ISF 提取和检测无法同步等不足，它们在临床中的应用也受到了限制。因此，微针用于皮肤 ISF 提取检测的研究仍有广阔的发展空间。首先，探索制造微针的新材料和新工艺。微针与可穿戴设备结合非常有潜力。为此，所选材料应具有较好的机械强度和皮肤黏附能力，以便于与其他平台（如摩擦发电机、微流体和柔性器件）的连接；此外，赋予微针新的特性以适应更复杂的功能需求是另一个研究方向。例如，透气微针可以提高皮肤的舒适度，多响应微针可以实现智能调控给药；同时，应进一步将应用微针获得的生物标志物检测结果与传统临床技术进行比较，以评估微针检测的准确性，弥补缺失的临床有效性评价；将诊疗功能整合到微针中，考虑设计部分针体充当生物传感模块以持续监测生化指标，而其他针体则作为响应式药物递送模块；最后，微针设备需要建立统一的标准，着力降低成本。虽然结构简单的微针已实现量产，但多组分或特殊结构微针的生产仍然比较耗时且依赖精细操作，这些给智能检测微针的大规模加工带来了困难。

（南京大学医学院附属鼓楼医院 赵远锦，易可馨，姚舜，栾茜，栾琦琛，杨洁，王月桐，周叶超）

# 参 考 文 献

[1] Gerstel M S，Place V A. Drug delivery device. 美国专利，1976.

[2] Henry S，Mcallister D V，Allen M G，et al. Micromachined needles for the transdermal delivery of drugs. Proceedings MEMS 98. IEEE. Eleventh Annual International. 1998.

[3] Miguel A L，Soto F，Wang C，et al. Built-in active microneedle patch with enhanced autonomous drug delivery. Advanced Materials，2020，32（1）：e1905740.

[4] Qu M，Kim H J，Zhou X，et al. Biodegradable microneedle patch for transdermal gene delivery. Nanoscale，2020，12（32）：16724-16729.

[5] Lee K J，Xue Y，Lee J，et al. Biodegradable Polymers：a patch of detachable hybrid microneedle depot for localized delivery of mesenchymal stem cells in regeneration therapy. Advanced Functional Materials，2020，30（23）：2000086.

[6] Li W，Tang J，Terry R N，et al. Long-acting reversible contraception by effervescent microneedle patch. Science Advances，2019，5（11）：eaaw8145.

[7] Liu G S，Kong Y，Wang Y，et al. Microneedles for transdermal diagnostics：recent advances and new horizons. Biomaterials，2020，232：119740.

[8] Chen J，Wang M，Ye Y，et al. Fabrication of sponge-forming microneedle patch for rapidly sampling interstitial fluid for analysis. Biomedical microdevices，2019，21（3）：1-10.

[9] Chen S，Miyazaki T，Itoh M，et al. A porous reservoir-backed boronate gel microneedle for efficient skin penetration and sustained glucose-responsive insulin delivery. Gels，2022，8（2）：74.

[10] Samant P P，Prausnitz M R. Mechanisms of sampling interstitial fluid from skin using a microneedle patch. Proceedings of the National Academy of Sciences，2018，115（18）：4583-4588.

[11] Madden J，O'mahony C，Thompson M，et al. Biosensing in dermal interstitial fluid using microneedle based electrochemical devices. Sensing and Bio-Sensing Research，2020，29：100348.

[12] Yang J，Liu X，Fu Y，et al. Recent advances of microneedles for biomedical applications：drug delivery and beyond. Acta Pharmaceutica Sinica B，2019，9（3）：469-483.

[13] Sharma S，El-Laboudi A，Reddy M，et al. A pilot study in humans of microneedle sensor arrays for continuous glucose monitoring. Analytical Methods，2018，10（18）：2088-2095.

[14] Liu G-S，Kong Y，Wang Y，et al. Microneedles for transdermal diagnostics：Recent advances and new horizons. Biomaterials，2020，232：119740.

[15] Gholami S，Mohebi M-M，Hajizadeh-Saffar E，et al. Fabrication of microporous inorganic microneedles by centrifugal casting method for transdermal extraction and delivery. International journal of pharmaceutics，2019，558：299-310.

[16] Zhu J，Zhou X，Kim H J，et al. Gelatin methacryloyl microneedle patches for minimally invasive extraction of skin interstitial fluid. Small，2020，16（16）：1905910.

[17] Mandal A，Boopathy A V，Lam L K，et al. Cell and fluid sampling microneedle patches for monitoring skin-resident immunity. Science Translational Medicine，2018，10（467）：eaar2227.

[18] Dervisevic M，Alba M，Adams T E，et al. Electrochemical immunosensor for breast cancer biomarker detection using high-density silicon microneedle array. Biosensors and Bioelectronics，2021，192：113496.

[19] Heifler O，Borberg E，Harpak N，et al. Clinic-on-a-needle array toward future minimally invasive wearable

artificial pancreas applications. ACS Nano，2021，15（7）：12019-12033.

[20] Zheng Y，Omar R，Zhang R，et al. Wearable microneedle-based extended gate transistor for real-time detection of sodium in interstitial fluids. Advanced Materials，2021：2108607.

[21] Strambini L M，Longo A，Scarano S，et al. Self-powered microneedle-based biosensors for pain-free high-accuracy measurement of glycaemia in interstitial fluid. Biosensors and Bioelectronics，2015，66：162-168.

[22] Ciui B，Martin A，Mishra R，et al. Wearable wireless tyrosinase bandage and microneedle sensors: toward melanoma screening. Advanced Healthcare Materials，2018，7（7）：1701264.

[23] Jiang X，Lillehoj P B. Microneedle-based skin patch for blood-free rapid diagnostic testing. Microsystems & Nanoengineering，2020，6（1）：1-11.

[24] Guo M，Wang Y，Gao B，et al. Shark tooth-inspired microneedle dressing for intelligent wound management. ACS Nano，2021，15（9）：15316-15327.

[25] Kolluru C，Williams M，Chae J，et al. Recruitment and collection of dermal interstitial fluid using a microneedle patch. Advanced Healthcare Materials，2019，8（3）：1801262.

[26] Wang S T，Li H T，Huang H N，et al. Porous organic polymers as a platform for sensing applications. Chemical Society Reviews，2022，51（6）：2031-2080.

[27] Liu P，Du H，Chen Y，et al. Polymer microneedles with interconnected porous structures via a phase inversion route for transdermal medical applications. Journal of Materials Chemistry B，2020，8（10）：2032-2039.

[28] Takeuchi K，Takama N，Kim B，et al. Microfluidic chip to interface porous microneedles for ISF collection. Biomedical Microdevices，2019，21（1）：1-10.

[29] Kolluru C，Williams M，Yeh J S，et al. Monitoring drug pharmacokinetics and immunologic biomarkers in dermal interstitial fluid using a microneedle patch. Biomedical Microdevices，2019，21（1）：1-9.

[30] Kusamal S，Sato K，Matsui Y，et al. Transdermal electroosmotic flow generated by a porous microneedle array patch. Nature Communications，2021，12（1）：1-11.

[31] Yi K，Wang Y，Shi K，et al. Aptamer-decorated porous microneedles arrays for extraction and detection of skin interstitial fluid biomarkers. Biosensors and Bioelectronics，2021，190：113404.

[32] Kotwas L，Gilfillan A C，Gerace N，et al. Blood collection techniques//Seminars in oncology nursing. WB Saunders，1990，6（2）：109-116.

[33] Zhang P，Dalton C，Jullien G A. Design and fabrication of MEMS-based microneedle arrays for medical applications. Microsystem Technologies，2009，15（7）：1073-1082.

[34] Wang P M，Cornwell M，Prausnitz M R. Minimally invasive extraction of dermal interstitial fluid for glucose monitoring using microneedles. Diabetes Technology & Therapeutics，2005，7（1）：131-141.

[35] Liu P，Du H，Chen Y，et al. Polymer microneedles with interconnected porous structures via a phase inversion route for transdermal medical applications. Journal of Materials Chemistry B，2020，8（10）：2032-2039.

[36] Blicharz T M，Gong P，Bunner B M，et al. Microneedle-based device for the one-step painless collection of capillary blood samples. Nature Biomedical Engineering，2018，2（3）：151-157.

[37] Xue P，Zhang L，Xu Z，et al. Blood sampling using microneedles as a minimally invasive platform for biomedical diagnostics. Applied Materials Today，2018，13：144-157.

[38] Madden J，O'Mahony C，Thompson M，et al. Biosensing in dermal interstitial fluid using microneedle based electrochemical devices. Sensing and Bio-Sensing Research，2020，29：100348.

[39] Li C G，Lee C Y，Lee K，et al. An optimized hollow microneedle for minimally invasive blood extraction. Biomedical Microdevices，2013，15（1）：17-25.

[40] Blicharz T M，Gong P，Bunner B M，et al. Microneedle-based device for the one-step painless collection of capillary blood samples. Nature Biomedical Engineering，2018，2（3）：151-157.

[41] Ganesan A V，Kumar D K，Banerjee A，et al. MEMS based microfluidic system for HIV detection//2013 13th IEEE International Conference on Nanotechnology（IEEE-NANO 2013）. IEEE，2013：557-560.

[42] Suzuki H，Tokuda T，Kobayashi K. A disposable "intelligent mosquito" with a reversible sampling mechanism using the volume-phase transition of a gel. Sensors and Actuators B：Chemical，2002，83（1-3）：53-59.

[43] Tsuchiya K，Nakanishi N，Nakamachi E. Development of blood extraction system designed by female mosquito's blood sampling mechanism for bio-MEMS//Biomedical Applications of Micro-and Nanoengineering II. International Society for Optics and Photonics，2005，5651：379-388.

[44] Khumpuang S，Kawaguchi G，Sugiyama S. Quadruplets-microneedle array for blood extract//Proceedings of the Nanotechnology Conference and Trade Show，Boston，MA. 2004：7-11.

[45] Kuo S C，Chou Y. A novel polymer microneedle arrays and PDMS micromolding technique. Journal of Applied Science and Engineering，2004，7（2）：95-98.

[46] Aseguinolaza I R，Modin E，Chuvilin A，et al. Submicron pillars of ferromagnetic shape memory alloys：Thermomechanical behavior. Applied Materials Today，2018，12：9-14.

[47] Khumpuang S，Fujioka K，Sugiyama S. Development of bio-chemical sensor system integrated with blood extraction device//2007 2nd IEEE International Conference on Nano/Micro Engineered and Molecular Systems. IEEE，2007：847-850.

[48] Aoyagi S，Izumi H，Fukuda M. Biodegradable polymer needle with various tip angles and consideration on insertion mechanism of mosquito's proboscis. Sensors and Actuators A：Physical，2008，143（1）：20-28.

[49] Humrez L，Ramos M，Al-Jumaily A，et al. Synthesis and characterisation of porous polymer microneedles. Journal of Polymer Research，2011，18：1043-1052.

[50] Fang，Y，Wang，S，Liu，Y，et al. Development of cu nanoflowers modified the flexible needle-type microelectrode and its application in continuous monitoring glucose in vivo. Biosensors & Bioelectronics，2018，110，44-51.

[51] Corrie S R，Fernando G J，Crichton M L，et al. Surface-modified microprojection arrays for intradermal biomarker capture with low non-specific protein binding. Lab on a Chip，2010，10：2655-2658.

[52] Chen D，Wang C，Chen W，et al. Pvdf-nafion nanomembranes coated microneedles for in vivo transcutaneous implantable glucose sensing. Biosensors & Bioelectronics，2015，74：1047-1052.

[53] Bollella P，Sharma S，Cass AEG，et al. Microneedle-based biosensor for minimallyinvasive lactate detection. Biosensors & Bioelectronics，2019，123：152-159.

[54] Bhargav A，Muller D A，Kendall MAF，et al. Surface modifications of microprojection arrays for improved biomarker capture in the skin of live mice. ACS Applied Materials & Interfaces，2012，4：2483-2489.

[55] Muller D A，Corrie S R，Coffey J，et al. Surface modified microprojection arrays for the selective extraction of the dengue virus ns1 protein as a marker for disease. Analytical Chemistry，2012，84：3262-3268.

[56] Lee K T，Muller D A，Coffey J W，et al. Capture of the circulating plasmodium falciparum biomarker hrp2 in a multiplexed format，via a wearable skin patch. Analytical Chemistry，2014，86：10474-10483.

[57] Ng K W，Lau W M，Williams A C. Towards pain-free diagnosis of skin diseases through multiplexed microneedles：biomarker extraction and detection using a highly sensitive blotting method. Drug Delivery and Translational Research，2015，5（4）：387-396.

[58] Zhang X，Chen G，Bian F，et al. Encoded microneedle arrays for detection of skin interstitial fluid biomarkers. Advanced Material，2019，31（37）：e1902825.

[59] Yeow B, Coffey J W, Muller D A, et al. Surface modification and characterization of polycarbonate microdevices for capture of circulating biomarkers, both in vitro and in vivo. Analytical Chemistry, 2013, 85: 10196-10204.

[60] Coffey J W, Corrie S R, Kendall M A F. Early circulating biomarker detection using a wearable microprojection array skin patch. Biomaterials, 2013, 34: 9572-9583.

[61] Coffey J W, Corrie S R, Kendall M A F. Rapid and selective sampling of igg from skin in less than 1 min using a high surface area wearable immunoassay patch. Biomaterials, 2018, 170: 49-57.

[62] Chinnadayyala S R, Park I, Cho S, Nonenzymatic determination of glucose at near neutral pH values based on the use of nafion and platinum black coated microneedle electrode array. Mikrochimica Acta, 2018, 185: 250.

[63] Bae I T, Yeager E, Xing X, et al. In situ infrared studies of glucose oxidation on platinum in an alkaline medium. Journal of Electroanalytical Chemistry & Interfacial Electrochemistry, 1991, 309, 131-145.

[64] Lee, S J, Yoon H, Xuan X, et al. A patch type non-enzymatic biosensor based on 3D SUS micro-needle electrode array for minimally invasive continuous glucose monitoring. Sensors & Actuators B Chemical, 2016, 222: 1144-1151.

[65] Jiang S, Cheng R, Wang X, et al. Real-time electrical detection of nitric oxide in biological systems with subnanomolar sensitivity. Nature Communications, 2013, 4: 2225.

[66] Xie H, Li Y T, Lei Y M, et al. Real-time monitoring of nitric oxide at single-cell level with porphyrin functionalized graphene field-effect transistor biosensor. Analytical Chemistry, 2016, 88: 11115-11122.

[67] Wang W, Xu G, Cui X T, et al. Enhanced catalytic and dopamine sensing properties of electrochemically reduced conducting polymer nanocomposite doped with pure graphene oxide. Biosensors & Bioelectronics, 2014, 58: 153-156.

[68] Chowdhury R, Godoy L C, Thiantanawat A, et al. Nitric oxide produced endogenously is responsible for hypoxia-induced hif-1αstabilization in colon carcinoma cells. Chemical Research in Toxicology, 2012, 25: 2194-2202.

[69] Keum D H, Jung H S, Wang T, et al. Microneedle biosensor for real-time electrical detection of nitric oxide for in situ cancer diagnosis during endomicroscopy. Advanced Healthcare Materials, 2015, 4: 1153-1158.

[70] Park H, Brown P R, Bulović V, et al. Graphene as transparent conducting electrodes in organic photovoltaics: studies in graphene morphology, hole transporting layers, and counter electrodes. Nano Letters, 2012, 12: 133-140.

[71] Tang L, Li Y, Xie H, et al. A sensitive acupuncture needle microsensor for real-time monitoring of nitric oxide in acupoints of rats. Scientific Reports, 2017, 7: 6446.

[72] Fierro S, Seishima R, Nagano O, et al. In vivo pH monitoring using boron doped diamond microelectrode and silver needles: application to stomach disorder diagnosis. Scientific Reports, 2013, 3: 3257.

[73] Zhou J X, Ding F, Tang L N, et al. Monitoring of pH changes in a live rat brain with mos2/pan functionalized microneedles. Analyst, 2018, 143: 4469-4475.

[74] Mani G K, Miyakoda K, Saito A, et al. Microneedle pH sensor: direct, label-free, real-time detection of cerebrospinal fluid and bladder pH. ACS Applied Materials & Interfaces, 2017, 9: 21651-21659.

[75] Al-Hilli S M, Al-Mofarji R T, Willander M, Zinc oxide nanorod for intracellular pH sensing. Applied Physics Letters, 2006, 89: 173119.

[76] Zuliani C, Ng F S, Alenda A, et al. An array of individually addressable micro-needles for mapping pH distributions. Analyst, 2016, 141: 4659-4666.

[77] Liu F, Lin Z, Jin Q, et al. Protection of nanostructures-integrated microneedle biosensor using dissolvable polymer coating. ACS Applied Materials & Interfaces, 2019, 11: 4809-4819.

[78]　Jin Q，Chen H J，Li X，et al. Reduced graphene oxide nanohybrid-assembled microneedles as mini-invasive electrodes for real-time transdermal biosensing. Small，2019，15：1804298.

[79]　Yoon Y，Lee G S，Yoo K，et al. Fabrication of a microneedle/CNT hierarchical micro/nano surface electrochemical sensor and its in-vitro glucose sensing characterization. Sensors，2013，13：16672-16681.

[80]　Wang R，Jiang X，Wang W，et al. A microneedle electrode array on flexible substrate for long-term eeg monitoring. Sensors & Actuators，B：Chemical，2017，244：750-758.

[81]　Sharma S，Saeed A，Johnson C，et al. Cass AEG，Rapid，low cost prototyping of transdermal devices for personal healthcare monitoring. Sensing and Bio-Sensing Research，2017，13：104-108.

[82]　Mc Conville A，Davis J. Transdermal microneedle sensor arrays based on palladium：polymer composites. Electrochemistry Communications，2016，72：162-165.

[83]　Samant P P，Niedzwiecki M M，Raviele N，et al. Sampling interstitial fluid from human skin using a microneedle patch. Science Translational Medicine，2020，12（571）：eaaw0285.

[84]　Zhu J，Zhou X，Kim H J，et al. Gelatin methacryloyl microneedle patches for minimally invasive extraction of skin interstitial fluid. Small，2020，16（16）：1905910.

[85]　Nicholas D，Logan K A，Sheng Y，et al. Rapid paper based colorimetric detection of glucose using a hollow microneedle device. International Journal of Pharmaceutics，2018，547（1-2）：244-249.

[86]　He R，Liu H，Fang T，et al. A colorimetric dermal tattoo biosensor fabricated by microneedle patch for multiplexed detection of health-related biomarkers. Advanced Science，2021，8（24）：2103030.

[87]　Ranamukhaarachchi S A，Padeste C，Dübner M，et al. Integrated hollow microneedle-optofluidic biosensor for therapeutic drug monitoring in sub-nanoliter volumes. Scientific Reports，2016，6（1）：1-10.

[88]　Guo M，Wang Y，Gao B，et al. Shark Tooth-Inspired Microneedle Dressing for Intelligent Wound Management. ACS Nano，2021，15（9）：15316-15327.

[89]　Miller P，Moorman M，Manginell R，et al. Towards an integrated microneedle total analysis chip for protein detection. Electroanalysis，2016，28（6）：1305-1310.

[90]　Kolluru C，Gupta R，Jiang Q，et al. Plasmonic paper microneedle patch for on-patch detection of molecules in dermal interstitial fluid. ACS Sensors，2019，4（6）：1569-1576.

[91]　Wang Z，Li H，Wang J，et al. Transdermal colorimetric patch for hyperglycemia sensing in diabetic mice. Biomaterials，2020，237：119782.

[92]　Jina A，Tierney M J，Tamada J A，et al. Design，development，and evaluation of a novel microneedle array-based continuous glucose monitor. Journal of Diabetes Science and Technology，2014，8（3）：483-487.

[93]　Strambini L M，Longo A，Scarano S，et al. Self-powered microneedle-based biosensors for pain-free high-accuracy measurement of glycaemia in interstitial fluid. Biosensors and Bioelectronics，2015，66：162-168.

[94]　Miller P R，Xiao X，Brener I，et al. Microneedle-based transdermal sensor for on-chip potentiometric determination of $K^+$. Advanced Healthcare Materials，2014，3（6）：876-881.

[95]　Mandal P，Tewari B S. Progress in surface enhanced Raman scattering molecular sensing：a review. Surfaces and Interfaces，2022，28：101655.

[96]　Kim D，Cao Y，Mariappan D，et al. A microneedle technology for sampling and sensing bacteria in the food supply chain. Advanced Functional Materials，2021，31（1）：2005370.

[97]　Zhou W，Liu W，Liu S，et al. Characterization of impedance properties of metal dry bioelectrodes with surface microstructure arrays. Sensors and Actuators A：Physical，2017，263：252-258.

[98]　Lee H，Hong Y J，Baik S，et al. Enzyme-based glucose sensor：from invasive to wearable device. Advanced

Healthcare Materials，2018，7（8）：1701150.

[99] Mohan A，Windmiller J R，Mishra R K，et al. Continuous minimally-invasive alcohol monitoring using microneedle sensor arrays. Biosensors & Bioelectronics，2017，91：574-579.

[100] A. Di Matteo，Dardano P，Palma V D，et al. Polymeric microneedles based enzymatic electrodes for electrochemical biosensing of glucose and lactic acid. Sensors and Actuators B：Chemical，2016，236：343-349.

[101] Windmiller J R，Valdés-Ramírez G，Zhou N，et al. Bicomponent microneedle array biosensor for minimally-invasive glutamate monitoring. Electroanalysis，2011，23（10）：2302-2309.

[102] Invernale M A，Tang B C，York R L，et al. Microneedle electrodes toward an amperometric glucose-sensing smart patch. Advanced Healthcare Materials，2014，3：338-342.

[103] Fang Y，Wang S，Liu Y，et al. Development of cu nanoflowers modified the flexible needle-type microelectrode and its application in continuous monitoring glucose in vivo. Biosensors & Bioelectronics，2018，110：44-51.

[104] Keum D H，Jung H S，Wang T，et al. Microneedle biosensor for real-time electrical detection of nitric oxide for in situ cancer diagnosis during endomicroscopy. Advanced Healthcare Materials，2015，4（8）：1152-1152.

[105] Qin Y，Kwon H J，Howlader M M R，et al. Microfabricated electrochemical pH and free chlorine sensors for water quality monitoring：recent advances and research challenges. RSC Advances，2015，5（85）：69086-69109.

[106] Mcconville A，Davis J. Transdermal microneedle sensor arrays based on palladium：polymer composites. Electrochemistry Communications，2016，72：162-165.

[107] Boehm R D，Jaipan P，Skoog S A，et al. Inkjet deposition of itraconazole onto poly（glycolic acid）microneedle arrays. Biointerphases，2016，11（1）：011008.

[108] Pere CPP，Economidou S N，Lall G，et al. 3D printed microneedles for insulin skin delivery. International Journal of Pharmaceutics，2018，544（2）：425-432.

[109] Mcgrath M G，Vrdoljak A，O'Mahony C，et al. Determination of parameters for successful spray coating of silicon microneedle arrays. International Journal of Pharmaceutics，2011，415（1-2）：140-149.

[110] Samuel B，Elise L，Davide B. Polymer-based microneedles for decentralized diagnostics and monitoring：concepts，potentials，and challenges. Chemistry of Materials，2021，33（18）：7148-7159.

[111] Dong X，Ma B，Lei L. Three-dimensional photonic nitrocellulose for minimally invasive detection of biomarker in tumor interstitial fluid. Chemical Engineering Journal，2022，432：134234.

[112] Wang Z，Luan J，Seth A，et al. Microneedle patch for the ultrasensitive quantification of protein biomarkers in interstitial fluid. Nat Biomed Eng，2021，5：64-76.

[113] 鲁道欢，李娟.微针阵列干电极的研究进展.微纳电子技术，2019，56（12）：956-977.

[114] Zhang X，Chen G，Fu X，et al. Magneto-responsive microneedle robots for intestinal macromolecule delivery. Advanced Material，2021，33（44）：e2104932.

[115] Li Y，Zhang H，Yang R，et al. Fabrication of sharp silicon hollow microneedles by deep-reactive ion etching towards minimally invasive diagnostics. Microsystems & Nanoengineering，2019，5（1）：11.

[116] Zhao X，Coulman S A，Hanna S J，Wong F S，Dayan C M，Birchall J C. Formulation of hydrophobic peptides for skin delivery via coated microneedles. Journal of Controlled Release，2017，265：2-13.

[117] Parrilla M，Cuartero M，Padrell Sánchez S，et al. Wearable all-solid-state potentiometric microneedle patch for intradermal potassium detection. Analytical Chemistry，2019，91（2）：1578-1586.

[118] Sackstein R，Merzaban J S，Cain D W，et al. Ex vivo glycan engineering of CD44 programs human multipotent mesenchymal. Nature Medicine，2019，25：1471.

[119] Dervisevic M，Alba M，Adams T E，et al. Electrochemical immunosensor for breast cancer biomarker detection

using high-density silicon microneedle array. Biosensors and Bioelectronics，2021，192：113496.

[120] Heifler O，Borberg E，Harpak N，et al. Clinic-on-a-needle array toward future minimally invasive wearable artificial pancreas applications. ACS Nano，2021，15（7）：12019-12033.

[121] Li J，Lu H，Wang Y，et al. Interstitial fluid biomarkers' minimally invasive monitoring using microneedle sensor arrays. Analytical Chemistry，2022，94（2）：968-974.

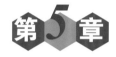

# 基于生物医用微针的皮肤疾病诊疗

## 5.1 引言

皮肤是保护机体免受外界有害因素入侵的强大生理屏障，它由表皮、真皮和皮下组织三部分组成[1]。表皮是复层扁平上皮，其厚度为 $100\sim150\mu m$，由浅到深依次为角质层（SC）、透明层、颗粒层、棘层、基底层[2]。角质层由 $15\sim20$ 层角质形成细胞组成，它们是保护皮肤免受外来物质侵害的主要屏障[3]。真皮是皮肤中最厚的部分，厚度为 $3\sim5mm$[4]。真皮上层由薄胶原束、弹性蛋白纤维和成纤维细胞组成，为乳头状真皮，厚度为 $100\sim200\mu m$。乳头状真皮中含有大量的水分、多糖-多肽复合物和血浆蛋白。乳头状真皮之下是网状真皮，由粗弹性纤维和粗胶原束组成；这层真皮富含神经纤维、血管和淋巴管。皮下组织存在于网状真皮下，由脂肪小叶和疏松结缔组织组成，厚度可达几毫米，其中还包含血管、淋巴管和神经[5]。由于皮肤中含有丰富的血管、淋巴管，且与人体其他部位存在着良好的相互联系，因此皮肤独特的生理结构和成分构成为皮肤疾病诊疗提供了重要的前提。但是，皮肤屏障一方面保护人体免受病原体侵害，同时也严重阻碍了药物的透皮渗透。

透皮给药（TDD）是指通过皮肤进行局部或全身治疗的给药途径[6]。与其他给药途径（口服、注射等）相比，TDD 可以避免胃肠道消化酶代谢和首过效应，持续输送药物以保持治疗浓度，最大限度地减少疼痛和感染风险，并提高患者的依从性[7-9]。然而，只有中等亲脂性的较小分子药物（$<500Da$）才能自由穿透皮肤，而大分子药物通常受到角质层屏障的阻碍，生物利用度非常低[10]。因此，克服角质层的阻碍，增加皮肤的渗透性是透皮给药的关键。为了解决这些问题，人们开发了各种技术（包括超声波、离子电渗、3D 打印、低频超声导入及冲压和电穿孔等）来提升透皮给药的效率。但是，上述技术在提高大分子药物的透皮渗透率方面所显示出的效率仍然非常有限，且不便于操作。近年来，微针因其特殊的优势已经成为新一代的透皮递送系统。与常规的注射针头相比，微针一般仅穿透

表皮，药物借助微针在皮肤中形成的微孔道进入体内，这一过程产生的创伤极小，几乎不损伤神经与血管。新兴的微针技术大大提高了药物递送效率，并且扩展了可用于透皮治疗的药物种类，减少了与全身暴露相关的不良反应，在临床应用中显示出巨大的潜力。

## 5.2　针对不同皮肤病诊疗的微针设计原理

### 5.2.1　浅表肿瘤

浅表肿瘤分为浅表的良性肿瘤和浅表的恶性肿瘤。目前传统的治疗方法（如化疗、放疗和光疗）和新兴的治疗方法（免疫疗法等）对浅表肿瘤的治疗都有一定的局限性。例如，治疗药物分布的非特异性导致的严重不良反应和癌症复发的高风险。为了提高靶向效率，局部给药已经成为浅表肿瘤治疗的一种潜在趋势。然而，皮肤的角质层对抗癌药物的透皮渗透和吸收起到了较大阻碍作用，影响了局部治疗的效果。因此，利用微针的透皮优势，研究人员研发了多种基于微针的透皮给药策略，以突破生理屏障，并使治疗药物直达肿瘤部位，从而提高疗效、减轻不良反应。

#### 5.2.1.1　化疗

术后化疗作为一种传统的治疗策略，已广泛应用于大多数癌症患者。目前，应用于浅表肿瘤治疗的化疗药物（包括多柔比星、多西他赛、顺铂和奥沙利铂等）一般采用静脉给药。但这些药物大多易产生耐药性，并可引起骨髓抑制、神经毒性和肾毒性等多种不良反应。微针的出现为浅表肿瘤的治疗提供了一种方便、微创的局部给药方法。微针不仅可以提高化疗药物透皮给药的效率，使化疗药物在肿瘤局部分布更均匀，还可降低化疗药物的给药剂量，从而减轻化疗药物对全身的毒性反应。

顺铂通常通过诱导 DNA 损伤、促进细胞周期阻滞、增加细胞凋亡率等方式杀死癌细胞，但因全身毒性严重限制了其临床应用。Lan 等研发了一种新型的可溶解微针贴剂，其可以用于顺铂透皮给药[11]。他们制备了含有负载顺铂的 pH 敏感脂质纳米颗粒的可溶性微针。微针插入皮肤后，纳米颗粒从针尖中释放，被肿瘤细胞捕获，从而显著提高对肿瘤细胞的杀伤毒性，促进肿瘤细胞凋亡。此外，与全身给药相比，微针给药表现出最小的全身毒性和副作用。静脉注射紫杉醇的强骨髓抑制作用常常导致患者淋巴细胞水平较高，中性粒细胞水平较低；而使用微针给药可以通过减少体循环避免这一副作用。以上结果表明，微针在对于血液系统的安全性方面也优于传统给药方式。

5.2.1.2　光疗法

光疗法包含光动力疗法（PDT）和光热疗法（PTT）。PDT 是临床上近年来新兴的一种治疗方式，它依赖光敏剂、特定波长的光和分子氧的结合来产生活性氧（ROS）并诱导局部靶细胞（如肿瘤细胞、病毒感染细胞等）死亡。然而，由于光敏剂的靶组织选择性低、稳定性差和严重的皮肤光毒性，PDT 在临床上的应用仍存在诸多限制。为了解决这些问题，微针已被作为一种靶向传输工具，用于 PDT 治疗浅表肿瘤。到目前为止，5-氨基乙酰丙酸（ALA）是局部浅表肿瘤治疗中应用最广泛的光敏剂。然而，ALA 对皮肤的渗透能力较差，严重限制了其透皮治疗的效果。因此，使用负载 ALA 的可溶性微针治疗浅表肿瘤可以极大程度改善治疗效果。微针可直接将 ALA 输送到皮肤肿瘤部位，再通过 PDT 有效消除肿瘤组织。在可溶性微针尖端负载光敏剂可以进一步增强光敏剂在皮肤中的穿透性，减少光敏剂在微针针体末端残留。微针除了负载光敏剂还可以搭载产氧成分以进一步增强光动力疗效。Tham 等将二氧化锰和酞菁共同搭载在有机硅纳米载体中，二氧化锰可催化内源性的 $H_2O_2$ 产生氧气，从而改善肿瘤中的乏氧环境，在光照和光敏剂作用下产生更多 ROS。该纳米粒子与丝裂原活化蛋白激酶通路抑制剂联合作用，有效地杀死肿瘤细胞[12]。

PTT 是治疗浅表肿瘤的另一种光疗法。它利用光吸收剂在近红外光照射下产生热量消融肿瘤细胞。PTT 的优点是通过激光的高可控性，仅在光照局部区域破坏肿瘤，从而降低全身副作用。PDT 依靠光敏剂在近红外光照射下产生的 ROS 来杀死癌细胞，而 PTT 则利用光热转换来"烹饪"肿瘤细胞。这样的特性可以避免肿瘤缺氧引起的 ROS 产生不足，从而获得最佳疗效。金纳米粒子（AuNPs）通过局部表面等离子体共振将被吸收的光转化为强烈的局部热，可有效地利用光热效应消融肿瘤细胞。装载金纳米粒子的可溶性微针可通过分布在针尖的金纳米粒子提高微针的机械强度，并有效地将光转化为热。为了进一步增强治疗效果，可通过可溶性微针同时向肿瘤递送金纳米粒子和化疗药物。为了控制给药速率和实现药物精准释放，Chen 等发明了一种红外光谱敏感的聚合物微针用于多柔比星的可控传递。在这一设计中，光敏纳米材料（六硼化镧）和多柔比星被同时负载到聚己内酯微针中。在近红外光照射下，光敏纳米材料产热引发微针熔融（50℃），诱导多柔比星释放。此外，通过调节近红外光的波长、强度等参数，可以精确地控制近红外光敏感药物的释放曲线[13]。

5.2.1.3　免疫疗法

近年来，免疫疗法在各种类型癌症的治疗中都有着不俗的表现。癌症免疫治疗是通过激活患者自身的免疫系统来攻击恶性肿瘤细胞。一般来说，有效的抗肿瘤免疫反应的激活包括以下几个步骤：①肿瘤抗原的暴露；②抗原提呈细胞（APC）

对抗原的识别；③抗原的处理和呈递；④APC 向淋巴结转移并将抗原提呈给细胞毒性 T 细胞和辅助 T 细胞；⑤细胞毒性 T 细胞向原瘤床增殖和迁移，杀伤肿瘤细胞；⑥释放额外的抗原来招募和激活 APC，加强免疫反应。

近年来的研究证明，肿瘤抗原特别是肿瘤特异性抗原是肿瘤疫苗的重要组成部分，可诱导肿瘤特异性 T 细胞扩增和肿瘤细胞损伤。众所周知，皮肤是免疫系统的重要组成部分，皮肤中的免疫细胞、上皮细胞和基质之间存在密切的信号传导，以确保有效捕获外部抗原，并激活人体的免疫系统。Zaric 等[14]开发了一种装载卵清蛋白（OVA）的可溶性微针贴片，以靶向皮肤驻留树突状细胞（DCs）。在插入皮肤后，OVA 包裹的聚合物纳米颗粒被树突状细胞原位快速捕获。然后驻留的树突状细胞转移到引流淋巴结，随后诱导特异性 T 细胞显著增殖，以对抗已建立的 OVA 过表达 B16 黑色素瘤。除了模型蛋白质外，DNA 也被用作一种疫苗来激活免疫系统，用于癌症免疫治疗。Lee 等设计了用于编码 OVA 质粒和免疫佐剂的可溶性微针。他们利用离子间的相互作用，将药物分子与两亲性阳离子聚合物共轭形成纳米粒子。对小鼠肿瘤部位使用微针贴片处理后，纳米粒子被 APC 有效内化，随后引发微针对 B16/OVA 黑色素瘤的强大的 OVA 特异性免疫反应[15]。在另一设计中，他们还设计了纳米复合材料负载的可溶性微针，纳米复合材料由 pH 敏感聚合物、OVA 质粒和免疫佐剂组成。当纳米粒子被递送到富含免疫细胞的表皮/真皮层时，纳米复合材料才会被分解，随后释放包被物以产生疗效[16]。

如果可以诱导 T 细胞产生针对肿瘤表面特异性突变的新抗原的特异性免疫反应，则可增强抗肿瘤免疫效果。但是，由于肿瘤的异质性、基因组的不稳定性和体内外相关性差异，在临床试验中很难识别新抗原，更不用说引起强有力的抗原特异性免疫反应。因此，整个肿瘤细胞溶解产物往往被用作广谱抗原来激活免疫系统。Ye 等开发了一种负载 B16F10（小鼠皮肤黑色素瘤细胞）完整裂解液的微针系统，用于癌症免疫治疗[17]。他将含有黑色素的 B16F10 肿瘤细胞和粒细胞-巨噬细胞集落刺激因子装载于针体内，微针插入皮肤后，佐剂就会募集并激活树突状细胞，并促进其对从微针中释放的肿瘤抗原的捕获。此外，黑色素可以吸收近红外光产生局部热，进一步增强树突状细胞的募集和迁移。体内实验结果表明，这种光敏反应的微针贴片可以显著改善肿瘤环境中的 T 细胞浸润，并在已建立的肿瘤环境中诱导更有效的抗肿瘤作用。

如上所述，PTT 可将近红外光转化为热能，有效诱导肿瘤细胞不可逆的死亡。最近的研究[18]表明，肿瘤细胞的大规模死亡也可以促进"危险信号"和肿瘤特异性抗原的释放，从而引发系统免疫反应以清除残留的肿瘤细胞。在这方面，Chen 等通过开发一种核-壳结构微针递送光敏剂和免疫药物引起强烈的免疫反应[19]。在该方法中，光敏剂（吲哚菁绿）负载的纳米颗粒主要分布在微针的壳层上，而微针的核心成分是负载吲哚胺 2,3-双加氧酶（IDO）抑制剂的交联水凝胶。当微针插入皮肤后，在近红外光照射下，释放的装载光敏剂的纳米颗粒将近红外光转化为热能来杀死原发肿瘤细胞。随后，大量的肿瘤相关抗原从死亡的肿瘤细胞中释放出来，促进树突状细胞成熟和细胞因子的分泌。IDO 抑制剂进一步缓解了肿瘤微环境中的免疫抑制，最终诱导对原发性和已经转移的肿瘤细胞的强烈免疫反应。

在高度免疫抑制的肿瘤微环境中，T 细胞功能的发挥往往受到阻碍，导致免疫应答无效。在绝大多数肿瘤微环境中，程序性死亡蛋白-1（PD-1）和细胞毒性 T 淋巴细胞相关抗原 4（CTLA-4）通过激活肿瘤诱导的 T 细胞抑制实现免疫逃逸。最近的研究表明，检查点阻断疗法（如抗 PD-1/PD-L1 或抗 CTLA-4）可以通过逆转免疫抑制来提高抗肿瘤作用。然而，这些治疗策略在系统给药后对浅表肿瘤的治疗效果并不理想。为了解决这一问题，Wang 等开发了可降解的微针，用于抗 PD-1 药物的透皮递送[20]。含有抗 PD-1 药物和葡萄糖氧化酶的 pH 敏感的纳米颗粒被装载在微针中。微针被插入肿瘤部位后，葡萄糖氧化酶催化葡萄糖氧化为葡萄糖酸，局部酸性环境加速了纳米颗粒的降解，进而诱导抗 PD-1 药物的持续释放。体内实验结果显示，微针在 B16F10 黑色素瘤细胞中产生了强烈的免疫反应。此外，另一项研究结果证明，多种疗法协同治疗可通过多种机制调节肿瘤微环境的免疫抑制，从而对各种肿瘤获得理想的治疗效果。Ye 等[21]设计了一种微针贴片，联合抗 PD-1 药物和 IDO 抑制剂，用于协同治疗黑色素瘤。透明质酸结合 IDO 抑制剂、抗 PD-1 药物组装成纳米颗粒，然后将复合纳米颗粒装载入微针。该联合疗法通过阻断 PD-1/PD-L1 和 IDO 介导的色氨酸缺失的协同作用，调节肿瘤微环境的免疫抑制，从而增强抗肿瘤疗效。此外，Yang 等同样也构建了一种核壳结构的微针贴片[22]，将抗 PD-L1 药物和 IDO 抑制剂联合使用，利用 IDO 抑制剂和针材（聚乙烯醇）之间的相互作用，通过防止 IDO 抑制剂的过早结晶来改善药物负载，其抗肿瘤效果也明显优于瘤内注射。

### 5.2.2 伤口和瘢痕

#### 5.2.2.1 伤口

皮肤具有良好的再生能力，正常皮肤受到损伤后立即开始精细、复杂、连续的愈合进程以恢复皮肤完整结构与功能。伤口愈合过程主要分为四个阶段：止血期，炎症期，增殖期，重塑期。止血期血管迅速收缩，外源凝血系统被激活从而促进纤维蛋白原转化为纤维蛋白；红细胞、血小板与交联排列的胶原纤维聚集在伤口局部形成血凝块封闭受损血管；聚合的血小板活化及黏附形成血栓，产生止血作用。炎症期大量白细胞和巨噬细胞浸润到伤口局部从而清除坏死组织，预防伤口感染；大量的生长因子、白细胞介素和肿瘤坏死因子等也参与伤口愈合炎症期环节[23]。增殖期形成由增生的成纤维细胞及新生薄壁的毛细血管组成的肉芽组织，伴有炎性细胞浸润，同时产生大量Ⅲ型胶原蛋白。重塑期角质形成细胞、成纤维细胞和巨噬细胞等分泌多种基质降解酶分解多余细胞外基质，组织强度更高的Ⅰ型胶原逐渐代替Ⅲ型胶原，平行排列的Ⅰ型胶原蛋白束能增强组织强度（图 5-1）。

　　伤口感染及自身疾病的存在如糖尿病、外周血管疾病或长期局部受压等可显著降低皮肤再生能力，导致伤口的慢性化。在美国大约有 650 万人口存在慢性伤口，而每年花费在伤口治疗方面的经费高达 250 亿美元[24]。在中国，由创伤所致的皮肤慢性难愈合伤口以中青年为主，糖尿病、压迫性和静脉性溃疡以 60 岁以上的老年人为主。近年来，随着糖尿病和肥胖等慢性疾病患者的增多，慢性伤口的发生率呈逐年递增趋势。特别是糖尿病溃疡，是全球最主要的非创伤性肢体截肢的原因。慢性伤口引起的疼痛、感染等不良反应及带来的长期经济消耗严重影响患者的生活质量。

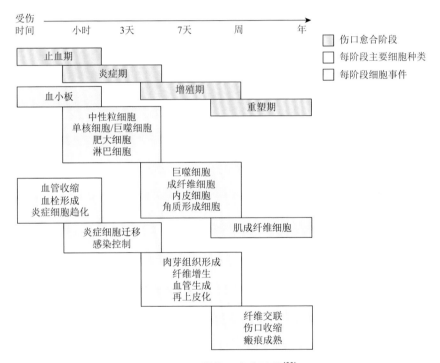

图 5-1　正常伤口愈合阶段[23]

1）慢性伤口的病理生理改变

　　慢性创伤有很多种，如糖尿病足溃疡、静脉性下肢溃疡和压力性溃疡，不同类型慢性伤口的原因不同，但它们都有一些共同的基本特征。急性创伤的炎症期持续数天到数周，而慢性伤口往往处于持续的炎症期，无法进入下一阶段。这种病理愈合受多种因素影响，包括血管生成不足导致过度缺氧、促炎细胞因子和基质金属蛋白酶（MMP）持续过表达及感染等。过量的 MMP 会使得生长因子失活，抑制正常的细胞外基质（ECM）合成，同时损伤细胞活性和细胞内信号传导；受损的免疫细胞不能有效地攻击病原体，感染得不到控制[25]。伤口局部的缺氧会进一步加重免疫细胞功能受损，形成典型的慢性伤口。缺氧也是导致伤口慢性化的原因之一。氧可为炎症反应、细胞增殖、胶原增生、表皮再植等各个环节提供能量，氧及氧诱导生成的 $H_2O_2$ 等 ROS，对于局部抗菌和刺激血管形成十分重要。慢性伤口外周循环不佳及炎症等导致局部氧供减少会削弱白细胞抗菌活性，进一步延缓伤口愈合。缺氧可通过诱导细胞死亡和产生利于细菌定植的痂而加重感染，进而导致生物膜的形成，局部用药难以到达伤口床来帮助伤口走出锁定的炎症循环（图 5-2）[26]。

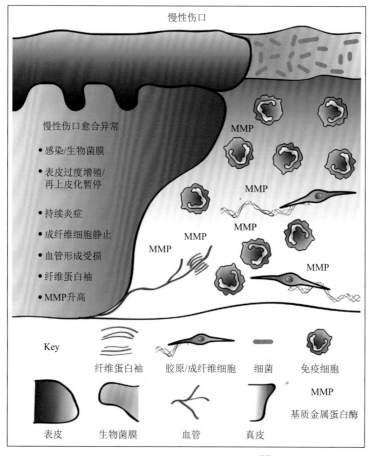

**图 5-2 慢性难愈合伤口示意图**[25]

2）促进伤口愈合策略

标准的伤口护理主要包括去除坏死组织，消除细菌负荷，保持伤口湿润同时吸干过多渗出物，促进健康细胞长入伤口边缘（图 5-3）。在伤口愈合早期需要快速止血和抑制感染。目前，使用抗菌敷料或预防性抗生素在降低感染率方面取得了一定的成功，但也存在降低伤口愈合的速度及引起耐药性病原体的问题。缺氧、过量的 MMP 会引起持续的炎症，已有研究通过增加局部氧含量来促进伤口的愈合。朱锦涛和陶娟教授团队研发的光热控制 $CO_2$ 释放的水凝胶敷料，利用温敏水凝胶接触伤口后凝固成型的特点达到 $CO_2$ 高效进入伤口周围组织的目的，从而改善伤口缺氧环境[27]。此外，已有一些支架材料负载有效的生物成分，如外源性生长因子，主要加速伤口的增殖阶段，提高伤口愈合质量。例如，血管内皮生长因子（VEGF）和血小板来源生长因子（PDGF）可促进内皮细胞的迁移和生发，可应用到存在内皮细胞功能失调的糖尿病伤口中[28]。

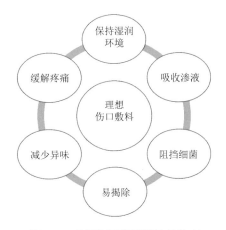

图 5-3　理想伤口敷料所具备特点

近年来，对于伤口敷料的研究除了专注于伤口环境的改变和有效成分的递送，伤口药物递送的即时靶向识别和调节也成为这一领域的研究重点，主要包括：①主动递送工具；②基于智能材料的敷料；③包含集成传感器的敷料。理想的主动递送工具可以达到递送药物的可控释放。刺激-响应材料可以随着温度、pH、氧气水平和炎症酶的变化而释放药物，如感染发生时，细菌生物膜、pH 变化等可以触发敷料中药物释放，提高靶向性同时降低耐药率。带有集成传感器的伤口敷料可以实时感知伤口环境的各种信号，包括 pH、温度和氧气等，便于精准递送。

3）慢性伤口的微针治疗策略

微针阵列通过穿透各种物理和化学障碍、改善空间分布向目标区域提供治疗，从而提高治疗药物运输的效率，突出透皮递送的高效、靶向、可控、便捷等多种优势。在慢性伤口中，焦痂的存在、渗出液的排出和富含各种酶的复杂化学微环境会破坏局部给药治疗的递送，微针系统可通过控制单个针头的药物含量及空间分布，提高伤口床中的药物治疗效率[29]。根据递送方式不同，微针可分为被动释放、主动释放和智能响应释放三种[30]。研究者利用微针通过不同的方式提供各种治疗，促进伤口愈合，并解决慢性伤口微环境中的功能障碍。

被动释放是微针递送生物因子最简单的方式。尽管被动释放的微针一旦到达局部，其释放动力学就无法改变，但可以通过修改系统设计的不同组件在开发过程中对其进行优化[31]。这一技术已被用于解决许多不同的慢性伤口问题，包括感染和低血管化。制造抗菌微针的直接方法是用抗菌材料制备微针或者在微针结构中封装抗生素。Yi 等将硝酸锌（$Zn^{2+}$）加载到壳聚糖（CS）微针中，该微针在消除金黄色葡萄球菌和大肠杆菌方面的综合抗菌性能优于未负载的 CS 微针[32]。重要的是，与相同成分的局部涂膜相比，微针能够杀死更多的细菌，这凸显了微针在穿透生物膜和根除感染方面的重要意义。

微针还可用于细胞输送以调节伤口环境。在一项重要的研究中，可溶性微针被用于干细胞的输送，旨在通过分泌各种生长因子、外泌体和细胞因子来调节环境，以促进血管生成、细胞招募、免疫调节和 ECM 的重构。为了在利用其优势的同时规避干细胞递送相关的挑战，Lee 等创造了以 PLGA 外壳，负载细胞的 GelMA 为核壳的可分离微针[33]。使用此微针可以微创的方式将干细胞送到小鼠皮肤的伤口创面床。坚硬的 PLGA 外壳有助于微针穿透小鼠皮肤，而 GelMA 核层则提供了一个支持细胞功能的生物学适宜支架。PLGA 外壳的可控降解进一步防止了细胞的过度迁移，确保生物活性因子在创面床内的局部分泌。已有研究通过基于微针的干细胞递送来增强血管生成，进而改善小鼠伤口愈合。但由于插入人体皮肤微针的刚性有限，这种策略的临床转化还具有很大挑战。虽然可通过延长光交联时间来增加微针的机械强度，但这可能会显著降低微针内包裹细胞的活力。

虽然被动微针提供了简单易行的递送系统，但它们无法根据愈合过程中伤口环境的动态特性进行相应递送。Caffarel-Salvador 等研发了一种针对感染性伤口的光活性微针。光敏剂亚甲基蓝被装载到由 Gantrez®AN-139 组成的可溶性微针中以进行光动力抗菌化疗（PACT）。这种技术是利用光来激活光敏药物释放活性自由基来分解目标细菌[34]。在另一个基于微针的主动递送例子中，Zhang 等开发了一种可按需释放氧气的微针系统以改善伤口愈合效率[35]。如前所述，缺氧是慢性伤口愈合的主要挑战之一，导致细胞行为失调并为细菌感染创造适宜的环境。为了将伤口愈合所需的氧气输送到伤口床上，研究者将负载黑磷量子点（BP-QDs）和血红蛋白的 GelMA 微针插入受伤组织，并将 GelMA 微针留在伤口床内。利用 BP-QDs 的光热效应在近红外光辐照产生热量从而降低血红蛋白结合氧气的能力，导致氧气释放到伤口床中。该策略改善了糖尿病大鼠的伤口愈合，表现为更快的伤口愈合、更有组织的 ECM 重塑、更少的炎症信号和更高程度的血管化。

刺激-响应智能微针系统使用了可响应伤口环境变化的智能材料，从而增强伤口愈合。该系统结合了被动释放微针的简便性和主动系统的响应性，能够对慢性伤口的波动需求做出动态反应。近期，Chi 等的一项研究显示，其中由抗菌壳聚糖与负载 VEGF 的温敏性聚 N-异丙基丙烯酰胺（PNIPAM）水凝胶制备微针，可响应炎性慢性伤口的温度升高释放 VEGF。微针中壳聚糖与 VEGF 的结合不仅可对抗细菌感染，也可以改善慢性伤口缺乏血管的情况。实验结果表明，微针中的抗菌壳聚糖能够杀死金黄色葡萄球菌和大肠杆菌培养物中的大多数细菌，且应用于大鼠严重感染的伤口时，微针负载的 VEGF 能够加速创面闭合和促进肉芽组织、血管生成及胶原沉积[36]。

微针也被设计成通过施加机械力来促进伤口的物理闭合。机械作用微针可以通过保护组织免受机械应力和诱导伤口闭合来促进伤口愈合。Jeon 等使用了由可膨胀水凝胶壳和不可膨胀核组成的混合核壳结构微针；在微针插入伤口后，水凝胶吸收膨胀诱导伤口组织闭合。与手术钉相比，微针显著增加了对细菌浸润的抵抗性。此外，应用微针后，组织损伤不明显，瘢痕形成受限，愈合组织的机械强度增加，从而降低了伤口重新开放的易感性[37]。尽管微针主要被设计为药物递送系统，但有研究表明无药物微针也可促进伤口愈合。Yang 等认为，微针能促进伤口清创并诱导机械刺激以促进细胞增殖，从而加速增殖期并促进 ECM 重塑，但确切的机制和功效仍存在争议，需要进一步探讨[37, 38]。

#### 5.2.2.2　瘢痕

1）皮肤病理性瘢痕

皮肤瘢痕是创伤所引起的正常皮肤组织的外观形态和组织病理学改变的统称。据统计，发达国家每年新发 1 亿以上的瘢痕患者。瘢痕引起机体外观和功能的改变会影响患者的身心健康，降低患者的生活质量。病理性瘢痕包括增生性瘢痕、瘢痕疙瘩、萎缩性瘢痕和瘢痕癌等。瘢痕发病机制还未被阐明，不同类型瘢痕的发生发展机制也有所不同。公认的观点是成纤维细胞的异常增殖分化与细胞外基质的异常沉积是瘢痕形成的中心环节，参与其过程的主要分子有转化生长因子-β（TGF-β）、炎症相关细胞因子、MMP 家族等，此外机械力相关信号通路也被认为在调控瘢痕形成过程中发挥重要效应（图 5-4）[39]。

瘢痕现有的治疗方式繁多，主要可以分为五个大类：①手术切除；②瘢痕内注射包括肉毒素 A、博来霉素、糖皮质激素和氟尿嘧啶（5-FU）等；③光电技术治疗，包括点阵激光、脉冲染料激光、射频消融和强脉冲光治疗等；④外用药物，包括洋葱提取物、丝裂霉素 C 和咪喹莫特等；⑤物理治疗，包括硅酮凝胶、压力疗法、冷冻治疗、放射治疗及微针治疗等。

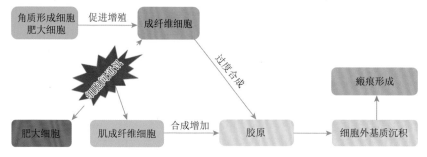

图 5-4 瘢痕形成机制

　　治疗方式的选择与瘢痕的类型、患者既往治疗史及患者依从性密切相关。手术切除可单独用于治疗瘢痕疙瘩，鉴于单纯手术切除瘢痕疙瘩的复发率高达 40%～100%，现通常与瘢痕内药物注射、光电技术治疗、物理治疗和外用药物等治疗方式联合进行。瘢痕内药物注射也是目前的主流治疗方式之一，可注射的药物种类繁多，包括糖皮质激素、博来霉素、5-FU、雷帕霉素、维拉帕米、多柔比星、肉毒素 A 和维 A 酸等，主要机制是抑制炎症反应及促进细胞凋亡。放射治疗瘢痕的机制为：通过削弱免疫细胞功能和减少功能紊乱的血管形成而强烈抑制炎症反应，诱导成纤维细胞凋亡，通过改变 miR-21/Smad7 介导的 p38 活化而减少胶原沉积。

　　不同类型的激光治疗瘢痕在临床实践中多有应用，如剥脱性激光（Er：YAG 点阵激光、$CO_2$ 点阵激光）、强脉冲激光和脉冲染料激光（585nm 和 595nm）等，针对不同类型的瘢痕选择不同的激光种类和参数。

　　常用的外用治疗瘢痕的药物包括洋葱提取物、丝裂霉素 C 和咪喹莫特等[40]。洋葱提取物在临床上多用于瘢痕的预防或者辅助治疗，洋葱提取物中的黄酮类化合物（槲皮素和山柰酚）抑制成纤维细胞增殖和胶原蛋白产生，阻止成纤维细胞的 TGF-β1/Smad 信号转导通路，抑制炎症反应进而减少瘢痕形成。咪喹莫特多用于耳廓瘢痕疙瘩切除后预防复发。

　　2）皮肤瘢痕的微针治疗策略

　　对于增生性瘢痕和瘢痕疙瘩，局部用药存在透皮递送效率低、药物持续时间短的劣势，手术、注射等方式医疗成本高，给患者带来的心理负担和疼痛感较大。微针的强穿透性、可控性和便捷性给增生性瘢痕的治疗带来了新的思路[41]。

　　曲安奈德和博来霉素局部注射是治疗增生性瘢痕的常用方法，现已研发出高机械强度的可递送曲安奈德及博来霉素微针用于增生性瘢痕的治疗。在治疗瘢痕的同时，减轻了药物多次注射引起的痛苦，提高了患者的依从性[42]。此外，中药紫草素微针在增生性瘢痕的治疗上也取得了良好的效果。南洋理工大学的 Ning 等将紫草素与透明质酸混合，制备出具有足够机械强度的可穿透皮肤的微针，并在体外研究中证实紫草素透明质酸微针能够显著降低增生性瘢痕成纤维细胞的活力和增殖，并下调纤维化相关基因（TGF-β1、FAP-α 和 COL1A1），其性能优于没有人皮肤成纤维细胞（HSF）功能化或微针辅助的给药系统[43]。

对于萎缩性瘢痕，微针扎入皮肤后创造了微通道和真皮层面的微损伤，轻微的炎症反应可以刺激胶原增生和重排，诱导伤口愈合程序，促进萎缩性瘢痕的修复[44]。微针治疗前后的基因表达谱分析显示，瘢痕局部 I 型胶原蛋白表达以及糖胺聚糖、VEGF、成纤维细胞生长因子（FGF）、表皮生长因子（EGF）和转化生长因子 TGF-β 等重要信号分子表达上调；同时微针治疗后其表皮增厚、真皮胶原蛋白和弹性纤维沉积也增加。目前有相应微针设计应用于萎缩性瘢痕的临床研究，体现出其较好的疗效。一项纳入了 472 名患者的 4 项随机和 10 项非随机对照研究的荟萃分析表明，微针与富血小板血浆（PRP）联合治疗萎缩性瘢痕，与没有 PRP 的微针疗法相比，临床改善率增加，且患者满意度更高，而严重不良反应（严重红斑及水肿）的发生率与单一治疗没有区别[45]。

微针治疗瘢痕的机制尚不明确，有研究者认为微针治疗瘢痕后，会产生轻微的炎症反应，导致瘢痕组织内 MMPs 被激活，诱导异常排列的胶原蛋白纤维降解，以达到瘢痕组织重塑的目的[19]。其次，微针被认为通过影响间隙连接蛋白，改变成纤维细胞感受的机械力，从而改变成纤维细胞中胶原蛋白生成和相关细胞因子分泌的过程。微针接触细胞引起细胞膜电位变化导致细胞活性显著升高，引起蛋白质、钾和生长因子的释放增加，刺激成纤维细胞向受伤区域的迁移，并促进胶原蛋白、弹性蛋白和蛋白多糖的产生[46]。

## 5.2.3　炎症性皮肤病

### 5.2.3.1　银屑病

银屑病是一种慢性炎症性皮肤病，全球有 2%~3% 的人患有此病[47,48]。由于该病的病因复杂，目前尚无彻底治愈的方法。银屑病的病程一般较长，并且经常反复发作，许多患者都需要终身治疗[49]。银屑病的临床治疗方法主要包括四种：外用药物治疗、光疗、传统系统药物治疗和生物制剂治疗。

外用药物治疗是大部分患者的首选疗法。轻度局限性银屑病可以单独应用外用药物进行治疗；但是中、重度银屑病患者一般不能采用单一外用药物治疗，通常与光疗或传统系统药物治疗联合应用。常用的外用药物主要有润肤剂、保湿剂、皮质类固醇激素、维生素 $D_3$ 衍生物、钙调磷酸酶抑制剂、维 A 酸类、抗 IL-8 单抗及焦油制剂等[50,51]。外用药物具有直接作用于皮损、快速起效、全身副作用少等优点，但其疗效维持时间较短，需要频繁使用，长期用药还可能导致局部出现不良反应，并且皮损泛发的患者使用不便，依从性存在较大差异[52]。

中、重度银屑病患者及外用药物治疗效果不理想的患者可以考虑光疗，即采用一定波长范围的紫外线进行照射。紫外线用于治疗银屑病是比较安全的，但由于对局部皮肤的刺激，部分患者可能会出现红斑、瘙痒和疼痛。目前临床中应用最广泛的是窄谱 UVB（NB-UVB），适用于中、重度寻常性银屑病及关节病性银屑病，而脓疱性和红皮病性银屑病患者慎用[53]。补骨脂素联合 UVA（PUVA）疗效也非常确切，可以在相当长的一段时间内最大程度地减少复发，但是，由于可能存在光老化、鳞状细胞癌甚至恶性黑色素瘤等相关风险，通常不推荐使用，长期照射的患者需要定期接受皮肤检查[54]。

银屑病的传统系统治疗药物主要包括甲氨蝶呤、环孢素和维 A 酸类。甲氨蝶呤具有抗增殖、抗炎和免疫抑制作用，是目前银屑病治疗中疗效最显著的传统药物之一。但是，长时间使用可能导致口腔溃疡、胃肠道反应，甚至骨髓抑制和肝肾损伤，因此，需要监测患者的血常规和肝肾功能[55]。环孢素同样是一种有效的免疫抑制剂，但其长期系统用药可能引起肾小球硬化症、淋巴瘤、肾功能不全和高血压等，因此其应用受到限制[56]。维 A 酸类药物存在致畸作用和血脂异常的潜在风险，通常可小剂量使用，也可与光疗联合应用[57]。

随着对银屑病发病机制研究的日益深入，越来越多针对关键致病分子/通路的生物制剂靶向治疗方法被开发出来。虽然大部分的银屑病患者使用生物制剂后疗效十分显著，但长期系统用药的安全性仍缺乏充足的研究和数据支持，有文献报道 TNF-α 抑制剂可能会增加结核和乙型肝炎的感染或激活风险[58, 59]，因此，使用生物制剂治疗之前要对患者的基础健康状况进行全面的评估，确定是否患有恶性肿瘤、自身免疫性疾病、感染性疾病等。

口服给药由于简便和成本低的特点，是目前最常用的药物递送方式，传统系统药物一般采用口服固体药物形式给药（片剂、胶囊剂）[60]。口服剂型通常具有良好的理化稳定性，但是，肝脏的首过效应、胃肠内药物破坏会降低其生物利用度，某些消化道疾病或手术也对药物的吸收有影响[61, 62]，个体之间对药物的吸收和代谢也可能存在较大差异[63, 64]。除这些不利因素外，药物的口服固体剂型在儿童和老年人中的患者接受度也较低[65-67]。

胃肠外给药是口服途径不适用情况下的一种有效替代方法，可通过针头将药物引入体内，从而解决上述一些问题。比如生物制剂在胃肠道中通常会被降解，因此一般采用注射的方式给药。但是，胃肠外给药对专业操作技术的要求较高，成本也更高，并且注射会引起针刺出血和疼痛、感染风险及对局部组织的潜在伤害[68]。此外，口服和胃肠外途径这两种全身用药方式均必须以高剂量使用才能达到皮损的药物治疗浓度，存在产生系统性副作用的风险[69]。所以，对于银屑病的治疗，与系统用药相比，局部给药对患者来说不仅最方便，可提高依从性，还可以最大限度减少全身不良反应[70]。银屑病是一种慢性疾病，患者需要长期治疗，治疗方式的安全性优势对银屑病的疾病管理至关重要[71]。

对银屑病皮损发挥直接作用的局部给药方式将有利于产生更快和更有效的治疗反应。但是，作为人体最外层器官的皮肤与环境直接接触，形成了外界成分难以透过的保护屏障。目前用于银屑病治疗的常规局部制剂（软膏、乳膏和凝胶等）渗透性较差，药物吸收率低。银屑病皮损的过度增生、角化和鳞屑进一步限制了药物的透过，水分和神经酰胺水平降低及胆固醇水平升高还会使皮损处皮肤变得干燥、僵硬，这同样不利于药物的吸收[72]。因此，可能需要加大剂量或提高用药频次以实现理想的治疗功效，收益/风险比降低，并且频繁用药也可能导致皮肤刺激和其他不良影响，患者依从性也可能降低。为了有效提高药物经皮递送的效率，需要开发出新型的经皮给药方式，以尽量无创和方便的形式克服角质层屏障并使药物有效深入皮肤中。直接在皮肤病变部位给药不仅可以显著改善常规局部用药的功效，同时也可以降低全身用药的剂量，减少系统性副作用。因此，开发能够有效克服角质层屏障的新型无创/微创经皮给药技术在银屑病治疗中具有重要的临床意义。

应用微针技术经皮递送银屑病治疗药物突破了目前常规治疗方法的局限性，具有十分重要的研究意义和临床应用价值，近年来已有许多相关研究。

1) 微针经皮递送传统治疗药物

甲氨蝶呤是中、重度银屑病治疗指南中推荐的一线药物，但其起效慢，疗效不理想，长期系统性应用还可能导致各种副作用，因此其临床应用受到限制[73, 74]。局部使用甲氨蝶呤虽可减少全身不良反应，并提高生物利用度，但甲氨蝶呤的理化性质使其被动经皮扩散非常受限，借助传统凝胶和乳膏等方式来增强甲氨蝶呤的透皮吸收效果并不理想[75]。Nguyen 等首先发现使用 PLGA 微针（长度 500μm）与剥脱性点阵激光分别预处理皮肤均能够明显提高甲氨蝶呤的透皮效率[76]。Du 等首次设计制备了一种可调控药物剂量的载甲氨蝶呤可溶性微针贴片（长度 650μm）[77]。该微针贴片可抑制咪喹莫特（imiquimod，IMQ）诱导的小鼠银屑病样皮损形成，且疗效优于等剂量口服给药，因而可有效减少所需的药量及系统性副作用。该研究开发了一种方便、高效、安全、精准的新型甲氨蝶呤经皮递送策略，也为银屑病的治疗提供了新的思路。

由于甲氨蝶呤的亲水性，可溶性微针将其递送至皮肤中后，药物可能较快地从组织中被清除，因此需要低剂量频繁给药。为解决这一问题，Tekko 等先将甲氨蝶呤药液制备成纳米级别的胶体粒子，再载入可溶性微针（长度 850μm），实现局部缓释效应[78]。体外实验结果显示，使用该微针 2h 后，皮肤中甲氨蝶呤的含量约为使用直接载药可溶性微针的 1.2 倍；24h 后，皮肤中这种药物浓度优势仍然显著。利用纳米技术与可溶性微针的结合可能实现药物的局部缓释，为银屑病的长期疾病管理带来新的希望。

环孢素 A 是另一种治疗中、重度银屑病的系统药物，环孢素 A 的长期全身应用也可能引起严重副作用，包括高血压和肾功能不全等，开发高效的经皮递送系统有助于解决这一问题。以往的研究表明，传统环孢素 A 局部制剂治疗银屑病无效[79]，而皮损内注射环孢素 A 可显著改善局部治疗效果，但因操作不便和疼痛，接受度较低[80]。Jeong 等制备了负载环孢素 A 的可溶性微针（长度 600μm）以实现经皮给药[81]。研究结果显示，与口服环孢素 A 相比，载环孢素 A 可溶性微针从给药部位吸收进入系统循环明显减慢，并且其生物利用度为口服的 2.7 倍，可以在更长的时间内保持局部治疗有效药物浓度，减少快速吸收进入血液中的药物量，从而降低全身性，但其体外及体内药效尚待证实。

2）微针经皮递送生物制剂

肿瘤坏死因子-α（tumor necrosis factor-α，TNF-α）抑制剂是最早用于中重度银屑病治疗的生物制剂，但系统性使用需要相对较高的剂量才能在皮肤中达到局部有效的药物浓度，长期使用可能导致感染等副作用。局部给药可减少系统吸收，提高安全性，但大分子药物如蛋白质和多肽的透皮吸收一直未能找到理想的促渗方法。近年来，微针的出现为各种不同理化性质的药物开辟了经皮递送途径。Korkmaz 等利用可溶性微针（长度 700μm）包载抗 TNF-α 抗体尝试治疗银屑病皮损[82]。该微针可有效抑制银屑病小鼠模型的皮损表皮增生及白细胞介素-1β（interleukin-1β，IL-1β）的表达。

3）微针经皮递送小分子抑制剂

托法替尼是一种 JAK 抑制剂，可有效阻断多种炎性细胞因子的信号转导。虽然该药在临床试验中显示出对银屑病的良好疗效[83]，但系统性使用托法替尼可导致感染和血栓形成的风险增高，因此开发这类药物的局部使用方法有望降低系统用药的风险。Cárcamo-Martínez 等制备了负载柠檬酸托法替尼的可溶性微针（长度 1.15mm），并利用新生猪皮肤及透皮扩散池探究微针的经皮递送效率[84]。微针扎入 24h 后真皮中药物含量约为使用传统乳膏的 6 倍，表明载托法替尼的可溶性微针能够有效增强其透皮吸收，但缺乏疗效相关研究数据。

4）微针经皮递送外用药物

卡泊三醇-倍他米松软膏是临床上较为常用的银屑病外用药物，但角质层的阻碍降低了药物的吸收效率，起效缓慢，软膏黏腻的质地也使患者的依从性受到影响。Lee 等进行了一项临床试验，以评估透明质酸微针贴片（长度 650μm）促进外用药物透皮吸收对银屑病斑块的治疗效果[85]。10 位对局部卡泊三醇-倍他米松软膏治疗（至少 4 周）效果不佳的银屑病患者被纳入该研究，每晚在皮损处外涂软膏后再将微针扎入，治疗 1 周后患者的病情明显得到缓解，其中两名患者的皮损完全消退，但该试验存在样本量较少且缺乏安慰剂对照等局限性。

5) 微针实现经皮递送药物的联合治疗

银屑病关节炎(psoriatic arthritis, PsA)是银屑病的一种常见合并症,患者不仅出现银屑病皮损还伴有关节炎症状。他克莫司(tacrolimus, TAC)是一种对中、重度银屑病有一定疗效的免疫抑制剂,系统使用仍有毒副作用[86]。局部应用 TAC 可减少不良反应,但其透皮吸收能力较差。关节腔内注射双氯芬酸(diclofenac, DIC)已广泛用于治疗关节炎,但注射引起的损伤和疼痛导致患者依从性降低[87]。Yu 等设计并制作了一种分层的可溶性微针(长度 600μm),该微针的不同分层中分别包载 TAC 和 DIC,可将二者分别递送至皮肤和关节腔,以同时缓解皮损和关节炎症状[88]。结果表明,中间层的 TAC 进入浅表的皮肤中,而针尖层的 DIC 则被递送至更深的关节腔内。该微针不仅有效抑制了 IMQ 诱导的银屑病样皮肤炎症,其缓解关节炎症的效果也优于关节腔内 DIC 注射。该研究利用微针实现了药物的联合治疗,并为满足银屑病及其合并症同时治疗的需求提供了简便、有效的方法。

### 5.2.3.2　特应性皮炎

特应性皮炎(atopic dermatitis, AD)是炎症性皮肤病的典型代表,为皮肤屏障对变应原和病原体产生的炎症反应所致,常伴有瘙痒,具有慢性和复发性的特征,给患者的生理及心理带来巨大的影响。在特应性皮炎的治疗方面,虽然传统的保湿润肤、外用抗炎药物、紫外线光疗、系统治疗(包含新型靶向治疗),以及脱敏治疗等已相继面世,但对于中、重度特应性皮炎的患者收效仍相对有限。其中,通过改善药物制剂的递送手段提升治疗效果,以实现更好的润肤、抗炎效应,成为一种极具潜力的辅助治疗策略。

微针技术比传统增强渗透性的物理化学技术,如超声波和电穿孔等,能更有效地改善药物透皮递送的效率。微针能直接在皮肤表面形成微通道,可控地将药物无痛性地传送至皮肤,使得药物在局部发挥更直接的作用,同时进入体循环的剂量增加,整体效应增强。例如,Kim 等[89]在特应性皮炎的尘螨脱敏治疗中,着重比较了微针免疫治疗(microneedle immunotherapy, MNIT)相较于其他传统脱敏治疗方法的优势。特应性皮炎小鼠模型的研究表明,经过 4 周的脱敏治疗,尘螨提取物装载的微针贴片比相同剂量的皮下注射免疫治疗(subcutaneous immunotherapy, SCIT)对皮炎临床、病理及免疫学指标的改善情况更显著,且大致等同于 10 倍剂量的 SCIT 脱敏治疗效果。针对药物低溶解度带来的剂量限制问题,Jang 等[90]的研究则表明,通过引入悬浮液,借以聚合物的超声处理和成分优化,能有效地降低药物的粒径和悬浮液的分散稳定性,从而制备达到治疗剂量的载药体系。例如,经由皮损内注射传统合成型激素类药物曲安奈德通常能快速有效地缓解特应性皮炎疾病症状,但会带来注射深度控制不佳、疼痛等不良反应。而由于曲安奈德的低溶解度，已有的透皮微针给药系统在装载治疗剂量（$0.1\% w/w$）的药物时却面临挑战。Jang 等的实验则表明，在经由悬浮液的处理之后，大剂量的曲安奈德即可装载入溶解性微针，而该微针系统在特应性皮炎小鼠模型中能有效抑制皮损局部及体内系统的炎症水平。

在负载特应性皮炎传统治疗药物的基础上，可溶性微针还可赋予所载药物更多的功能性，以解决实际治疗中的诸多问题。例如，针对传统激素治疗的耐药问题，浙江大学药学院平渊教授团队[91]创造性地通过 CRISPR-Cas9 靶向的基因编辑手段，选择性敲除皮肤局部免疫细胞和角质形成细胞中与耐药相关的NLRP3（nod-like receptor family, pyrin domain-containing 3）炎性小体基因，并将其与地塞米松（Dex）共同包载于特制的溶解性微针贴片中。该具有基因编辑功能的可溶性微针递送载体在设计上还具有功能上的独特之处：NLRP3 炎症小体的破坏可以提高糖皮质激素治疗的敏感性；而 Dex 在入核过程中能够诱导核孔扩张，因此 Dex 在细胞内的递送将同时有助于基因组编辑剂的入核。在特应性皮炎小鼠模型实验中可以观察到，β-环糊精偶联的低分子量聚乙烯亚胺/金刚烷-双硫键-双胍（CP/Ad-SS-GD）联合 Cas9 基因编辑蛋白或 PLGA/Dex 传统激素的微针贴片均能一定程度上缓解特应性皮炎的症状，而双载该基因编辑蛋白与激素的纳米贴片在缓解特应性皮炎小鼠模型的皮肤水肿、红斑、皮肤搔抓及干燥等方面的抗炎效果最佳。此外，在瘙痒缓解方面，双载药物的溶解性贴片也表现出最优异的性能。

此外，生物材料本身也已被证实可参与免疫系统的调节。在特应性皮炎的治疗性微针方面，Chen 等[92]制备了可溶性的多聚 γ-谷氨酸盐微针（γ-PGA MNs）。此微针不仅可以穿透特应性皮炎模型鼠（Nc/Nga 小鼠）的表皮层，直接释放 γ-PGA进入 DCs 富集的区域，而且可以全方面改善特应性皮炎的临床及病理性免疫表型，包括降低皮炎的临床评分、改善表皮厚度和肥大细胞的浸润，下调 IgE 及 IgG1的血清水平。研究还发现高分子量（HMW, 1100 kDa）比低分子量（LMW, 200～400kDa）的 γ-PGA MNs 微针在免疫调节方面效果更显著。此外，γ-PGA MNs 还可作为一种药物递送载体。例如，绿茶中的儿茶素单体表没食子儿茶素没食子酸酯（epigallocatechin gallate, EGCG）作为一种抗氧化抗炎的药物，被认为是阿尔茨海默病的潜在治疗药物，但生物稳定性不佳。而将其装载于 γ-PGA MNs，并用左旋维生素 C 作为稳定剂制备的 EGCG 可溶性微针（EGCG/AA-loaded MNs）可以有效地避免氧化，从而高效发挥其生物学治疗效应[93]。

值得注意的是，不同于微针在其他炎症性皮肤病的应用，如银屑病的增厚性皮损，特应性皮炎往往伴随有皮肤屏障的破坏，故微针治疗药物递送的优势在某些情况下可能不能完全突显，且微针本身可能作为激惹物，存在进一步增加皮肤屏障的破坏、延缓愈合，且继发感染的风险。因此在实际应用中应充分考虑以上问题，谨慎选择特应性皮炎治疗的最佳微针体系。

## 5.3　展望与挑战

通过在皮肤中形成微孔道，微针可以显著增强药物的透皮渗透。与注射和口服给药相比，该技术具有微创无痛、易于自行给药、避免首过效应等独特优势。迄今为止，各种类型的微针的制造和应用已经逐步成熟，并已在许多疾病（包括皮肤疾病）的治疗性临床试验中得到批准。尤其是近年来，3D 打印技术的快速发展影响了生产制造及加工行业的格局。预计 3D 打印将使基于病理组织特性的个性化定制微针的制备工艺更加灵活，为许多慢性疾病的长期管理方案开辟道路。尽管微针的应用具有诸多优点，但也有一定的局限性。例如，使用微针在皮肤中形成的微孔道可能成为微生物进入体内的通道，从而可能导致病原体的入侵感染。但已有研究表明，与注射针头相比，由微针引起的进入皮肤中的微生物数量明显减少[94]。并且应用微针前在局部皮肤使用消毒剂可进一步降低微生物感染的风险。此外，过敏原的接触也可能导致过敏反应，这其实是制备微针所用材料的潜在问题。例如，不锈钢微针可能会随着时间的推移而被腐蚀，但使用钛作为制备材料则可以改善这一问题[95]。越来越多的聚合物微针通过采用具有低免疫原性的优良聚合物材料也可以大大减少过敏反应的发生。近年来关于微针安全性的研究表明，改进的微针贴片在应用于人体皮肤后具有较好的生物相容性[96]。相对较低的成本和简便的操作方法对于提高患者的依从性来说也是十分重要的。大多数设计用于治疗的微针仍处于开发阶段，人的皮肤比小鼠厚得多，且存在个体差异，用于动物实验的标准化微针还需要逐步摸索和改进以应用于患者。微针技术药物/器械，特别是载药可溶性微针产品的研究周期长、投入大，包括开发精准控制药物剂量的方法、高效的大规模生产工艺及符合生产质量管理规范的标准化生产线等，这将需要更广泛的努力和严格的监管。

大量的皮肤病患者正饱受疾病的困扰，开发安全有效的治疗方法以达到理想的治疗效果至关重要。利用微针技术治疗皮肤病的临床试验已逐渐展示出令人充满希望的结果，这表明微针的应用已成为皮肤病学中一种具有重要意义和临床价值的策略，尤其是载药可溶性微针已经突显出使用方便、生物相容性好、载药量可控、便于加工、无医疗废物等优势。近年来，基于纳米材料及其技术的迅猛发展，纳米医学和微针技术的结合成为可能。利用纳米粒子的缓释特点，设计新型纳米联合微针技术的双重递送方法有助于克服药物半衰期短的限制。但是，微针经皮递送药物可能引起吸收、代谢及作用途径发生变化，目前的研究大多侧重于微针的制备和体外透皮效果的检测，仍需要开展体内效应、治疗机制及人体临床观察等大量的相关研究。

（华中科技大学同济医学院附属协和医院　陶娟，杜虹瑶，周诺娅，朱今巾，申晨）

## 参 考 文 献

[1] Wong R，Geyer S，Weninger W，et al. The dynamic anatomy and patterning of skin. Experimental Dermatology，2016，25（2）：92-98.

[2] Planz V，Lehr C M，Windbergs M. In vitro models for evaluating safety and efficacy of novel technologies for skin drug delivery. Journal of Controlled Release，2016，242：89-104.

[3] Danso M O，Berkers T，Mieremet A，et al. An ex vivo human skin model for studying skin barrier repair. Experimental Dermatology，2015，24（1）：48-54.

[4] Serrano-Castañeda P，Escobar-Chavez J J，Rodriguez-Cruz I M，et al. Microneedles as enhancer of drug absorption through the skin and applications in medicine and cosmetology. Journal of Pharmacy & Pharmaceutical Sciences，2018，21（1）：73-93.

[5] Jepps O G，Dancik Y，Anissimov Y G，et al. Modeling the human skin barrier--towards a better understanding of dermal absorption. Advanced Drug Delivery Reviews，2013，65（2）：152-168.

[6] Marwah H，Garg T，Goyal A K，et al. Permeation enhancer strategies in transdermal drug delivery. Drug Delivery，2016，23（2）：564-578.

[7] Chen M，Quan G，Sun Y，et al. Nanoparticles-encapsulated polymeric microneedles for transdermal drug delivery. Journal of Controlled Release，2020，325：163-175.

[8] Lee H，Song C，Baik S，et al. Device-assisted transdermal drug delivery. Advanced Drug Delivery Reviews，2018，127：35-45.

[9] Moffatt K，Wang Y，Raj Singh T R，et al. Microneedles for enhanced transdermal and intraocular drug delivery. Current Opinion in Pharmacology，2017，36：14-21.

[10] Bos J D，Meinardi M M. The 500 Dalton rule for the skin penetration of chemical compounds and drugs. Experimental Dermatology，2000，9（3）：165-169.

[11] Lan X，She J，Lin D A，et al. Microneedle-mediated delivery of lipid-coated cisplatin nanoparticles for efficient and safe cancer therapy. ACS Applied Materials & Interfaces，2018，10（39）：33060-33069.

[12] Tham H P，Xu K，Lim W Q，et al. Microneedle-assisted topical delivery of photodynamically active mesoporous formulation for combination therapy of deep-seated melanoma. ACS Nano，2018，12（12）：11936-11948.

[13] Chen M C，Lin Z W，Ling M H. Near-infrared light-activatable microneedle system for teating superficial tumors by combination of chemotherapy and photothermal therapy. ACS Nano，2016，10（1）：93-101.

[14] Zaric M，Lyubomska O，Touzelet O，et al. Skin dendritic cell targeting via microneedle arrays laden with antigen-encapsulated poly-D，L-lactide-co-glycolide nanoparticles induces efficient antitumor and antiviral immune responses. ACS Nano，2013，7（3）：2042-2055.

[15] Duong H T T，Yin Y，Thambi T，et al. Highly potent intradermal vaccination by an array of dissolving microneedle polypeptide cocktails for cancer immunotherapy. Journal of Materials Chemistry. B，2020，8（6）：1171-1181.

[16] Duong H T T，Yin Y，Thambi T，et al. Smart vaccine delivery based on microneedle arrays decorated with ultra-pH-responsive copolymers for cancer immunotherapy. Biomaterials，2018，185：13-24.

[17]　Ye Y，Wang C，Zhang X，et al. A melanin-mediated cancer immunotherapy patch. Science Immunology，2017，2（17）：eaan5692.

[18]　Duan X，Chan C，Lin W. Nanoparticle-mediated immunogenic cell death enables and potentiates cancer immunotherapy. Angewandte Chemie（International ed. in English），2019，58（3）：670-680.

[19]　Chen M，Quan G，Wen T，et al. Cold to hot: binary cooperative microneedle array amplified photo-immunotherapy for eliciting antitumor immunity and abscopal effect. ACS Applied Materials & Interfaces，2020，12（29）：32259-32269.

[20]　Wang C，Ye Y，Hochu G M，et al. Enhanced cancer immunotherapy by microneedle patch-assisted delivery of anti-PD1 antibody. Nano Letters，2016，16（4）：2334-2340.

[21]　Ye Y，Wang J，Hu Q，et al. Synergistic transcutaneous immunotherapy enhances antitumor immune responses through delivery of checkpoint inhibitors. ACS Nano，2016，10（9）：8956-8963.

[22]　Yang P，Lu C，Qin W，et al. Construction of a core-shell microneedle system to achieve targeted co-delivery of checkpoint inhibitors for melanoma immunotherapy. Acta Biomaterialia，2020，104：147-157.

[23]　Baltzis D，Eleftheriadou I，Veves A. Pathogenesis and treatment of impaired wound healing in diabetes mellitus: new insights. Advances in Therapy，2014，31（8）：817-836.

[24]　Adam J，Singer R，Clerk A F. Cutaneous wound healing. New England Journal of Medicine，1999，1（1）：738-746.

[25]　Martin P，Nunan R. Cellular and molecular mechanisms of repair in acute and chronic wound healing. The British Journal of Dermatology，2015，173（2）：370-378.

[26]　Gottrup F. Oxygen in wound healing and infection. World Journal of Surgery，2004，28（3）：312-315.

[27]　Xie G，Zhou N，Gao Y，et al. On-demand release of $CO_2$ from photothermal hydrogels for accelerating skin wound healing. Chemical Engineering Journal，2020，403：126353.

[28]　Fu X，Sheng Z，Guo Z，et al. Healing of chronic cutaneous wounds by topical treatment with basic fibroblast growth factor. Chinese Medical Journal，2002，115（3）：331-335.

[29]　Barnum L，Samandari M，Schmidt T A，et al. Microneedle arrays for the treatment of chronic wounds. Expert Opinion on Drug Delivery，2020，17（12）：1767-1780.

[30]　Yang L，Yang Y，Chen H，et al. Polymeric microneedle-mediated sustained release systems: design strategies and promising applications for drug delivery. Asian Journal of Pharmaceutical Sciences，2022，17（1）：70-86.

[31]　Wang Y，Lu H，Guo M，et al. Personalized and programmable microneedle dressing for promoting wound healing. Advanced Healthcare Materials，2021，11（2）：e2101659.

[32]　Yi X，Wang C，Yu X，et al. A novel bacterial biofilms eradication strategy based on the microneedles with antibacterial properties. Procedia CIRP，2020，89：159-163.

[33]　Lee K，Xue Y，Lee J，et al. A patch of detachable hybrid microneedle depot for localized delivery of mesenchymal stem cells in regeneration therapy. Advanced Functional Materials，2020，30（23）：2000086.

[34]　Caffarel-Salvador E，Kearney M C，Mairs R，et al. Methylene blue-loaded dissolving microneedles: potential use in photodynamic antimicrobial chemotherapy of infected wounds. Pharmaceutics，2015，7（4）：397-412.

[35]　Zhang X，Chen G，Liu Y，et al. Black phosphorus-loaded separable microneedles as responsive oxygen-delivery carriers for wound healing. ACS Nano，2020，14（5）：5901-5908.

[36]　Chi J，Zhang X，Chen C，et al. Antibacterial and angiogenic chitosan microneedle array patch for promoting wound healing. Bioactive Materials，2020，5（2）：253-259.

[37]　Jeon E Y，Lee J，Kim B J，et al. Bio-inspired swellable hydrogel-forming double-layered adhesive microneedle protein patch for regenerative internal/external surgical closure. Biomaterials，2019，222：119439.

[38] Yang S Y，O'Cearbhaill E D，Sisk G C，et al. A bio-inspired swellable microneedle adhesive for mechanical interlocking with tissue. Nature Communications，2013，4（1）：1702.

[39] Profyris C，Tziotzios C，Vale I D. Cutaneous scarring：pathophysiology，molecular mechanisms，and scar reduction therapeutics：Part I. The molecular basis of scar formation. Journal of the American Academy of Dermatology，2012，66（1）：13-24.

[40] Berman B，Maderal A，Raphael B. Keloids and hypertrophic scars：pathophysiology，classification，and treatment. Dermatologic Surgery，2016，43（1）：S3-S18.

[41] Christopher I，Olabola A，Monica R P，et al. Review of applications of microneedling in dermatology. Clinical，Cosmetic and Investigational Dermatology，2017，10（1）：289-298.

[42] Xie Y，Wang H，Mao J Z，et al. Enhanced in vitro efficacy for inhibiting hypertrophic scar by bleomycin-loaded dissolving hyaluronic acid microneedles. Journal of Materials Chemistry B，2019，7（42）：6604-6611.

[43] Ning X Y，Wiraja C，Chew W T S，et al. Transdermal delivery of Chinese herbal medicine extract using dissolvable microneedles for hypertrophic scar treatment. Acta Pharmaceutica Sinica B，2021，11（9）：2937-2944.

[44] Casabona G，Alfertshofer M G，Kai O K，et al. Safety and efficacy of microneedling technology in the treatment of acne scars. Journal of Cosmetic Dermatology，2021，20（11）：3482-3491.

[45] Kang C，Lu D. Combined effect of microneedling and platelet-rich plasma for the treatment of acne scars：a meta-analysis. Frontiers in Medicine，2022，8：788754.

[46] Yeo D C，Balmayor E R，Schantz J T，et al. Microneedle physical contact as a therapeutic for abnormal scars. European Journal of Medical Research，2017，22（1）：22-28.

[47] Michalek I M，Loring B，John S M. A systematic review of worldwide epidemiology of psoriasis. Journal of the European Academy of Dermatology and Venereology，2017，31（2）：205-212.

[48] Parisi R，Iskandar I Y K，Kontopantelis E，et al. National，regional，and worldwide epidemiology of psoriasis：systematic analysis and modelling study. BMJ，2020，369：m1590.

[49] Lebwohl M. Psoriasis. Annals of Internal Medicine，2018，168（7）：ITC49-ITC64.

[50] Samarasekera E J，Sawyer L，Wonderling D，et al. Topical therapies for the treatment of plaque psoriasis：systematic review and network meta-analyses. The British Journal of Dermatology，2013，168（5）：954-967.

[51] Mason A R，Mason J，Cork M，et al. Topical treatments for chronic plaque psoriasis. The Cochrane Database of Systematic Reviews，2013，（3）：CD005028.

[52] van de Kerkhof P C. An update on topical therapies for mild-moderate psoriasis. Dermatologic Clinics，2015，33（1）：73-77.

[53] Morita A. Current developments in phototherapy for psoriasis. The Journal of Dermatology，2018，45（3）：287-292.

[54] Kemény L，Varga E，Novak Z. Advances in phototherapy for psoriasis and atopic dermatitis. Expert Review of Clinical Immunology，2019，15（11）：1205-1214.

[55] Carretero G，Ferrandiz C，Dauden E，et al. Risk of adverse events in psoriasis patients receiving classic systemic drugs and biologics in a 5-year observational study of clinical practice：2008-2013 results of the Biobadaderm registry. Journal of the European Academy of Dermatology and Venereology，2015，29（1）：156-163.

[56] Ho V C. The use of ciclosporin in psoriasis：a clinical review. The British Journal of Dermatology，2004，150（Suppl 67）：1-10.

[57] Katz H I，Waalen J，Leach E E. Acitretin in psoriasis：an overview of adverse effects. Journal of the American Academy of Dermatology，1999，41（3 Pt 2）：S7-S12.

[58] Piaserico S，Messina F，Russo F P. Managing psoriasis in patients with HBV or HCV infection：practical

considerations. American Journal of Clinical Dermatology，2019，20（6）：829-845.

[59] Snast I，Atzmony L，Braun M，et al. Risk for hepatitis B and C virus reactivation in patients with psoriasis on biologic therapies：A retrospective cohort study and systematic review of the literature. Journal of the American Academy of Dermatology，2017，77（1）：88-97.e85.

[60] Nielsen L H，Keller S S，Boisen A. Microfabricated devices for oral drug delivery. Lab on a Chip，2018，18（16）：2348-2358.

[61] Pond S M，Tozer T N. First-pass elimination. Basic concepts and clinical consequences. Clinical Pharmacokinetics，1984，9（1）：1-25.

[62] Varma M V，Obach R S，Rotter C，et al. Physicochemical space for optimum oral bioavailability：contribution of human intestinal absorption and first-pass elimination. Journal of Medicinal Chemistry，2010，53（3）：1098-1108.

[63] Tam Y K. Individual variation in first-pass metabolism. Clinical Pharmacokinetics，1993，25（4）：300-328.

[64] Stillhart C，Vučićević K，Augustijns P，et al. Impact of gastrointestinal physiology on drug absorption in special populations--An UNGAP review. European Journal of Pharmaceutical Sciences，2020，147：105280.

[65] Walch A C，Henin E，Berthiller J，et al. Oral dosage form administration practice in children under 6 years of age：A survey study of paediatric nurses. International Journal of Pharmaceutics，2016，511（2）：855-863.

[66] Orubu S，Okwelogu C，Opanuga O，et al. A survey of caregivers of Nigerian children less than 6 years of age to determine the experience and perception of acceptability of oral solid dosage forms. International Journal of Pharmaceutics，2018，536（2）：582-589.

[67] Walsh J，Ranmal S R，Ernest T B，et al. Patient acceptability，safety and access：A balancing act for selecting age-appropriate oral dosage forms for paediatric and geriatric populations. International Journal of Pharmaceutics，2018，536（2）：547-562.

[68] Bruce J，Wong I. Parenteral drug administration errors by nursing staff on an acute medical admissions ward during day duty. Drug Safety，2001，24（11）：855-862.

[69] Nast A，Gisondi P，Ormerod A D，et al. European S3-Guidelines on the systemic treatment of psoriasis vulgaris--Update 2015--Short version--EDF in cooperation with EADV and IPC. Journal of the European Academy of Dermatology and Venereology，2015，29（12）：2277-2294.

[70] Menter A，Korman N J，Elmets C A，et al. Guidelines of care for the management of psoriasis and psoriatic arthritis. Section 3. Guidelines of care for the management and treatment of psoriasis with topical therapies. Journal of the American Academy of Dermatology，2009，60（4）：643-659.

[71] Iversen L，Lange M M，Bissonette R，et al. Topical treatment of psoriasis：questionnaire results on topical therapy accessibility and influence of body surface area on usage. Journal of the European Academy of Dermatology and Venereology，2017，31（7）：1188-1195.

[72] Hoffman M B，Hill D，Feldman S R. Current challenges and emerging drug delivery strategies for the treatment of psoriasis. Expert Opinion on Drug Delivery，2016，13（10）：1461-1473.

[73] Menter A，Korman N J，Elmets C A，et al. Guidelines of care for the management of psoriasis and psoriatic arthritis：section 4. Guidelines of care for the management and treatment of psoriasis with traditional systemic agents. Journal of the American Academy of Dermatology，2009，61（3）：451-485.

[74] Amatore F，Villani A P，Tauber M，et al. French guidelines on the use of systemic treatments for moderate-to-severe psoriasis in adults. Journal of the European Academy of Dermatology and Venereology，2019，33（3）：464-483.

[75] Sutton L，Swinehart J M，Cato A，et al. A clinical study to determine the efficacy and safety of

1%methotrexate/Azone（MAZ）gel applied topically once daily in patients with psoriasis vulgaris. International Journal of Dermatology，2001，40（7）：464-467.

[76] Nguyen H X，Banga A K. Delivery of methotrexate and characterization of skin treated by fabricated PLGA microneedles and fractional ablative laser. Pharmaceutical Research，2018，35（3）：68.

[77] Du H，Liu P，Zhu J，et al. Hyaluronic acid-based dissolving microneedle patch loaded with methotrexate for improved treatment of psoriasis. ACS Applied Materials & Interfaces，2019，11（46）：43588-43598.

[78] Tekko I A，Permana A D，Vora L，et al. Localised and sustained intradermal delivery of methotrexate using nanocrystal-loaded microneedle arrays：Potential for enhanced treatment of psoriasis. European Journal of Pharmaceutical Sciences，2020，152：105469.

[79] Griffiths C E，Powles A V，Baker B S，et al. Topical cyclosporin and psoriasis. Lancet，1987，1（8536）：806.

[80] Ho V C，Griffiths C E，Ellis C N，et al. Intralesional cyclosporine in the treatment of psoriasis. A clinical，immunologic，and pharmacokinetic study. Journal of the American Academy of Dermatology，1990，22（1）：94-100.

[81] Jeong H R，Kim J Y，Kim S N，et al. Local dermal delivery of cyclosporin A，a hydrophobic and high molecular weight drug，using dissolving microneedles. European Journal of Pharmaceutics and Biopharmaceutics，2018，127：237-243.

[82] Korkmaz E，Friedrich E E，Ramadan M H，et al. Therapeutic intradermal delivery of tumor necrosis factor-alpha antibodies using tip-loaded dissolvable microneedle arrays. Acta Biomaterialia，2015，24：96-105.

[83] Krueger J，Clark J D，Suárez-Fariñas M，et al. Tofacitinib attenuates pathologic immune pathways in patients with psoriasis：A randomized phase 2 study. The Journal of Allergy and Clinical Immunology，2016，137（4）：1079-1090.

[84] Cárcamo-Martínez Á，Mallon B，Anjani Q K，et al. Enhancing intradermal delivery of tofacitinib citrate：Comparison between powder-loaded hollow microneedle arrays and dissolving microneedle arrays. International Journal of Pharmaceutics，2021，593：120152.

[85] Lee J H，Jung Y S，Kim G M，et al. A hyaluronic acid-based microneedle patch to treat psoriatic plaques：a pilot open trial. The British Journal of Dermatology，2018，178（1）：e24-e25.

[86] Lebwohl M，Freeman A K，Chapman M S，et al. Tacrolimus ointment is effective for facial and intertriginous psoriasis. Journal of the American Academy of Dermatology，2004，51（5）：723-730.

[87] Gossec L，Baraliakos X，Kerschbaumer A，et al. EULAR recommendations for the management of psoriatic arthritis with pharmacological therapies：2019 update. Annals of the Rheumatic Diseases，2020，79（6）：700-712.

[88] Yu K，Yu X，Cao S，et al. Layered dissolving microneedles as a need-based delivery system to simultaneously alleviate skin and joint lesions in psoriatic arthritis. Acta Pharmaceutica Sinica. B，2020，11（2）：505-519.

[89] Kim J H，Shin J U，Kim S H，et al. Successful transdermal allergen delivery and allergen-specific immunotherapy using biodegradable microneedle patches. Biomaterials，2018，150，38-48.

[90] Jang M，Kang B M，Yang H，et al. High-dose steroid dissolving microneedle for relieving atopic dermatitis. Advanced Healthcare Materials，2021，10（7）：e2001691.

[91] Wan T，Pan Q，Ping Y. Microneedle-assisted genome editing：A transdermal strategy of targeting NLRP3 by CRISPR-Cas9 for synergistic therapy of inflammatory skin disorders. Science Advances，2021，7（11）：eabe2888.

[92] Chen M C，Chen C S，Wu Y W，et al. Poly-γ-glutamate microneedles as transdermal immunomodulators for ameliorating atopic dermatitis-like skin lesions in Nc/Nga mice. Acta Biomaterialiaialia，2020，114：183-192.

[93] Chiu Y H，Wu Y W，Hung J I，et al. Epigallocatechin gallate/L-ascorbic acid-loaded poly-γ-glutamate microneedles

with antioxidant，anti-inflammatory，and immunomodulatory effects for the treatment of atopic dermatitis. Acta Biomaterialiaialia，2021，130：223-233.

[94] Donnelly R F，Singh T R，Tunney M M，et al. Microneedle arrays allow lower microbial penetration than hypodermic needles in vitro. Pharmaceutical Research. 2009，26（11）：2513-2522.

[95] Serhan H，Slivka M，Albert T，et al. Is galvanic corrosion between titanium alloy and stainless steel spinal implants a clinical concern? The Spine Journal. 2004，4（4）：379-387.

[96] Zvezdin V，Peno-Mazzarino L，Radionov N，et al. Microneedle patch based on dissolving，detachable microneedle technology for improved skin quality-Part 1：ex vivo safety evaluation. International Journal of Cosmetic Science. 2020，42（4）：369-376.

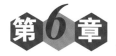

# 基于生物医用微针的皮肤美容策略

## 6.1 ▶ 生物医用微针在皮肤美容领域中的设计原理和策略

随着生活水平的提高，人们对皮肤美容年轻化的关注和需求逐渐上升。为此，化妆品和生物技术行业正在不断开发更多、更复杂的活性物质，旨在解决各种皮肤美容问题。活性物质的作用机制通常已被大量研究结果证实，但在实践中的使用效果却不令人满意。大多数活性物质很难穿透表皮屏障，在皮肤表面或者在经皮渗透过程中会发生分解，只有一小部分有机会能渗透到达皮肤深层。因此，活性物质的生物利用率偏低，导致治疗效果不理想。

微针对皮肤进行机械性穿刺，可以打破皮肤的连续性，从而增加活性物质的渗透性。许多研究结果表明，利用微针将药物透皮递送至不同的皮肤层，能够增加亲脂性和亲水性药物在皮肤部位的累积浓度。此外，微针进行穿刺时，产生大量微孔，诱发皮肤产生可控的炎症反应；用适当长度的针头穿透皮肤，在表皮下的血管中造成微细破损，释放血小板；启动伤口愈合过程，促进胶原蛋白、弹性蛋白、透明质酸、生长因子等生成。即微针对皮肤实施机械性或物理性微创损伤刺激后，经历炎症、增殖和重塑三个主要阶段，促进皮肤愈合，从而达到美容的目的[1]。

在皮肤美容领域，实用性微针主要包括固体微针和可溶性微针。固体微针可以通过微针本身的作用机制来刺激皮肤的自我修复。此外，固体微针穿刺皮肤形成孔道后，再涂覆药物或活性物质，可使其通过孔道进入皮肤组织，提高了活性成分的透皮效率。还可以将固体微针与射频等光热治疗相结合，设计射频微针治疗仪器，用于皮肤美容治疗。可溶性微针的针体为可溶解的基质，穿刺皮肤后针体可逐渐溶解，充分释放基质、负载的药物或活性成分等，负载量大，利用率高。

皮肤美容市场上微针设备种类繁多，不同设备微针的长度、数量、直径、配置和材料也各不相同，如滚轮微针、印章微针、电动微针等。滚轮微针是目前应用最广的一类微针，由手柄和滚轮组成，滚轮上均匀分布微针阵列，滚动滚轮时，微针即可均匀作用于局部皮肤。印章微针由手柄和印章头组成，印章头表面上分布有微针阵列，手柄垂直朝向皮肤表面时，印章头的微针即可垂直作用于局部皮肤。电动微针为弹簧等机械驱动的微针装置，由笔样手柄和可震动的微针头组成，针头数量较少，针头长度及针刺速度可调节。图 6-1 中给出了两种商用微针设备（Dermaroller® 和 Dermapen®）的实物图。Dermaroller® 是一种手持滚轮设备，配备医用级实心钢微针；Dermapen® 为弹簧加载的微针装置，可调节微针长度，通过电动模式作用于局部皮肤[1]。

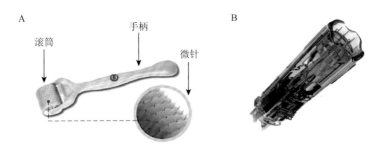

A
滚筒　手柄　微针

B

图 6-1　A. 手持滚轮微针 Dermaroller®；B. 电动弹簧微针 Dermapen®[2]

在微针设备的选择上通常应注意治疗部位、针头长度等因素。当治疗面积较大时，如头皮脱发区域等，可选用滚轮微针。当治疗小面积区域（例如，眼周区域、上唇上方区域、单个瘢痕和妊娠纹）时，可选用印章微针。其治疗头直径较小，确保了操作的精准度，使得它更容易作用于指定区域。电动微针针头数量较小，具有可调节性针头长度（0.25～2.5mm）及针刺速度（412～700 次/分钟）等特点，使用方便，准确性和精确度高，可适用于人体不同部位的所有皮肤区域。此外，不同治疗区域适用的针头长度也有区别。例如，在眼周选择 0.5mm 针头长度，而在面颊上则选择 2mm 针头长度。针头长度不超过 0.25mm 时，即使居家使用也是安全的；而使用 0.5mm 及以上的针头一般要求美容师或医生在医疗环境中进行[2]。

微针治疗可以改善多种皮肤美容问题，如皮肤光老化、皱纹、色斑、色素沉着、瘢痕、妊娠纹和脱发等。为增强治疗效果，微针疗法可以与 LED 光疗、富含血小板的血浆（PRP）、化学焕肤（果酸或水杨酸等）、干细胞、维 A 酸、维生素等相结合。皮肤微针疗法具有疗效好、副作用少、恢复时间短等优势，逐渐成为一种流行的美容和医疗方式。

## 6.2　生物医用微针在皮肤美容领域的研究进展

微针由于有能够直接突破皮肤屏障，通过微小的损伤刺激皮肤胶原蛋白、弹性蛋白、透明质酸、生长因子等生成，可将药物直接递送至皮肤深层等优势，在皮肤美容领域受到了关注。目前，固体微针和可溶性微针已实现商品化，不同种类的微针可联合药物治疗色斑、皱纹、痤疮、瘢痕、脱发等美容问题。同时，还有大量的固体微针、可溶性微针、中空微针的临床试验正在进行中。接下来，将分别介绍生物医用微针在美白祛斑、抗衰除皱、祛痘、生发等美容领域的研究进展。

## 6.2.1　美白祛斑微针

大多数人都想拥有明亮白皙的皮肤，而亚洲人容易出现色素性皮肤病，皮肤颜色普遍不均匀。黑色素由黑素细胞产生，黑素细胞位于表皮的基底层。在皮肤暴露于紫外线后，黑色素的合成会增加，从而通过吸收光线来保护皮肤细胞免受紫外线引起的损伤。虽然黑色素合成是一个重要的防御系统，但过多的黑色素形成会导致皮肤变黑和色素沉着性皮肤疾病，如黄褐斑、雀斑和老年斑等。美白类化妆品一直是护肤市场上最大的持续增长的部分，尤其是在亚洲。

黑色素的合成和调控是一个复杂的、多步骤的过程，抑制或减少过度活跃的黑素细胞黑色素合成，是目前市场上大多数美白类化妆品的常用策略。酪氨酸酶是催化黑色素合成第一步和限速步骤的关键酶，存在于黑素小体中。黑素小体是哺乳动物黑素细胞中储存和运输黑色素的细胞器。靶向酪氨酸酶的功能性成分必须到达表皮基底层，才能抑制酪氨酸酶的活性[3]。然而，由于皮肤角质层是物质进入皮肤的屏障，大多数霜剂或乳液类化妆品的有效成分难以渗透到目标部位。为了最大限度地发挥美白类化妆品中活性物质的功效，化妆品成分的渗透能力有限是要克服的主要障碍之一。

微针可以提高局部皮肤对化妆品的吸收能力。角质层被微针穿孔后，表皮（颗粒层、棘层、基底层）和真皮上层（乳头层）的细胞被微针刺激激活，加快血液循环和皮肤上层的新陈代谢[4]。因此，化妆品中的活性物质可以轻松穿过表皮屏障，高效地递送到黑素细胞，增强了美白效果。目前已有一些相关的动物和临床试验的研究，包括固体微针和可溶性微针，证实了美白微针的有效性和安全性。

### 6.2.1.1　固体微针

固体微针（solid microneedle）能在皮肤内产生微孔，有效改善药物经皮输送效率，增加外用美白成分的吸收能力。目前，研究使用的微针包括机械微针和电动微针，最常见的针长为 1.5mm。根据所处理的解剖位置或施加的压力，穿透深度从 0.1～1.5mm 不等[5]。联合使用的美白成分包括氨甲环酸[6]、维生素 C[7]、富血小板血浆[8]、非氢醌类美白剂和氢醌类美白剂。固体微针治疗会带来一定的疼痛感，一般在治疗前 30～60min 会使用表面麻醉剂进行预处理。在局部美白剂应用之前和（或）之后，在垂直、水平和对角线方向对拉伸的皮肤进行微针治疗。每 2～4 周进行一次微针治疗，每次 2～15 个回合，最常见的是 5 个回合。

目前，在皮肤美白方面研究最多的是固体微针联合外用药物治疗黄褐斑。通常，接受微针局部治疗的患者黄褐斑严重程度的改善随着治疗时间的增加而增加。单纯微针治疗即可改善黄褐斑严重程度，4 周时出现中等疗效，8 周后可呈现明显疗效，最大的改善出现在 12 周。甚至有的研究观察到治疗后 20 周的持续改善[4]。而在微针治疗后，局部涂抹含有美白成分的化妆品可进一步增加疗效。如在微针疗法中加入外用氨甲环酸可使导致黄褐斑面积及严重程度评分（melasma area severity index，MASI）进一步降低 39.6%[9]。与皮内注射相比，微针有相似的疗效、更高的患者满意度和更少的不良反应。

Cassiano 等[10]比较了口服氨甲环酸、外用 Triluma 三联祛斑霜（Galderma，Texas）和微针的各种组合的疗效，发现外用 Triluma 联合微针治疗在 16 周时比口服氨甲环酸联合外用 Triluma 治疗更有效（中位 MASI 降低率：52.7%vs 29.5%）。此外，联合外用 Triluma、口服氨甲环酸和微针疗法并没有进一步改善黄褐斑或生活质量评分。应该指出，口服氨甲环酸的不良反应比微针更显著。

在目前所有研究中，微针治疗的耐受性良好。常见的副作用包括短暂的灼烧、瘙痒和红斑。当微针单独使用或与局部用药联合使用时，没有色素沉着的报道[5]。在任何研究中均未发现瘢痕或严重的不良反应，它也可以用于深肤色的皮肤类型。目前的文献表明，在广泛的针长选用范围内（0.25～1.5mm），微针局部治疗效果都有所提高。这可能是由于角质层一旦被微针刺穿，就可以增加药物输送效率。然而，固体微针的疗效与操作者的经验密切相关，操作不当可能达不到预期的深度和均匀度。家庭微针设备加上适当的护理指导，可能会提供一种方便的、低成本的替代方案。未来的研究应关注基于家庭和办公室使用的微针设备。

### 6.2.1.2　可溶性微针

可溶性微针（dissolving microneedle，DMN）是最有效的透皮给药系统之一，通过微创刺穿皮肤屏障后，微针针体溶解，在溶解的过程中将目标药物递送到皮肤深层。可溶性微针操作简便，不依赖于操作者的经验，安全性高，可搭载多种有效成分进入皮肤。皮肤美白剂可负载到微针中，有效地传递到黑素细胞[11]。然而，目前对 DMN 的研究主要集中在生物制剂（如疫苗或激素）的传递上，负载皮肤美白剂的 DMN 相关研究还非常有限。

Lee 等[12]利用可溶性麦芽糖微针经皮递送美白成分抗坏血酸-2-葡萄糖苷

和烟酰胺，有效提高了美白效果。通过控制制备过程中的拉伸时间和麦芽糖黏度，将麦芽糖制备成长度 1200μm、尖端直径 60μm 的特殊尖锥形微针，插入皮肤后该微针在 20min 内溶解。用 UVB（ultraviolet radiation B，中波紫外线）照射棕色豚鼠皮肤，每周 1 次，连续 3 周，诱导皮肤色素沉着模型。第二次 UVB 照射后，每天使用一次空白微针和美白微针，连续使用 4 周。在 4 周内和 4 周后，与贴片和直接涂抹的方式相比，微针处理的皮肤显示抗坏血酸-2-葡萄糖苷和烟酰胺脱色更有效。动物结果表明，DMN 递送美白成分比外用药物的美白效果更好。

第一个用于人体的美白 DMN 是负载 4-正丁基间苯二酚的 DMN 贴片。4-正丁基间苯二酚是一种间苯二酚衍生物，广泛用于皮肤美白类功能性化妆品。该研究中的微针长度为 170μm，包含皮肤美白剂 4-正丁基间苯二酚、蒸馏水和透明质酸作为 DMN 的骨架，以及 1,3-丁二醇用于增强活性化合物的水溶性。通过初级刺激实验、累积刺激实验和致敏实验验证了 4-正丁基间苯二酚 DMN 贴片在人体的安全性。刺激实验中只有个别受试者出现轻度红斑，在致敏实验中，所有受试者均未出现过敏反应，证明 4-正丁基间苯二酚 DMN 贴片会引起轻微的皮肤刺激，发生率较低，因此被确定为化妆品使用的安全产品。微针贴片的美白效果通过黑色素含量指数（melanin index，MI）和 ITA° 值（ITA° 值是确定紫外线辐射暴露程度的工具，确定该值后可进行客观的肤色类型分类：非常浅、浅、中等、棕褐色、棕色和深色）进行了评价。45 例受试者中，日光性黑子 33 例，黄褐斑 7 例，雀斑 3 例，炎症后色素沉着 2 例。在随机、双盲、安慰剂对照研究中，4-正丁基间苯二酚 DMN 贴片的有效性是空白微针的两倍以上。此外，比较间隔 3 天和 4 天的 MI 测试结果，3 天的间隔测试被认为更有效（图 6-2）。因此，微针的皮肤美白效果随贴敷频率的增加而提高。该临床试验证实，DMN 贴剂通过靶向黑素细胞治疗皮肤脱色是有效和安全的[13]，DMN 贴片有潜力进入化妆品领域。

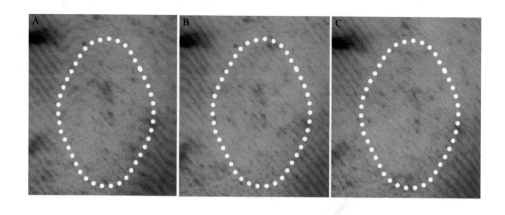

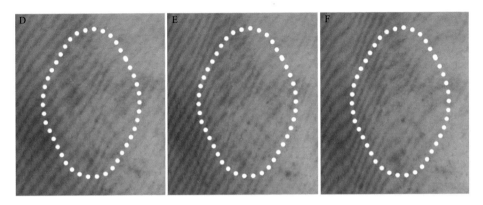

图 6-2　3 天间隔（A～C）和 4 天间隔测试（D～F）中，试验组 4-正丁基间苯二酚 DMN 贴片贴敷面积（白虚线）。在两个间隔测试中，试验组的色斑从 0 周（A、D）到 4 周（B、E）和 8 周（C、F）逐渐消失

　　DMN 可以克服一些药物的局限性。谷胱甘肽是一种天然的抗衰老物质，它可以阻止蛋白质硫醇被活性氧簇氧化。在制药工业中，还原型谷胱甘肽（glutathione，GSH）因其抑制酪氨酸酶活性的能力而被广泛用于皮肤美白。然而，GSH 渗透性差和恶臭气味限制了其在美容领域的应用。负载 GSH 的透明质酸 DMN 贴片能够增强 GSH 的皮肤渗透能力，并减少了臭味。GSH 负载率为 17.4% 的 DMN 贴片在插入猪皮 10min 内溶解，并在不被氧化的情况下释放出负载的 GSH。此方法的优势在于，利用功能性生物高分子减少 GSH 的特有气味，提高其经皮效率，而且无疼痛感[14]。

　　DMN 能够同时负载多种美白成分，联合发挥更好的美白作用。负载褪黑素、熊果苷、烟酰胺和氨甲环酸的透明质酸 DMN 在临床试验中表现出优异的美白功效和安全性[15]。褪黑素及其代谢物抑制酪氨酸酶活性和细胞生长；熊果苷通过降低酪氨酸酶活性抑制 α 黑素细胞雌激素（α-melanocyte-stimulating hormone，α-MSH）形成；烟酰胺对面部皮肤的耐受性非常好，并对老化皮肤起到有益的作用，如改善屏障功能，减少面部光老化现象，如纹理、毛孔大小和色素沉着斑；氨甲环酸通过干扰黑素细胞和角质形成细胞之间的相互作用来抑制黑色素合成。虽然用于制作 DMN 的每一种原料的安全性已得到验证，但各原料之间的相互作用仍可能引起副作用。因此，含有活性化合物的 DMN 必须进行化妆品的安全性评估。该临床研究发现，DMN 贴片在初级刺激实验、累积刺激实验和美白功效测试中均未导致任何刺激反应。在使用美白 DMN 贴片后，皮肤的亮度有明显改善，并且表现出比局部涂抹更好的效果[15]。

　　由此可见，微针技术在皮肤美白祛斑方面具有优异的安全性和有效性，表现出比局部涂抹更好的疗效，而且能够克服系统用药的不良反应，具有广阔的应用前景。应当指出，DMN 使用方便，能负载大量的、不同成分的美白剂，是目前美白化妆品研发的重要方向，但需要大量的动物和临床研究来推动其更快进入市场。

## 6.2.2　抗衰除皱微针

皱纹是皮肤老化的迹象。目前，针对皱纹的治疗方法包括外用制剂（包括面霜和血清）、注射、点阵激光、微针治疗、微晶磨削和化学剥脱等。事实上，抗皱微创治疗，如肉毒杆菌毒素注射、点阵激光、微针治疗和透明质酸（HA）填充，都是改善皱纹的常见方法。从"抗皱面霜"到各种填充剂，美容抗皱的研究主要集中在真皮的三个主要结构成分上，即胶原蛋白、弹性蛋白和糖胺聚糖（GAG）。微针治疗抗衰除皱的机制也主要是以下三类：①微针机械刺激原有胶原蛋白的重排，诱导产生新的胶原蛋白和弹性蛋白来填充已有皱纹。②微针产生的微通道增加有效抗皱活性成分（如活性肽类或疏水成分）的透皮吸收。③微针配方成分补充重要的细胞外基质，改善皱纹（如透明质酸）。

2002 年，费尔南德利用早期微针的原理，开发了一种覆盖着细小无菌针头的鼓形装置，以改善面部皱纹和皮肤松弛。基于前期的动物及临床试验结果推测，这种无菌微针抗皱的机制与治疗萎缩性瘢痕的机制类似：微针穿刺形成大量的微通道，这些微伤口直接刺激各种生长因子的释放，生长因子诱导真皮内胶原蛋白和弹性蛋白的合成与沉积，通过这些新产生的胶原蛋白来填补和改善已有的皱纹。目前，临床最常使用的微针装置是手动滚轮微针和电动笔式微针，在皮肤表面垂直滑动，直到皮肤表面可见均匀的点状出血。此外，电动笔式微针能调整工作速度和穿透深度，允许微针在不同深度高效地治疗大面积区域。

为达到最佳临床效果，微针的深度设定非常重要：不同治疗区域，微针深度设定不同。例如，与较薄的眼周皮肤相比，皮脂腺丰富的较厚皮肤需要更深的微针穿透。然而，研究发现，微针的长度并不能精确反映穿透深度。当电动微针的设置深度为 1.0mm 时，设置深度与微针的实际穿透深度一致；而设置深度大于 1.0mm（如 1.5mm 或 2mm）时，微针实际穿透深度低于设置深度[16]。另一项研究结果表明，针尖长度为 3mm 的微针穿透深度为 1.5～2mm，进一步证明微针长度并不一定能准确到达设定深度[17]。

微针治疗后皮肤紧致和皱纹减少的主要机制是刺激原有胶原纤维重组及新的胶原纤维和弹性纤维增加。研究表明，从开始治疗到皮肤胶原蛋白增加并产生明显的临床效果，至少有 6～8 周的滞后时间。因此，实心钢化微针的推荐治疗方案是，每两周或每月一次的微针治疗，连续进行 3～6 次治疗，以实现最佳的除皱效果和皮肤抗衰[18]。

瘢痕体质、活动性感染、免疫抑制或缺陷状态是微针治疗的禁忌证。治疗前避免暴晒，治疗区可外用利多卡因乳膏进行局部麻醉；常规清洁皮肤、对治疗区进行消毒；然后垂直放置微针设备，手动皮肤牵引，可沿多方向操作 3～6 次，直至治疗终点出现（可见密集分布的点状出血）。一般来说，额头、下眼睑和鼻梁上的皮肤用 0.5～1.0mm 的微针深度治疗，而脸颊、口周区域和身体各部位的瘢痕或皱纹通常用 1.5～3.0mm 的微针深度治疗。治疗后可立即用冰盐水浸湿的无菌纱布清理表面的血痂。术后 4h 内外用透明质酸凝胶或生长因子凝胶保护创面，4～72h 可外用保湿剂；5～7 天后，待所有红斑都消退后，再启用外用功效性产品。

微针治疗是微创性美容治疗，副作用发生概率低。常见不良反应包括轻度红斑、局部水肿和皮肤剥落，通常可在 48～72h 内消退。针尖微创出血是自限性的，在手术后几分钟内可以止血；色素沉着很少出现。在微针治疗后立即或一周内联合外用非处方化妆品及药物可能增加局部或系统过敏风险。在 2014 年发表的一系列病例中[19]，3 名患者在微针治疗期间局部外用维生素 C 后出现肉芽肿；斑贴实验证实这些患者对维生素 C 高度过敏。

除了钢化微针的机械刺激外，微针透皮导药系统在抗衰祛皱中也有应用。生物活性肽、多不饱和脂肪酸、植物多酚、低聚糖等都是管理和治疗皱纹的面霜和填充剂中最常用的成分。然而，现有配方的主要问题之一在于，多数化合物在皮肤中不易扩散，特别是生物活性蛋白质和多肽由于亲水性差和分子量大，通常不会渗透到皮肤中。微针能在皮肤上产生短暂的微米大小孔道，能改善传统抗皱化妆品透皮不良的难题。

透明质酸（HA），是一种普遍存在的蛋白质细胞外基质成分，类似于胶原蛋白和弹性蛋白，在组织再生中起着关键作用。在皮肤衰老时，HA 含量降低。HA 材料具有优异的生物相容性和非免疫原性，以及易于制造微针和长期保存的黏弹性特性，受到了广泛关注。通过 HA 微针可将生物活性成分（活性蛋白质和肽）导入皮肤，并保持其生物活性；同时，HA 本身可以维持皮肤的保水能力和弹性，对皮肤的质地和外观起到了促进作用，实现皮肤抗衰祛皱的预期效果。

MicroHyala 是 2004 年获得 FDA 批准的 HA 微针产品。近年也陆续出现一些负载不同亲水性抗皱化合物（如抗坏血酸和视黄酸视黄酯）的 HA 可溶性微针。这些新型贴片可有效释放负载的药物，改善皮肤皱纹，并且没有明显过敏或刺激症状。2019 年，Muhamment 等利用 HA 微针贴片负载精氨酸/赖氨酸多肽、乙酰八肽-3、棕榈酰三肽-5、腺苷和海藻提取物治疗皱纹，并进行为期 12 周的单中心观察。结果表明，该微针可在不同程度上增加皮肤水化，减少皱纹，增加皮肤厚度。同时这种微针耐受性良好，所有受试者均未报告任何主要或累积的皮肤反应[20]。在化妆品行业中，通过微针经皮给药的肽类化妆品研究主要包括三类：黑素抑制素、Rigin 和 pal-KTTK。在动物实验中，pal-KTTK 被认为可以刺激胶原蛋白的产生；Rigin 可以减轻炎症，下调 IL-6 水平。研究结果表明，用固体不锈钢微针对皮肤进行预处理，然后外涂肽类化妆品，仅可以增加极低分子量多肽（黑素抑制素）的渗透和分布，却不能促进相对较高分子量多肽（Rigin 和 pal-KTTK）的渗透和分布[21]。因此，还需研究使用不同微针方法（如溶解和溶胀 MN）来实现高分子量肽的有效递送。这些替代方法可能比固体微针更适用于基于蛋白质及肽类药妆的递送[2]。

此外，近年推出了新的欧盟认证、联合 LED（发光二极管）的滚轮微针（微针长度：1000μm）（图 6-3）[1]。它结合了钛合金微针和 LED 光照射，也可以用来治疗皱纹和瘢痕，类似于 Dermaroller® 设备的治疗方式。

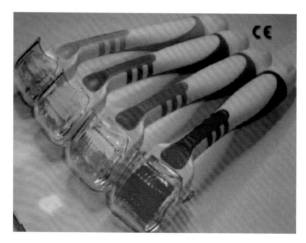

**图 6-3　LED 滚轮微针[1]**

## 6.2.3　祛痘微针

痘痘（即寻常痤疮）好发于青春期，是主要累及面部毛囊皮脂腺的慢性炎症性疾病。目前，普遍认为痤疮的发病与体内雄激素水平升高、毛囊皮脂腺开口处角化异常，以及皮脂腺分泌增加、痤疮丙酸杆菌等微生物寄居等因素密切相关。中国人群的流行病学调查（流调）结果显示，超过 95% 人群患有不同程度的痤疮，而 3%～7% 的痤疮患者会遗留瘢痕[22]。

痤疮瘢痕是最常见的痤疮并发症，痤疮炎症在愈合过程中，伴随着基质降解和胶原新生，是一种永久性面部毁损性疾病。根据胶原沉积的多少，其可分为增生性痤疮瘢痕、瘢痕疙瘩和萎缩性瘢痕。根据《中国痤疮治疗指南》（2019 年修订版），萎缩性瘢痕的治疗首选剥脱性点阵激光（如二氧化碳点阵激光），次选离子束或铒激光；此外，微针与非剥脱性点阵激光、射频治疗等也被证实为有效的治疗办法。相较于众多控制痤疮炎症期的外用及系统治疗药物，祛痘微针的作用主要体现在痤疮后萎缩性瘢痕的应用[22]。

微针治疗痤疮后萎缩性瘢痕的主要机制是通过重复的物理性损伤来刺激胶原蛋白和弹性蛋白的新生，故又称经皮胶原诱导或胶原诱导疗法。早在 1995 年，Orentreich 医生就曾用这种方法治疗瘢痕，因其治疗创伤小、操作方便、恢复时间相对短暂、不良反应风险低、适用于不同类型皮肤等优势，逐步发展为一种广受欢迎的微创疗法。El-Domyati 等[23]率先研究了微针治疗痤疮后瘢痕的疗效，经过六周共三次的治疗，总体改善率达 80%～85%。瘢痕处胶原沉积和细胞外基质蛋白明显增多，其中Ⅰ型胶原增长最快，Ⅲ型和Ⅶ型胶原次之。微针治疗后的主要不良反应为红斑、结痂及炎症后色素沉着。此外，微针还可与其他治疗性药物联用。例如，微针与自体富血小板血浆（platelet-rich plasma，PRP）[24]、化学剥脱溶液的联合疗法[25]，以及维 A 酸类传统疗法[26]都在随机对照试验中获得了更加满意的疗效。

在传统微针的基础上，目前在痤疮后瘢痕领域更吸引人的项目是微针射频（microneedle radiofrequency，MRF），即将阵列微针刺入皮肤，通过微针的机械刺激及射频所产生的生物效应与热刺激，加速胶原蛋白、弹性蛋白的新生和透明质酸的沉积，从而促进真皮重塑，改善瘢痕外观。根据微针的材质性能，可分为绝缘性和非绝缘性微针；前者仅依赖针尖部位在真皮层释放能量；而后者能够将射频能量沿整个针体传递，对组织进行容积加热，刺激更多的胶原增生，并减少治疗过程中的出血及疼痛。其中，备受瞩目的黄金微针为非绝缘性材料，是衍生出的集点阵、微针和射频技术于一体的新型治疗技术，其利用特殊镀金细小绝缘微针携带射频能量。

射频联合微针治疗可能产生更显著的不良反应，包括真表皮热损伤、点状渗血、皮肤红斑和水肿等，因而术后的修复和促进组织再生至关重要。刘菲菲等[27]进行了一项黄金微针射频联合牛碱性成纤维细胞生长因子凝胶（rb-bFGF）治疗萎缩性痤疮瘢痕的临床研究。研究结果表明，联合治疗组总有效率（95.65%）显著高于单用黄金微针组的有效率（82.61%）。在不良反应方面，单用黄金微针组治疗后色素沉着、红斑及水肿等不良反应发生率较高，说明这种治疗仍存在一定并发症的风险。值得注意的是，MRF 由于更深的穿透性，且释放的能量与皮脂腺、炎症细胞及痤疮丙酸杆菌等直接接触，造成对皮脂腺的热损伤及局部炎症的缓解，因而对活动性的中重度痤疮亦具有一定的疗效。Kim 等[28]在对 25 例中重度痤疮患者的治疗中发现患者的平均病灶减少 76%，皮脂腺含量减少 37%，且对于炎症性皮损的干预效果优于非炎症性皮损。

微针作为一种新型的经皮药物递送技术，在皮肤科疾病领域，特别是包括痤疮后瘢痕的皮肤美容领域获得了空前的发展与应用。目前的研究显示，微针能够促进真皮胶原蛋白的新生，与射频技术及外用药物等联用可以更大限度地改善痤疮后萎缩性瘢痕的疗效；且总体而言，微针具有较好的安全性与易用性。需要指出的是，大多数微针研究都是基于较小样本量的随机对照试验，且评价具有一定的主观性，故随着微针临床应用的不断推广，仍有待于更系统的临床及机制学研究。另外，微针治疗痤疮仍存在出现不良反应的风险，除了皮肤红肿、灼痛、局部出血等，还可能出现术后感染、痤疮暴发或微针治疗后痤疮样疹、肌肤敏感及色素沉着等。因此应在实际操作中注意规范性操作、术前沟通，以及必要的防范、对症处理等，以便减少相关不良反应的发生。

### 6.2.4 生发微针

脱发是指头发脱落的现象。每人约有 10 万根头发，正常情况下每天脱落的头发在 100 根以内，且为均匀脱发，正常脱落的头发都是处于退行期及休止期的毛发。由于进入退行期与新进入生长期的毛发不断处于动态平衡，故能维持正常数量的头发。而病理性脱发是指头发异常或过度的脱落现象。如果每天头发脱落超过 100 根，或呈斑片状脱发，可能就是病理性脱发。遗传因素、年龄增长、免疫异常、精神压力过大或应激、内分泌失调、服用某些药物、自身免疫等因素都可能导致脱发。

#### 6.2.4.1 微针治疗脱发疾病的机制研究

1）微针通过微孔道增加外用药的吸收利用率

国外已进行多项动物试验证实了微针联合药物治疗毛发疾病的有效性。Fakhraei 等[29]使用一种涂有丙戊酸的可降解微针进行小鼠试验，相较于外用丙戊酸，微针联合治疗增强了药物作用，进一步上调了 Wnt/β-catenin 通路及相关毛囊干细胞因子角蛋白（KRT）15 和 CD34 表达，促进毛发再生长。这一类可降解微针为治疗脱发疾病的研发提供了新思路。

2）微针刺激真皮乳头及毛囊干细胞增加毛囊血供

Chang 等[30]发现滚针可刺激生长期毛囊，增加 5-溴脱氧尿嘧啶核苷（BrdU）和成纤维细胞生长因子（FGF）的表达，并上调血管内皮生长因子受体（VEGFR）-2、FGF-2、表皮生长因子（EGF）等的 mRNA 水平，从而促进生长期毛囊形成。此外，微针参数如针长、使用次数及使用频率等均可影响其对毛囊作用的强弱。Kim 等[31]探索了不同参数微针对毛发生长的影响，最终证实所使用的微针均促进了小鼠毛发生长，上调小鼠皮肤内多种细胞因子的表达，且效果最佳者为 0.25mm/10 次（即同一区域滚动 10 个来回）和 0.5mm/10 次组合。

#### 6.2.4.2 微针治疗斑秃

上述大量动物试验肯定了微针刺激促进毛发生长的作用，但当前国内外应用微针治疗脱发的相关临床试验数量并不多，其在治疗斑秃方面的研究更少。糖皮质激素为治疗斑秃的一线药物。Chandrashekar 等[32]应用微针（滚针，针长 1.5mm）与外用曲安奈德（10g/L）治疗 2 例难治性斑秃患者，治疗 9 周取得明显疗效，后期继续随访 3 个月均未复发。目前国内外糖皮质激素治疗斑秃主要采用皮下注射，而使用微针可大大减轻治疗的痛苦，但其联合使用疗效仍需要对照实验来进一步确证。

### 6.2.4.3　微针治疗雄激素性脱发（AGA）

微针在治疗 AGA 方面具有较多的应用，尤其是与米诺地尔联合治疗。Dhurat 等[33]招募 100 例轻、中度男性 AGA 患者，比较了单用 5%米诺地尔与微针（滚针，针长 1.5mm）联合米诺地尔的治疗效果，12 周后联合治疗组生发效果优于单用米诺地尔组（$P<0.05$）。Dhurat 等[34]另一项研究中，招募了 4 例难治性 AGA 患者，口服非那雄胺，同时使用微针（滚针，针长 1.5mm）联合 5%米诺地尔治疗后，病情明显改善，且患者均对疗效满意。Bao 等[35]在此基础上改进实验方案，招募了 60 例男性中度 AGA 患者，随机分为 5%米诺地尔组、微针组（电动微针，针长 1.5~2.5mm）和联合治疗组，24 周后联合治疗组从毛发数量、毛发直径、研究者大体评估及患者自评方面均取得最显著疗效。而在不良反应方面，少数微针组患者出现了心理紧张、炎症及淋巴结增大等不良反应，但 3 组不良反应差异无统计学意义（$P>0.05$）。Kumar 等[36]报道了 68 例中度 AGA 患者经过 12 周的治疗后，米诺地尔与微针（滚针，针长 1.5mm）联合治疗组同样取得显著疗效。现有研究均显示，微针联合 5%米诺地尔治疗男性 AGA 疗效优于单用外用药，联合治疗有望成为未来推广的新治疗手段，但其不良反应还需要进一步大样本研究进行评估。

富血小板血浆（PRP）含有多种生长因子，如胰岛素样生长因子（IGF）、EGF 及 VEGF 等，能有效地促进毛囊的存活，皮下注射 PRP 近年来成为治疗脱发的新方法之一。Shah 等[37]招募了 50 例 AGA 患者，使用 5%米诺地尔联合微针（滚针，针长 1.5mm）与 PRP，治疗 6 个月后联合治疗组疗效明显优于单用 5%米诺地尔组；但联合治疗组中 7 例患者出现了脂溢性皮炎，6 例患者出现头痛。Jha 等[38]招募了 18 例轻、中度 AGA 患者，微针（滚针，针长 1.5mm）联合 PRP 治疗 3 个月后有效率达 70%，7 例患者仅出现轻微疼痛等不良反应。Jha 等[39]还招募了 93 例 AGA 患者进行随机对照试验，使用微针（滚针，针长 1.5mm）、PRP 与米诺地尔联合治疗组取得最显著疗效。Sasaki[40]招募了 10 例 AGA 患者，使用不同针长的微针（电动微针，针长 0.5~2.5mm）联合 PRP 治疗，随访 12 个月后患者均出现显著毛发生长。但与上述结果不同，Farid 和 Abdelmaksoud[41]使用 5%米诺地尔与微针（滚针，针长 0.5mm）联合 PRP 治疗 40 例 AGA 患者进行比较，28 周后，微针联合 PRP 治疗组疗效并未优于单用 5%米诺地尔治疗组。目前 PRP 治疗 AGA

大多采用头皮注射，其疼痛程度较明显，微针与 PRP 联合可以增加患者耐受度，但其疗效尚有待进一步研究来证实。

### 6.2.4.4 微针治疗女性型脱发

在治疗女性型脱发方面，目前尚无相关大样本微针联合药物的实验。Lee 等[42]进行的一项招募 11 例轻度女性型脱发患者的试验发现使用微针（电动微针，针长0.5mm）联合生长因子混合液（其主要成分包括 FGF、IGF-1 及 VEGF）治疗取得积极疗效，且效果优于单用微针组。这为微针联合外用制剂治疗女性型脱发提供了新思路。

微针治疗操作较为简单、创伤小及不良反应少，目前并未有严重不良反应的报道，较容易被患者所接受。但微针作用为有创操作，针刺损伤表皮，可深达真皮，治疗时仍需注意严格消毒及无菌操作规范。微针产品在国内尚无明确规范，头皮微针技术相对不成熟，因此在临床上应用微针时更需要研究者甄别无证产品。目前国内外微针用于治疗脱发的临床试验尚不多，且试验中的疗效评估大多仅依靠评分和全局照相等，评价较为主观。今后需要进行更多大样本、对照严谨、随访时间长及评估指标更客观的临床试验，将微针技术发展为未来治疗脱发疾病的常用方法之一。

## 6.3　已上市的皮肤美容微针产品

第一个批准的皮肤美容微针产品是 Dermaroller®。目前市场上涌现了越来越多微针产品被批准用于医疗和美容。其中部分详见表 6-1，主要包括针对皱纹、瘢痕、皮肤老化、色素沉着、皮肤护理等的美容微针。

表 6-1　已上市的皮肤美容微针产品[43]

| 微针类型 | 产品名称 | 公司名称 | 产品描述 | 用途 |
|---|---|---|---|---|
| 固体 | Dermapen | Dermaroller GmbH | 一个由 12 根针组成的阵列，装在一个装有弹簧的电动马达单元上，对皮肤进行刺入（412～700 次/分钟） | 治疗孤立的瘢痕、皮肤病变和皱纹。适合于较小面积的皮肤 |
| | Dermaroller | Whitelotusbeauty | 圆柱形组件包含 192 个钛针（0.5mm 长） | 用面霜和精华液进行美容应用和皮肤护理，适合较大面积的皮肤 |
| | Dermastamp | Whitelotusbeauty | 一个由 40 根针组成的阵列，装在一个电动马达单元上，像印章一样有控制地来回运动 | 胶原蛋白诱导疗法用于治疗皮肤瘢痕、老年斑、水痘瘢痕和皱纹，适合于较小面积的皮肤 |

续表

| 微针类型 | 产品名称 | 公司名称 | 产品描述 | 用途 |
|---|---|---|---|---|
| 固体 | DermaFrac | Dermafrac.co | 非常小的不锈钢微针滚轮配备了电源和血清输注仪器，还包含发光装置 | 皱纹、皮肤老化、色素沉着、痤疮、肤色不均 |
| | Onvax | Becton Dickinson | 在一个手持式涂抹器上的硅或塑料微针阵列 | 疫苗递送 |
| | LiteClear | Nanomed skincare | 用于皮肤预处理的硅微针笔 | 治疗痤疮和皮肤斑点 |
| | h-patch | Valeritas | 小型黏性微针，水解调节 | 胰岛素的基础和单次给药 |
| | Beauty Mouse | Dermaroller GmbH | 三个宽度为 50mm 的滚轮，共有 480 根针，形成细小的微通道以增强渗透力 | 增加皮肤对消脂霜的敏感性 |
| | NanoCare | NanoPass Inc. | 一种小型的手持式设备，用于皮肤年轻化，提高局部应用的美容效果 | 美容 |
| | Adminstamp | AdminMed | 微针阵列用六个不锈钢螺钉连接到仪器上（1cm$^2$ 的圆形阵列上微针针长 1400μm），可配合所有消毒方法 | 透皮给药，具有良好皮肤感觉和美容效果 |
| 中空 | 3M MTS | 3M Corp | 微针贴片，含 351 个针体/cm$^2$（针长 650μm） | 使用皮肤药物前的皮肤处理 |
| | Micro-Trans | Valeritas lInc | 由金属或生物可降解聚合物构建的中空微针 | 透皮给药 |
| 可溶性 | MicroHyala | CosMed | 生物相容性透明质酸制成的微针贴片 | 治疗皱纹，流感疫苗 |

还有一些皮肤美容微针正处于临床试验阶段，见表 6-2。

表 6-2　处于临床试验阶段的美容微针[43]

| 名称 | 微针类型 | 皮肤问题/疾病 | 所处阶段 | 状态 | 临床试验注册号 |
|---|---|---|---|---|---|
| 微针联合剥脱治疗痤疮瘢痕 | 固体（MicroPen） | 痤疮瘢痕 | 未公示 | 已完成 | NCT02174393 |
| 点阵微针射频与双极射频治疗痤疮瘢痕的疗效对比 | 固体（微针射频装置) | 痤疮瘢痕 | 未公示 | 已完成 | NCT02207738 |
| 对比萎缩性痤疮瘢痕的治疗 | 固体（Dermaroller） | 痤疮瘢痕 | 未公示 | 未知 | NCT02025088 |
| EndyMed Pro 系统使用射频微针点阵皮肤重建的安全性和有效性 | 固体（EndyMed Pro$^{TM}$ 射频微针） | 衰老 | 未公示 | 未知 | NCT02368626 |
| 微针治疗雄激素性脱发的有效性评估 | 固体（Microneedling） | 雄激素性脱发 | I | 未知 | NCT02154503 |

续表

| 名称 | 微针类型 | 皮肤问题/疾病 | 所处阶段 | 状态 | 临床试验注册号 |
|---|---|---|---|---|---|
| ePrime 系统减脂的性能 | 固体（ePrime Syneron Candela） | 脂肪 | 未公示 | 未知 | NCT02489994 |
| 3M 微结构透皮系统应用的耐受性研究 | 固体（透皮微通道皮肤系统） | 皮肤健康 | I | 已完成 | NCT01257763 |
| Teosyal®PureSense redensity[1] 使用 Micronjet 注射治疗鱼尾纹 | 中空（MicronJet™） | 鱼尾纹 | IV | 已完成 | NCT02497846 |

此外，还有将固体微针与射频等光热治疗相结合，如射频微针仪器，其中 Lutronic Genius RF 射频微针平台、SYLFIRM X 黄金射频微针等已获美国 FDA 批准。

在选择皮肤美容微针产品时，应注意根据自身具体需求，挑选相应适应证的产品种类。使用前需要对治疗区域进行卸妆和清洁，使用后可进行冷敷处理等，并注意保湿和防晒。

## 6.4 展望与挑战

微针疗法是一种安全、微创和有效的美容治疗方式，适用于许多皮肤美观问题，包括美白祛斑、肤色不均、保湿、除皱抗衰、痤疮瘢痕、脱发等。微针疗法治疗后恢复快，副作用小，临床效果显著，是传统美容治疗的重要补充和替代方法。此外，微针疗法已经证实了明确的组织学变化，这些变化是观察到的临床改善的直接原因。

微针可作为平台负载多种药物及有效成分，相对于局部外用具有更好的疗效，为更好地解决各种美容性皮肤问题提供了新的方式。可溶性微针因其可溶性针体负载有效成分充足的独特优势，在皮肤美容领域受到重视。同时，微针疗法还可联合其他多种美容治疗手段，如激光、PRP、化学焕肤、干细胞、手术等，起到更好的治疗效果。

然而，在微针美容领域的未来发展中，疼痛管理、皮肤刺激、制备无菌环境、防潮防污染包装、生产成本和大规模生产等问题，仍值得更多关注和探讨。

（华中科技大学同济医学院附属协和医院　李延、杨井、董励耘、申晨、
杜虹瑶、李璐）

# 参 考 文 献

[1] McCrudden M T, McAlister E, Courtenay A J, et al. Microneedle applications in improving skin appearance. Experimental Dermatology, 2015, 24（8）: 561-566.

[2] Zduńska K, Kołodziejczak A, Rotsztejn H. Is skin microneedling a good alternative method of various skin defects removal. Dermatologic Therapy, 2018, 31（6）: 12714.

[3] D'Mello S A, Finlay G J, Baguley B C, et al. Signaling pathways in melanogenesis. International Journal of Molecular Sciences, 2016, 17（7）: 1144.

[4] Al-Japairai K A S, Mahmood S, Almurisi S H, et al. Current trends in polymer microneedle for transdermal drug delivery. International Journal of Pharmaceutics, 2020, 587: 119673.

[5] Wu S Z, Muddasani S, Alam M. A systematic review of the efficacy and safety of microneedling in the treatment of melasma. Dermatologic Surgery, 2020, 46（12）: 1636-1641.

[6] Kaur A, Bhalla M, Pal Thami G, et al. Clinical efficacy of topical tranexamic acid with microneedling in melasma. Dermatologic Surgery, 2020, 46（11）: 96-101.

[7] Ismail E S A, Patsatsi A, Abd El-Maged W M, et al. Efficacy of microneedling with topical vitamin C in the treatment of melasma. Journal of Cosmetic Dermatology, 2019, 18（5）: 1342-1347.

[8] Zhao L Y, Hu M, Xiao Q, et al. Efficacy and safety of platelet-rich plasma in melasma: a systematic review and meta-analysis. Dermatology and Therapy, 2021, 11（5）: 1587-1597.

[9] Arida D K K, Orso Rebellato P R, de Campos G L M, et al. Randomized, double-blind, placebo-controlled split-face trial of the efficacy of tranexamic acid by drug delivery through microneedling in the treatment of melasma. Journal of Cosmetic Dermatology, 2021, 20（12）: 4005-4010.

[10] Cassiano D, Esposito A C C, Hassun K, et al. Efficacy and safety of microneedling and oral tranexamic acid in the treatment of facial melasma in women: An open, evaluator-blinded, randomized clinical trial. Journal of the American Academy Dermatology, 2020, 83（4）: 1176-1178.

[11] Zhang X P, Zhang B L, Chen B Z, et al. Dissolving microneedle rollers for rapid transdermal drug delivery. Drug Delivery and Translational Research, 2022, 12（2）: 459-471.

[12] Lee K, Lee C Y, Jung H. Dissolving microneedles for transdermal drug administration prepared by stepwise controlled drawing of maltose. Biomaterials, 2011, 32（11）: 3134-3140.

[13] Kim S, Yang H, Kim M, et al. 4-n-butylresorcinol dissolving microneedle patch for skin depigmentation: a randomized, double-blind, placebo-controlled trial. Journal of Cosmetic Dermatology, 2016, 15（1）: 16-23.

[14] Lee Y, Kumar S, Kim S H, et al. Odorless glutathione microneedle patches for skin whitening. Pharmaceutics, 2020, 12（2）: 100.

[15] Park K Y, Kwon H J, Lee C, et al. Efficacy and safety of a new microneedle patch for skin brightening: A Randomized, split-face, single-blind study. Journal of Cosmetic Dermatology, 2017, 16（3）: 382-387.

[16] Lima E V A, Lima M A, Takano D. Microneedling: experimental study and classification of the resulting injury. Surgical and Cosmetic Dermatology, 2013, 5: 110-114.

[17] Sasaki G H. Micro-needling depth penetration, presence of pigment particles, and fluorescein-stained platelets: clinical usage for aesthetic concerns. Aesthetic Surgery Journal, 2016, 37: 71-83.

[18] Alster T S, Graham P M. Microneedling: a review and practical guide. Dermatologic Surgery, 2018, 44（3）: 397-404.

[19] Razieh S A，Jillian W W，Keith L D，et al. Facial allergic granulomatous reaction and systemic hypersensitivity associated with microneedle therapy for skin rejuvenation. JAMA Dermatology，2014，150（1）：68-72.

[20] Muhammet A，Gokhan A，Jens K，et al. Efficacy of bioactive peptides loaded on hyaluronic acid microneedle patches：A monocentric clinical study. Journal of Cosmetic Dermatology，2020，19（2）：328-337.

[21] Yousuf H，Mohammed，Miko Y，et al. Microneedle enhanced delivery of cosmeceutically relevant peptides in human skin. PLoS One，2014，9（7）：101956.

[22] 中国痤疮治疗指南专家组. 中国痤疮治疗指南（2014 修订版）. 临床皮肤科杂志，2019，44（1）：52-57.

[23] El-Domyati M，Barakat M，Awad S，et al. Microneedling therapy for atrophic acne scars an objective evaluation. The Journal of Clinical and Aesthetic Dermatology，2015，8（7）：36-42.

[24] Lynch M D，Bashir S. Application of platelet-rich plasma in dermatology: a critical appraisal of the literature. Journal of Dermatological Treatment，2016，27（3）：285-289.

[25] Ali B，ElMahdy N，Elfar N N. Microneedling（Dermapen）and Jessner's solution peeling in treatment of atrophic acne scars：a comparative randomized clinical study. Journal of Cosmetic and Laser Therapy，2019，21（6）：357-363.

[26] Kim J H，Park H Y，Jung M，et al. Automicroneedle therapy system combined with topical tretinoin shows better regenerative effects compared with each individual treatment. Clinical and Experimental Dermatology，2013，38（1）：57-65.

[27] 刘菲菲，周丽娟，李大鹏. 黄金微针射频联合重组牛碱性成纤维细胞生长因子凝胶治疗面部痤疮瘢痕的临床研究. 中国美容医学. 2021，30（1）：57-60.

[28] Kim S T，Lee K H，Sim H J，et al. Treatment of acne vulgaris with fractional radiofrequency microneedling. The Journal of Dermatology，2014，41（7）：586-591.

[29] Fakhraei L S，Seo S H，Kim S，et al. Transcutaneous implantation of valproic acid-encapsulated dissolving microneedles induces hair regrowth. Biomaterials，2018，167：69-79.

[30] Chang H L，Ji Y L，Shin H J，et al. Hair-growth promoting effect of microneedle roller therapy. The Korean Journal of Physiology & Pharmacology，2014，28（1）：16-21.

[31] Kim Y S，Jeong K H，Kim J E，et al. Repeated microneedle stimulation induces enhanced hair growth in a murine model. Annals of Dermatology，2016，28（5）：586-592.

[32] Chandrashekar B，Yepuri V，Mysore V. Alopecia areata-successful outcome with microneedling and triamcinolone acetonide. Journal of Cutaneous and Aesthetic Surgery，2014，7（1）：63-64.

[33] Dhurat R，Sukesh M，Avhad G，et al. A randomized evaluator blinded study of effect of microneedling in androgenetic alopecia：a pilot study. International Journal of Trichology，2013，5（1）：6-11.

[34] Dhurat R，Mathapati S. Response to microneedling treatment in men with androgenetic alopecia who failed to respond to conventional therapy. Indian Journal of Dermatology，2015，60（3）：260-263.

[35] Bao L，Gong L，Guo M，et al. Randomized trial of electrodynamic microneedle combined with 5% minoxidil topical solution for the treatment of Chinese male androgenetic alopecia. Journal of Cosmetic and Laser Therapy，2020，22（1）：1-7.

[36] Kumar M K，Inamadar A C，Palit A. A randomized controlled，single-observer blinded study to determine the efficacy of topical minoxidil plus microneedling versus topical minoxidil alone in the treatment of androgenetic alopecia. Journal of Cutaneous and Aesthetic Surgery，2018，11（4）：211-216.

[37] Shah K B，Shah A N，Solanki R B，et al. A comparative study of microneedling with platelet-rich plasma plus topical minoxidil（5%）and topical minoxidil（5%）alone in androgenetic alopecia. International Journal of

Trichology，2017，9（1）：14-18.

[38]　Jha A K，Udayan U K，Roy P K，et al. Original article：pletletrich plasma with microneedling in androgenetic alopecia along with dermoscopic pre-and post-treatment evaluation. Journal of Cosmetic Dermatology，2018，17（3）：313-318.

[39]　Jha A K，Vinay K，Zeeshan M，et al. Platelet-rich plasma and microneedling improves hair growth in patients of androgenetic alopecia when used as an adjuvant to minoxidil. Journal of Cosmetic Dermatology，2019，18（5）：1330-1335.

[40]　Sasaki G H. Micro-needling depth penetration，presence of pigment particles，and fluorescein-stained platelets：clinical usage for aesthetic concerns. Aesthetic Surgery Journal，2017，37（1）：71-83.

[41]　Farid C I，Abdelmaksoud R A. Platelet-rich plasma microneedling versus 5% topical minoxidil in the treatment of patterned hair loss. Journal of the Egyptian Women's Dermatologic Society，2016，13（1）：29-36.

[42]　Lee Y B，Eun Y S，Lee J H，et al. Effects of topical application of growth factors followed by microneedle therapy in women with female pattern hair loss：a pilot study. Journal of Dermatology，2013，40（1）：81-83.

[43]　Alimardani V，Abolmaali SS，Yousefi G，et al. Microneedle arrays combined with nanomedicine approaches for transdermal delivery of therapeutics. Journal of Clinical Medicine，2021，10（2）：181.

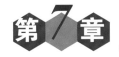

第7章

>>

# 微针在糖尿病诊疗方面的应用

7.1 **微针用于糖尿病诊疗方面的设计策略**

糖尿病是一种由于胰岛素分泌不足或胰岛素作用低下而导致持续高血糖的慢性代谢疾病。目前糖尿病发病率在全球范围内呈快速上升的趋势，总患病人数已突破 5 亿人[1]。长期过高的血糖水平会对肾、血管、神经、眼等多种组织造成慢性损伤，引发一系列相关并发症，而精准、便捷的血糖监测对于糖尿病的预防和治疗具有十分重要的作用。目前人们普遍使用的仍是有创血糖仪测量方式，频繁的指尖取血不仅会对身体造成损伤，也会带来巨大的精神负担，导致患者的生活质量降低[2]。最新的动态血糖监测仪虽然可以持续地监测血糖波动，但是长期使用传感器会使周边组织逐渐纤维化，影响检测精确度，并且相关耗材费用较高，给患者家庭造成较大的经济负担。因此，研发一种性能可靠、疼痛感小和价格低廉的便捷葡萄糖传感器对于糖尿病患者至关重要[3]。

组织间质液是一种充斥在细胞、淋巴毛细血管和血管周围空隙的体液。它作为血液与周围组织细胞物质交换的介质，可以使营养物质、电解质等物质从毛细血管扩散到皮肤组织[4, 5]。值得注意的是，当处于平衡状态时，组织间质液中的葡萄糖浓度与血液中的浓度几乎相同；当血糖水平发生波动时，组织间质液中的葡萄糖水平也会迅速随之改变[6, 7]。利用基于微米级微针阵列的葡萄糖传感器，能够以可逆微创的方式穿透皮肤角质层，进入皮肤组织内提取组织间质液，从而间接地监测血糖水平。这种微痛透皮式的血糖检测传感器有望取代传统的血糖仪，为糖尿病患者带来更多的便利。

在糖尿病治疗药物递送方面，除了少量降糖药（如二甲双胍等）能够通过口服给药以外，广泛用于治疗糖尿病的蛋白、肽类药物（如胰岛素等）仍主要依赖皮下注射[8]。若通过其他给药途径，此类药物会面临诸多递送障碍，如口服药物需克服胃酸、胃蛋白酶的影响，并且在肠道中的吸收效率有限；肺部给药虽然能提高药物吸收速率，但鼻腔中的黏液、蛋白水解酶等会导致药物变质，降低药物的生物利用度，并且喷剂中的药物辅料对肺部组织也可能存在长期的毒性反应[9]。相比之下，经皮给药不但可以避免首过效应，提高生物利用度，还具有更好的患者依从性，但传统的透皮制剂存在递送效率低下的问题。为解决这一问题，研究人员发展了化学渗透促进剂或离子电渗、电穿孔、超声导入、磁导入、激光、热疗、微针阵列等物理促渗透方式，以增强其透皮递送效率[10]。其中，微针阵列通过物理穿透方式在皮肤表面形成微米级的孔道，有效克服了人体生理屏障，进而高效递送胰岛素等大分子药物。相较于其他透皮给药方式，微针一般不需要额外的设备和能量，对皮肤的损伤较小，在安全性、稳定性和患者体验上更具优势。因此，微针逐渐成为一种颇具前景的糖尿病药物递送平台。

## 7.2 微针在糖尿病诊断中的应用

微针作为一种能够集成多种功能的小型化平台，在糖尿病诊断领域具有广阔的应用前景。一方面，微针采集组织间质液样品过程微创微痛，能有效提升患者的依从性；另一方面，可在微针上集成多种生化模块或电子元件，以满足不同血糖检测的需要。目前研究人员正在研发的微针类葡萄糖传感系统主要基于电化学法与比色法两种检测原理（图 7-1）[11]。

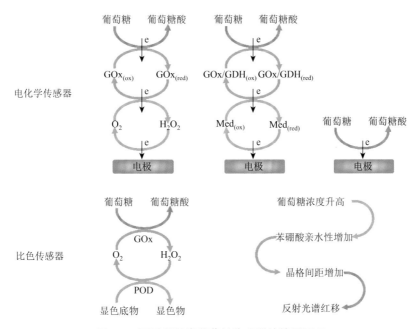

图 7-1 不同微针类葡萄糖传感器的检测原理

## 7.2.1 基于电化学传感器的微针系统

用于糖尿病诊断的电化学传感器与不同浓度的葡萄糖溶液接触会产生不同强度的电信号，对这些电信号进行分析即可计算得到患者的血糖水平。这一类微针系统主要包括微针、葡萄糖识别元件、电化学传感电极、信号处理和数据显示系统[12]。微针用于穿刺皮肤以采集组织间质液，葡萄糖识别元件进而催化组织间质液中葡萄糖发生化学反应，而电化学传感电极则将产生的化学信号转变为电信号，最后由信号处理和显示系统输出葡萄糖检测结果。这种传感器较为简单易用，且应用范围广泛，检测结果通常比较精确，但依赖于精密的电子元件，所需成本较高的同时，设计和制作工艺也较为复杂。

### 7.2.1.1 基于生物酶的电化学传感器微针系统

基于酶的电化学传感器通常由固定化酶和电极组成，目前用于催化葡萄糖的酶主要有葡萄糖氧化酶（glucose oxidase，GOx）和葡萄糖脱氢酶（glucose dehydrogenase，GDH）。

基于 GOx 的传感器机制在于，GOx 催化葡萄糖与氧气反应，生成葡萄糖酸和过氧化氢，其中过氧化氢在电极上被氧化成氧气，发生电子转移产生电化学信号。Roxhed 团队在硅基空心微针的管腔内集成了小型化葡萄糖传感器[7]。该传感器由氧化铱参比电极、铂工作电极和对电极组成，GOx 分布并交联在电极的表面。当微针插入皮肤后，组织间质液在毛细作用下被动吸入微针管腔内，GOx 在葡萄糖存在下将氧气还原成过氧化氢。在铂工作电极（阳极）表面，过氧化氢发生电子转移产生电流，并且电流强度与葡萄糖浓度成正比。这种微针贴片对葡萄糖浓度的检测上限可达到 11.1mmol/L，若通过使用多孔渗透选择膜（如聚氨酯等）来降低其他干扰物质的影响，其检测上限可进一步提升至 27.8mmol/L。

由于过氧化氢的标准电极电势较高，易受其他物质干扰而造成假阳性结果。除了利用聚氨酯等选择性渗透膜材料来降低其他组分干扰外，发展高催化活性和特异性的过氧化氢催化剂（如普鲁士蓝），降低反应所需电极电势，也是一种行之有效的常用策略。普鲁士蓝能够显著降低过氧化氢氧化还原过程的过电压，从而大幅降低传感器在葡萄糖检测过程中的工作电极电势[13]。普鲁士蓝可直接沉积到电极表面[14]，也可预先修饰在组成电极的纳米材料上[15]。后一方案在实现特异性传感的同时还能利用纳米材料对普鲁士蓝的催化活性进行有效保护，使其能够在复杂的电极制备过程中维持活性。

为克服以上氧气依赖性葡萄糖传感器特异性低的局限性，可利用电子传递介体（mediators）代替氧气作为电子受体。电子介体是一类小体积、可溶性氧化还原活性分子（如二茂铁衍生物、亚铁氰化物、导电有机盐和醌类等），可进行快速可逆的氧化还原反应，加快电子在酶活性位点和电极表面之间的穿梭，提高酶促反应的速率。Dervisevic 等[16]构建了一种以树枝状二茂铁聚酰胺作为氧化还原介体（redox mediator）的硅基微针用于葡萄糖电化学检测。如图 7-2A 所示，该团队首先在硅基微针表面涂覆金层，然后通过化学修饰依次将二茂铁聚酰胺与 GOx 固定在金膜表面，以此得到工作电极与对电极。在此基础上，进一步在微针表面喷涂一层氯化银可得到参比电极。这种微针阵列传感器在体外试验中对葡萄糖的检测限可低至 0.66mmol/L，线性范围为 1～9mmol/L。其中二茂铁聚酰胺可有效降低微针传感器的工作电位，避免了组织间质液中其他组分在高电位情况下造成的潜在干扰，如抗坏血酸、乳酸和尿酸等物质的氧化而引起的假阳性反应。如图 7-2B 所示，体内的进一步研究结果也表明，该微针测定的葡萄糖数值与市售血糖仪检测结果相近。

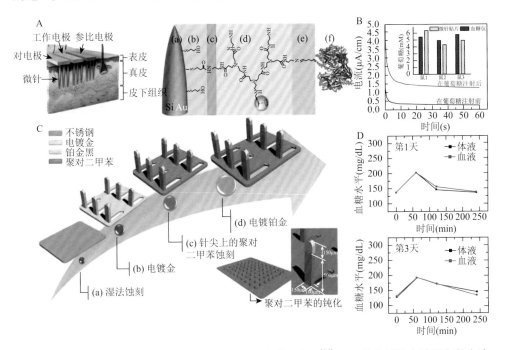

图 7-2　**A.** 三电极葡萄糖检测微针的工作原理和构造示意图[16]；**B.** 体内试验中贴于小鼠皮肤的三电极葡萄糖检测微针记录的电信号，以及测得的血糖浓度和商用血糖仪测定结果的对比[16]；**C.** 非酶葡萄糖检测微针的构造示意图[17]；**D.** 体内试验中非酶葡萄糖检测微针贴于家兔皮肤进行的连续血糖监测[17]

　　目前广泛使用的硅或金属基微针的质地通常较为坚硬，在刺入皮肤后所产生的摩擦可能会使患者感觉不适，甚至会导致瘢痕形成，而且因佩戴部位活动造成的接触不良也会影响检测结果的准确性[18]。因此，Calio 等[19]提出了一种基于聚乙二醇二丙烯酸酯的水凝胶微针，其检测依赖于负载在水凝胶内的 GOx 与电子传递介体乙烯基二茂铁。虽然微针基底的背面沉积了金涂层来增强电传导，但并不影响该器件的柔韧性，其水凝胶的针体在具备良好的生物相容性的同时还能提升和保障传感器的性能，如过滤适当大小的分析物以防止干扰电极、避免酶的聚集和防止酶变性等。在体外实验中，该设备的检出限低至 1μmol/L，线性范围为 0～4mmol/L。

除了使用 GOx 结合电子传递介体外，将 GDH 与氧化还原介质结合同样可以克服使用氧气作为电子受体的缺点[20, 21]。相较于以吡咯喹啉醌作为辅基，以黄素腺嘌呤二核苷酸为辅基的 GDH 对葡萄糖的催化具有高度的特异性，不会因与其他糖类如麦芽糖或半乳糖反应而导致假阳性发生，因此可作为目前基于 GDH 电化学传感器的优先选择[22]。

Bollella 等[23]提出一种基于 GDH 的多孔金微针传感器，其电极上固定有 6-（二茂铁基）六硫醇作为电子介体，能用于检测人工组织间质液中的葡萄糖浓度，体外实验结果显示该微针可在 0.1～10mmol/L 线性范围内保持对葡萄糖的灵敏响应。与传统的基于 GOx 葡萄糖传感器相比，该传感器通过联用 GDH 和氧化还原介质，显著降低了电极电位，减少了可能存在的相关干扰，从而提升了传感器对葡萄糖的选择性。

### 7.2.1.2 基于非酶的电化学传感器微针系统

生物酶类传感器的稳定性容易受到环境湿度、温度和 pH 等多重因素的影响[24]，而且往往需要复杂的酶固定技术来制备，其灵敏度和重现性取决于酶固定化后的活性；相比之下，非酶葡萄糖传感器具有稳定性好、重现性高和制备工艺简单等优势[25]。

基于微针的葡萄糖非酶传感器多使用铂、金等贵金属电极，而这类电极对葡萄糖的检测机制可用化学吸附模型[26]与初始水合氧化物/吸附原子介体（IHOAM）模型[27]的假设来解释。当葡萄糖分子与电极表面接触时，电极表面与葡萄糖的 C1 和 C1 处的氢原子相互作用，最终使 C1 脱氢并吸附在电极表面上。随后，电极上的反应性水合氧化物层促进葡萄糖被快速氧化成葡萄糖酸-$\delta$-内酯，氧化还原产生的电子传递给电极，葡萄糖酸-$\delta$-内酯则会被进一步氧化成葡萄糖酸。

Lee 等[17]提出了一种不含酶的新型传感器贴片来进行连续的葡萄糖监测。如图 7-2C 所示，传感器的主体微针由不锈钢制成，其顶端分别镀有 Ag/AgCl 和铂黑作为参比电极和工作电极。在体外实验中，该传感器表现出了良好的性能，在 0.05～36mmol/L 的检测范围内线性良好、检测灵敏度高，同时可在数十秒内快速响应。如图 7-2D 所示，在长期稳定性测试中，该传感器能在体外工作 6 天，在体内由于生物组织附着的影响只能工作 4 天，若引入选择透性的保护膜有望进一步提高该传感器的体内使用寿命。

## 7.2.2　基于比色传感器的微针系统

比色传感器在待测物质浓度变化时会发生化学反应，生成有色产物或改变显色物的结构，进而反射出不同波长的可见光，其检测结果可以通过肉眼识别，有利于即时诊断，与电化学传感器相比无须额外的分析和诊断设备，因此比色传感器在过去一段时间内受到了越来越多的关注。

### 7.2.2.1　基于生物酶的比色传感器微针系统

目前基于微针的葡萄糖浓度检测比色传感器大多采用酶和显色底物联用的方式，其中以 GOx 与过氧化物酶的组合较为常见。GOx 在催化葡萄糖转化为葡萄糖酸的过程中会产生过氧化氢，随后过氧化物酶可催化过氧化氢与显色底物如 3, 3′, 5, 5′-四甲基联苯胺或邻苯二胺反应，产生肉眼可见的颜色变化[28]。

Nicholas 等[29]研发出一种基于空心微针检测葡萄糖的比色传感器。该微针可快速吸取模拟体液并将其传递到含有辣根过氧化物酶（horseradish peroxidase，HRP）、GOx 和 3, 3′, 5, 5′-四甲基联苯胺（TMB）的纸质背板上。其中的葡萄糖被背板中的 GOx 氧化从而产生过氧化氢，随后和 3, 3′, 5, 5′-四甲基联苯胺在 HRP 的催化下产生可溶性蓝色产物。蓝色产物的颜色深浅与葡萄糖的浓度成正比，能够在 0～10mmol/L 的葡萄糖浓度范围内具有良好的线性。

然而，由于生物酶通常对环境条件的变化高度敏感，如葡萄糖氧化后产生的葡萄糖酸会造成过氧化物酶附近的 pH 下降，可能导致酶活性的降低和传感器灵敏度的下降等问题。为克服这一问题，Wang 等[30]设计了一种双层微针传感器，如图 7-3A 所示，上层基底固定有生物矿化 HRP 与 TMB，下层微针部分则负载有 GOx。

体液中的葡萄糖进入微针后会被氧化产生葡萄糖酸，使基底中矿化颗粒的磷酸钙外壳降解从而释放出 HRP，继而将葡萄糖水平转换成肉眼可见的颜色变化。如图 7-3B 所示，该微针在体外可区分 2.78～22.20mmol/L 范围内的葡萄糖，并可快速辨别小鼠的高血糖状态。这种设计为葡萄糖的检测提供了 pH 与过氧化氢的双重响应性，在提高酶稳定性的同时也避免了非特异性氧化的发生。

### 7.2.2.2　基于非酶的比色传感器微针系统

目前基于生物酶的比色传感器也存在一些局限性，包括酶促系统的成本、制备的技术难度和重现性等问题，生物酶的催化性能还容易受到环境 pH、温度和湿度的影响。因此，基于微针的非酶比色传感器也受到了越来越多的关注。

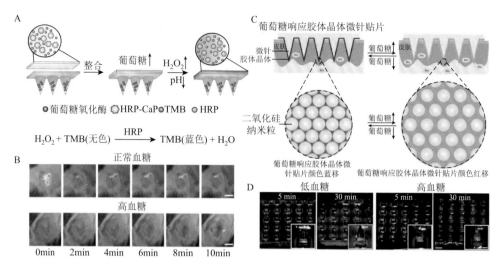

图 7-3    A. 葡萄糖响应性比色微针的工作原理示意图[30]；B. 体内试验中贴于小鼠皮肤的响应性比色微针随时间产生的颜色变化[30]；C. 胶体晶体比色微针响应葡萄糖变色的原理示意图[31]；D. 体内试验中胶体晶体微针插入小鼠皮肤后随时间产生的颜色变化[31]

　　胶体晶体是一种结构生色材料，其衍射光（可见光）的波长由晶格间距决定[32]，这一独特光学特性使其成为葡萄糖比色传感器中颇有前景的显色材料。据此，Zeng等[31]提出了一种基于葡萄糖响应性胶体晶体的微针传感器用于血糖监测。这种胶体晶体由带有苯硼酸基团的交联高分子网络与嵌入其中的周期性结构二氧化硅纳米颗粒构成。当血糖升高时，葡萄糖与氟苯硼酸结合使网络中整体负电荷增加，胶体晶体膨胀，二氧化硅纳米颗粒之间的距离增加，进而使得胶体晶体的反射光谱发生红移，如图 7-3C 所示。在体外试验中，该微针可在不同的葡萄糖浓度下呈现不同的颜色，分别为紫色（5.55mmol/L）、蓝色（11.10mmol/L）和绿色（22.20mmol/L）（图 7-3D）。除此之外，苯硼酸和葡萄糖之间的相互作用不仅具有浓度依赖性，而且其可逆结合的特性也赋予了该微针能够动态监测血糖浓度变化的能力。

## 7.3    微针在糖尿病治疗中的应用

　　目前糖尿病治疗的临床常用药物如胰岛素等仍依赖于皮下注射给药，不仅注射疼痛感较强，易导致患者依从性较差，而且长期皮下注射也存在感染、瘀斑、硬结等问题。微针技术可为糖尿病治疗构建一种新型药物递送平台，微米级针头可实现微痛/无痛的角质层穿刺，进入表皮或真皮层释放治疗药物；当微针移除后，皮肤表面产生的微通道也会迅速恢复。因此，使用微针作为递送器件既能减轻患者的疼痛感，又能够避免与注射相关的不良反应。如图 7-4 所示，用于糖尿病治

疗的微针可分为非响应性、物理刺激响应性、葡萄糖响应性和生理微环境响应性
微针药物递送系统。

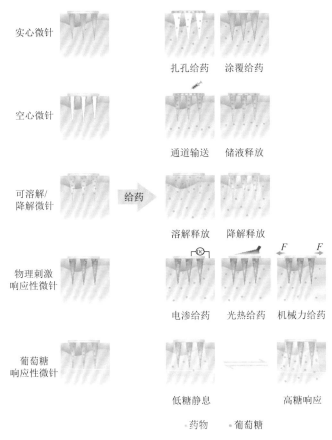

实心微针

扎孔给药    涂覆给药

空心微针

通道输送    储液释放

可溶解/
降解微针        给药

溶解释放    降解释放

物理刺激
响应性微针

电渗给药   光热给药   机械力给药

葡萄糖
响应性微针

低糖静息          高糖响应

·药物   ·葡萄糖

图 7-4  用于糖尿病治疗的微针递药系统

## 7.3.1  非响应性微针药物递送系统用于糖尿病治疗

非响应性微针根据形态和理化性质可分为实心微针、空心微针、可溶解微针
和可降解微针。Liepmann 和 Pisano 团队在 2000 年设计了一种由多晶硅制备的非
响应性空心微针，可用于给糖尿病患者递送胰岛素[33]。时至今日，已有诸多研究
利用不同类型的非响应性微针递送糖尿病治疗药物。

### 7.3.1.1  实心微针

最初的实心微针被用于刺穿皮肤以建立微通道，随后使用贴剂或其他局部给
药方式使胰岛素进入体内。由于这类微针除机械强度和形状以外并无太多需求，

因此多采用质地坚硬、易于制造的金属作为微针材料。Martanto 等[34]将激光切割的不锈钢微针插入小鼠皮肤后再进行胰岛素溶液的局部涂抹，能显著增加胰岛素的透皮递送效率并降低血糖水平。Zhou 等[35]采用 250μm、500μm 和 1000μm 三种不同长度的不锈钢滚轮微针处理大鼠皮肤后将胰岛素贴剂敷在皮肤表面，实验观察到用药 1h 内大鼠血糖迅速降低，其降血糖效应也随着皮肤表面孔洞的修复而逐渐减弱。值得一提的是，实验中 500μm 及以下长度的微针在增强胰岛素透皮递送效率的同时不会对皮肤造成损伤。

上述结合微针的给药方式较为烦琐，需要专业的医护人员辅助给药，且皮肤表面孔洞的修复会限制有效给药的时间。为提升微针递送药物的便捷性与稳定性，研究人员在固体微针表面涂覆胰岛素来同时实现对皮肤的穿透和胰岛素的递送。Ross 等[36]研发了一种表面涂有胰岛素聚合物层的金属微针，实验中发现胰岛素在聚乙烯己内酰胺-聚乙酸乙烯酯-聚乙二醇中可稳定存在并快速释放。Qallaf 等[37]进一步研究了不同形状、尺寸和数量的胰岛素涂层微针对血药浓度的影响，结果发现尖端为 90°直角的火箭形微针效果最好，而微针的数量则是影响胰岛素递送药量最重要的因素。随后，Pere 等[38]采用 3D 打印技术制备了光聚合树脂微针，再通过喷墨打印胰岛素制剂，解决了涂覆微针大规模生产的问题，也使微针表面的载药涂层更均匀、重现性更好，研究结果表明该微针也能实现对胰岛素的快速释放。

### 7.3.1.2 空心微针

空心微针的原理是使药物通过空心针头进入皮肤组织，与实心微针相比，空心微针最大的优势在于具有更高的药物递送效率[39]，能在一定程度上克服实心微针给药手段烦琐和载药量低的局限性。

空心微针能够克服皮肤表面物理屏障并提供药物注射通道，主要基体材料包括金属[40,41]、玻璃[42]、硅[43,44]、聚合物[45]等。早期研究表明空心微针能够刺穿皮肤而不使皮肤破裂，注射胰岛素后能显著降低血糖浓度。同时，对 1 型糖尿病患者的研究表明，空心微针注射胰岛素比传统的皮下注射疼痛感更小，患者依从性更好，且具有更快速的药物吸收速率[46,47]。

需要额外搭配推注装置的空心微针给患者的使用造成一定的麻烦。为解决这一问题，Roxhed 等[48]提出了一种基底集成储液器的空心微针，装载的胰岛素可在电控加热分配器的驱动下通过微针管腔主动递送胰岛素（图 7-5AB）。这种主动输送的方式可显著提升胰岛素的血药浓度，在给药 3h 后可达被动扩散治疗组的 5 倍（图 7-5C～E）。虽然空心微针在递送胰岛素方面与实心微针相比具有更高的递送效率和更为可控的递送方式，但其存在的问题也十分明显，如制备工艺复杂、成本较高、易堵塞等[49]。

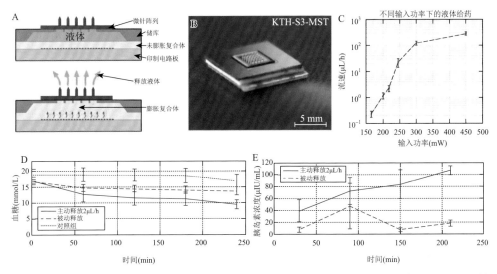

图 7-5　A. 集成储液器的空心微针的工作示意图；B. 集成储液器的空心微针的实物图；C. 微针在不同输入功率下的平均流速；D. 体内试验中糖尿病大鼠的血糖浓度；E. 体内试验中糖尿病大鼠的血浆胰岛素浓度[48]

除上述空心微针外，Mizuno 等[50]还设计开发了一种形状类似鸟嘴的半空心微针以克服实心涂覆微针载药量偏低的缺点，在保证微针机械强度的前提下显著增加药物涂覆的表面积、提升载药量，同时其制备采用注塑成型工艺，便于大规模生产，有望解决前文所提到的如制备工艺复杂、成本较高、易堵塞等空心微针存在的问题。

### 7.3.1.3　可溶解/可降解微针

这类微针由可溶性或可降解材料构成，插入皮肤组织后会在体液的作用下被动溶解或降解。相对于不可溶的金属、玻璃或硅基微针，可溶解和可降解微针通常具有更好的生物相容性，同时可避免产生尖锐的生物有害废弃物[51]。

可溶解微针通常由可溶性聚合物包载药物制备而成，扎入皮肤后释放药物的时间取决于微针的溶解速率，可根据治疗所需选择不同的材料作为微针的基质。

Liu 等[52]开发了一种由透明质酸制成的胰岛素微针，该微针具有较高的溶解性，扎入大鼠皮肤后 1h 内即可完全溶解，释放出全部胰岛素，起到降血糖的效果。包载在透明质酸微针中的胰岛素在-40～40℃的温度区间储存 1 个月后仍保留 90%以上的活性。

单一可溶性材料制成的微针贴片通常难以满足多种临床需求，如纯透明质酸制成的微针针尖易吸湿变软，纯聚乙烯醇制备的微针针尖的机械强度不足，纯丝素蛋白组成的微针贴片的底板容易断裂等。为了解决这一问题，Lau 等[53]提出了一种具有多层结构的复合可溶解微针贴片，该微针贴片由坚硬的丝素蛋白微针针体与较为柔软的聚乙烯醇基底组成，不但能够轻易穿透皮肤、快速溶解和释放胰岛素，而且其基底还能提供与皮肤之间的黏附，防止微针脱出。同时，该微针采用了只在微针外层丝素蛋白中装载浓缩胰岛素的方式来减少药物的浪费，其装载的胰岛素在室温下储存 20 天后能保留 99.4%以上的活性。

可溶解微针的溶解速率通常较快，难以满足对糖尿病的长期治疗需要。为实现糖尿病治疗药物更为持续、稳定的释放，可选用在体内可降解的材料来制备微针贴片。Yang 等[54]设计了一种基于聚乙烯醇的可降解微针，经过微晶交联后的聚乙烯醇在接触体液后溶胀而不溶解，在缓慢降解过程中不断释放胰岛素，该微针在短时间和长期的体内实验中均表现出与胰岛素注射笔相似的控糖能力。由于在制备过程中无须添加额外的交联剂，因此该微针贴片还具有较高的安全性。

### 7.3.2 物理刺激响应性微针药物递送系统用于糖尿病治疗

非响应性微针递药系统在给药后只能进行被动的药物释放，而利用各类物理信号（如电刺激、光照射、机械力等）可实现对糖尿病治疗药物的主动控制，给药后可根据需要有效调控药物从微针中释放的频率、时间和剂量，以达到精准给药和按需释药的目的。

#### 7.3.2.1 电渗流响应性微针

研究人员将微针与离子电渗技术联合使用，实现了提高胰岛素的透皮吸收效率的目的。杨祥良等在微针中掺入装载有胰岛素的正电荷纳米囊泡[55]，在微针穿透皮肤开辟微通道后通过离子电渗流驱动纳米囊泡进入皮下，其胰岛素的渗透率是被动扩散的 700 倍以上，并在数小时内显著降低了糖尿病小鼠的血糖浓度。Qin 等[56]在利用离子电渗流的基础上将微针的长度缩短到 150μm 以下，提升了患者的依从性；他们还评估了速效胰岛素与长效胰岛素的疗效，为患者提供了一种微痛、连续、按需给药的胰岛素递送方式。

#### 7.3.2.2 光热响应性微针

随着科技的发展，开发能够产生特定波长和强度光信号的可携带设备技术已较为成熟，因此利用光热响应性微针来实现对糖尿病药物的可控释放是一种可行的解决方案。相比于无法穿透深层组织、容易损伤健康细胞的紫外光，近红外光因其深穿透性和对皮肤组织伤害极小的特性被广泛用于透皮给药的研究[57]。Zhang 等[58]开发出一种近红外光触发递送二甲双胍的可分离微针，该微针由月桂酸、聚己内酯制备的微针针尖与可溶解的微针基座组成，针尖内封装有二甲双胍与可用于光热转化

的 $Cu_7S_4$ 纳米颗粒。微针扎入皮肤后基座溶解，微针针尖保留在皮肤内，在近红外光的照射下 $Cu_7S_4$ 纳米颗粒使微针的温度升高，当温度达到 46~48℃ 时月桂酸和聚己内酯组成的相变材料熔化，释出装载的二甲双胍。该微针的熔点在正常人体细胞所能承受的范围内，实验结果显示，其在体外可在激光的控制下实现程序性释放，在糖尿病大鼠体内也可起到主动、持续的药物释放和降糖效果。然而，该微针使用的 $Cu_7S_4$ 纳米颗粒是一种细胞毒性较低的光热转化剂，因此其在肝脏、脾脏等器官内积累的风险和对人体潜在的危害也是不容忽视的，需要进一步评估和优化。

为解决这一问题，该团队还研发了一种利用生物可降解的聚多巴胺来实现光热转换的近红外光响应性微针[57]（图 7-6A）。该微针中实现光热响应性释放的主体是包载二甲双胍的二氧化硅介孔纳米颗粒，其表面涂覆有聚多巴胺与月桂酸，

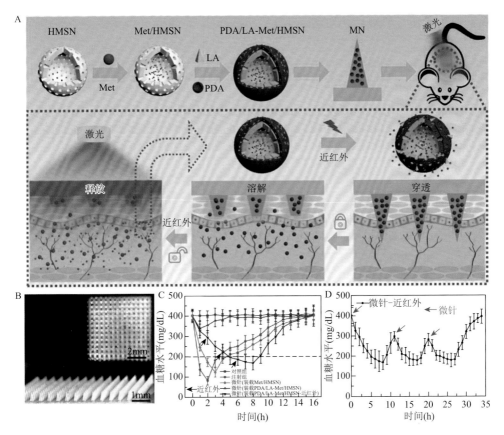

图 7-6　A. 装载二氧化硅介孔纳米颗粒的近红外光响应性微针的构造与工作示意图；二甲双胍（Met），月桂酸（LA），聚多巴胺（PDA），二氧化硅中空介孔纳米粒（HMSN）。B. 光学显微图片；C、D. 体内试验中糖尿病大鼠的血糖水平变化（C），以及相同光照条件下更换微针后的血糖变化（D）[57]

在近红外光的照射下聚多巴胺产热使相变材料月桂酸熔化，纳米颗粒上的介孔打开从而释放出包载的二甲双胍（图 7-6B）。如图 7-6C 和 D 所示，该微针在体内实验中经近红外光照射后能够使小鼠的血糖明显下降，在相同的光照条件下微针对小鼠血糖的控制具有较好的可重复性。

### 7.3.2.3　机械力响应性微针

光热响应性微针虽然能通过控制光照强度和时间等因素实现糖尿病药物的精准释放，但其使用需要额外的设备和操作；相比之下，机械力响应性微针可利用人体自身运动产生的外力促进药物的释放，是一种简单易行的药物递送方案。Di 等[59]研发出一种拉伸应变触发药物释放的微针，可通过日常的关节运动或手动拉伸来加快药物的释放。该微针贴片发挥作用的关键在于其高弹性基底上嵌有多个药物微储库，这种海藻酸微凝胶组成的储库内部封装有包载胰岛素的聚乳酸乙醇酸聚合物纳米颗粒，当基底受力被横向拉伸时，微储库在同步发生横向伸长的同时也会产生轴向压缩，这不但能增加它扩散药物的表面积，而且还可通过挤压内部的载药纳米颗粒来提升药物的释放速度。将该基底与交联后的透明质酸微针组合使用后，基底释放的胰岛素可通过微针经皮递送到体内。体内实验结果显示，在使用该微针治疗时，拉伸刺激后糖尿病小鼠的血糖可在 30min 内迅速下降至正常水平，而不施加拉伸刺激的小鼠血糖除了在给药后短时间内下降以外，其余时间均保持在高血糖水平，这说明该微针具有良好的拉伸响应性释药特性。

## 7.3.3　葡萄糖响应性微针药物递送系统用于糖尿病治疗

葡萄糖响应性微针药物递送系统中增加了可响应葡萄糖的化学模块，在血糖水平发生变化时可引起微针内部结构解散、体积或电荷量发生改变等物理化学变化，进而根据人体自身血糖的变化自反馈式地释放治疗药物，在精准、智能给药的同时可显著降低低血糖的风险。

### 7.3.3.1　基于葡萄糖氧化酶的响应性微针

该类微针可利用 GOx 催化葡萄糖生成葡萄糖酸产生酸性环境，进而引发一系列 pH 响应性的胰岛素释放。Luo 等[60]设计了一种装载 pH 响应性和非响应性两种纳米颗粒的微针，pH 响应性纳米颗粒中装载的 GOx 可在高糖环境下创造局部酸性环境，触发纳米颗粒中两亲性片段中疏水部分的叔氨基的快速质子化，使其亲水性增强而导致纳米颗粒崩解，胰岛素释放；而非响应性纳米颗粒则装载过氧化氢酶，用于消除可能损伤生物组织的过氧化氢。

由于 GOx 在催化葡萄糖生成葡萄糖酸过程中会持续消耗氧气,形成局部缺氧环境,可用于触发乏氧敏感性载体释放药物。Yu 等[61]在 2015 年首次提出血糖响应性智能胰岛素贴片（smart insulin patch）的概念,构建了一种装载乏氧响应性囊泡的微针。囊泡由主链上修饰有 2-硝基咪唑的两亲性透明质酸及包裹其中的GOx 与胰岛素自组装形成,当葡萄糖浓度升高时,GOx 催化葡萄糖与氧气反应在囊泡内形成缺氧环境,疏水的 2-硝基咪唑在缺氧环境下发生还原反应转变为亲水的 2-氨基咪唑,透明质酸失去其原有的两亲性,导致囊泡分解释放出装载其中的胰岛素。利用在高葡萄糖浓度的条件下产生的过氧化氢也能引起胰岛素的缀合物氧化或水解释放出游离胰岛素。Hu 等[62]在 2017 年提出一种载有过氧化氢响应性聚合物囊泡的胰岛素递送微针贴片,囊泡由聚乙二醇和苯基硼酸酯共轭聚丝氨酸的嵌段共聚物自组装形成,其中空结构内封装有 GOx 与胰岛素。葡萄糖可穿过囊泡膜被 GOx 氧化产生过氧化氢与葡萄糖酸,共聚物上的苯基硼酸酯在生理条件下会发生过氧化氢介导的降解反应,失去疏水性苯基硼酸酯侧链的共聚物不再具有两亲性而导致囊泡破裂并释放出胰岛素。

GOx 催化葡萄糖氧化产生的过氧化氢在提供响应信号的同时也会产生一些负面作用,如降低 GOx 的活性、产生自由基损伤皮肤等。对此也有研究通过加载过氧化氢酶催化过氧化氢分解来提升微针的生物相容性[63]。Wang 等[64]提出一种在外壳中嵌入过氧化氢酶的核壳微针,封装在内部的 GOx 产生的过氧化氢在促进游离胰岛素的释放后,过量的过氧化氢会被核壳中的过氧化氢酶清除,可有效减少过氧化氢的泄漏,降低对人体造成损伤的潜在风险。

Yu 等[65]还设计了一种缺氧与过氧化氢双响应性的胰岛素递送聚合物微针,与前一节所提到的装载乏氧响应性囊泡的微针相比,该微针同样利用 GOx 在葡萄糖水平上升时创造缺氧环境,让疏水性的 2-硝基咪唑在缺氧环境下被还原为亲水性的 2-氨基咪唑,使聚合物囊泡解离并释放出包封的胰岛素,但该微针在组成囊泡的聚合物上连接了易于被过氧化氢氧化为砜的硫醚基团,可消除 GOx 所产生的副产物过氧化氢,有助于维持酶的活性并降低炎症发生的风险,同时也能避免出现因使用过氧化氢酶消除过氧化氢后生成氧气而导致缺氧环境破坏的问题,产生的亲水性砜基团还能进一步促进聚合物囊泡的解离。

### 7.3.3.2　基于苯硼酸衍生物的响应性微针

由于这类微针中有易于和葡萄糖结合并呈现负电荷的分子,当葡萄糖浓度升高时,这类分子会通过同电荷相互排斥的作用削弱胰岛素分子与微针基质的结合,从而实现胰岛素的葡萄糖响应性释放。Gu 等[66, 67]于 2019 年研发了一种基于苯硼酸的葡萄糖响应性胰岛素微针贴片,该微针由包含 3-丙烯酰胺基苯硼酸等多种高分子单体的混合溶液在紫外光照射下原位聚合形成。当微针与高糖环境接触时,

3-丙烯酰胺基苯硼酸与葡萄糖可逆结合形成带负电的分子，聚合物基质中负电荷增加而导致微针膨胀，增大聚合物微针的孔隙和与体液接触的表面积，同时通过静电相互作用削弱带负电的胰岛素与带正电的丙烯酸二甲氨基乙酯之间的吸引作用，多重机制促进胰岛素的释放（图 7-7A）。该微针制备方法简单、具有可观的胰岛素装载能力（图 7-7B），可有效且智能地调控糖尿病小鼠与小型猪的血糖恢复至正常水平（图 7-7C~G）。

此外，Chen 等[68]也报道了一种由智能硼酸盐水凝胶组成的葡萄糖响应性胰岛素递送微针。其合成的 4-(2-丙烯酰胺基乙基氨基甲酰基)-3-氟苯基硼酸在生理 pH 与温度下可与葡萄糖结合。该微针的主体成分虽然是凝胶，但其葡萄糖响应性不受温度影响，且除胰岛素外不含有其他蛋白质，也未使用纳米颗粒等载体，具有安全性高和便于生产的优点。

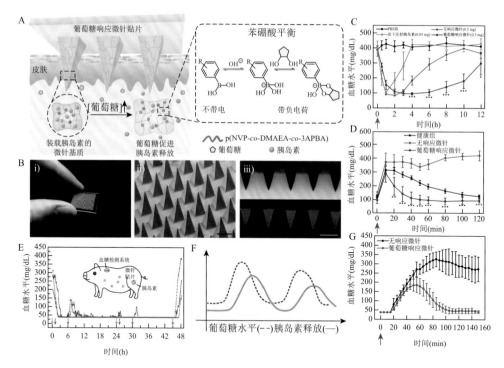

图 7-7　A. 基于苯硼酸衍生物的葡萄糖响应性微针根据血糖浓度调整胰岛素释放的机制示意图；B. 微针的形态表征；C、D. 体内试验中糖尿病小鼠的血糖浓度变化（C）和糖耐量测试（D）：皮下注射 PBS（PBS），皮下注射胰岛素（SC insulin），葡萄糖无响应性微针治疗（CR-MN），葡萄糖响应性微针治疗（GR-MN）；E~G. 体内试验中糖尿病小猪经葡萄糖响应性微针治疗后的血糖变化（E），微针在小型猪体内根据血糖浓度响应性释放胰岛素（F），糖耐量实验（G）。
蓝色箭头代表微针给药，粉色箭头代表进食，红色箭头代表摄入葡萄糖[66]

### 7.3.4　生理微环境响应性微针用于糖尿病药物的递送

口服给药是最常见、最方便的给药方式之一，但由于胃肠道复杂的生理环境，如胃酸、肠黏膜、消化酶等的存在极易导致药物失活，尤其是对于胰岛素这类大分子蛋白质[69]。目前已有抗体介导靶向载体穿过肠上皮细胞[70, 71]、细胞穿膜肽辅助渗透[72, 73]等多种基于生物化学的解决策略。除此之外还可以利用微针这类物理策略来克服胃肠道的生理屏障。胃肠道微针可置于胶囊中或表面附上涂层，在胃液、肠液、机械蠕动等环境下在所需位置露出微针，释放药物后被降解或排出。

Traverso 与 Langer 团队[74]曾提出一种胃部注射的自定向微针胶囊，该胶囊形状类似豹龟，其重心能使之在胃内自行调整到适合的直立状态，在胃酸溶解胶囊内的制动器后释放压缩的弹簧，快速有力地将胰岛素固体与聚环氧乙烷组成的混合物微针插入胃壁，使胰岛素被胃壁黏膜吸收而起到调控血糖的效果（图 7-8A～C）。这种由药物直接参与组成的微针可装载多达 0.5mg 的胰岛素，能有效插入胃壁而不会损伤胃壁的外肌层，同时能够缓慢释放胰岛素，起到降血糖作用（图 7-8D、E）。

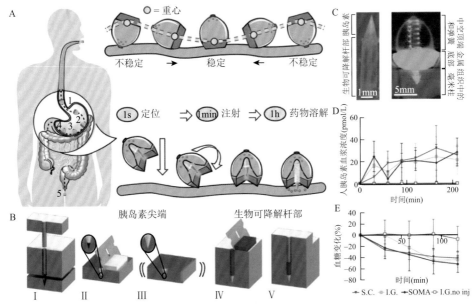

**图 7-8**　**A.** 用于胃部注射的自定向毫米级微针胶囊的作用示意图；**B.** 装载胰岛素微针的制备示意图；**C.** 自定向毫米级微针胶囊的组成与构造；**D、E.** 体内试验中猪的血浆内的人胰岛素浓度（**D**）和血糖变化（**E**）。皮下注射微针（**S.C.**），通过手术在胃内插入微针（**I.G.**），自定向毫米级微针胶囊给药（**SOMA**），自定向毫米级微针胶囊定位但不给药（**I.G. no inj**）[74]

随后，Traverso 和 Rahbek 等又开发了一种新的自定向微针胶囊[75]，其相对于原先的最大改变在于载药的形式由固体变为了液体，由压缩弹簧驱动钢针插入胃壁黏膜下层并注射 80μL 液态药物制剂。这种设计既有效提升了胶囊的载药量，又避免了药物制剂与胃液的直接接触，提高了生物利用度。小型猪摄入装载胰岛素与索马鲁肽的微针胶囊后短时间内就能观察到血药浓度的变化，并出现血糖的降低。以上两种微针能被用于插入胃壁并发挥作用的依据主要在于胃壁的厚度为4～6mm，胃壁中含有丰富的血管且组织再生迅速[74]。但即便如此，使用毫米级的针头仍存在安全性问题，因为胃壁及其不同分层的厚度存在个体差异，同尺寸的微针可能会损害某些患者的胃黏膜，甚至具有胃穿孔的风险。若限制微针胶囊中针体大小则会直接导致载药量的下降，而第二代微针胶囊还需要将液态药物制剂准确地注入胃黏膜下层，如针头插入深度不足则胃黏膜无法容纳足够多的液态药物制剂而导致泄漏；如插入过深则会损伤胃肌层甚至导致胃穿孔。同时，二者都存在一个关键性问题，即胃内容物组成的时空变化极为复杂，以上两种依赖于自定向系统的微针能否发挥作用，可能很大程度上依赖于能否在空腹及胃排空以外的时间内给药。

现有的用于治疗糖尿病的胃肠注射微针多存在结构复杂、缺乏可控性、成本高、可能导致消化道梗阻等问题，为此 Zhang 等[76]提出了一种口服的用于肠道递送胰岛素的磁响应微针。如图 7-9A～C 所示，该微针由可磁化基底、载药针尖与

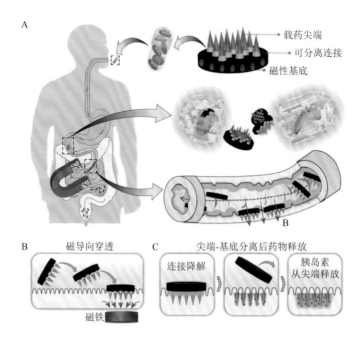

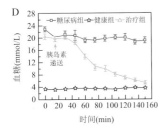 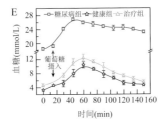 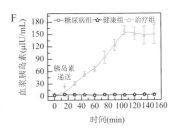

图 7-9　A. 磁响应胃肠道微针的组成与给药示意图；B. 磁响应微针在磁场的引导下移动并扎入肠壁；C. 磁响应微针在分离基底后其针尖在肠壁内释放出胰岛素；D~F. 体内试验中糖尿病小型猪、健康小型猪与微针给药的糖尿病小型猪给药后的血糖变化（D）、糖耐量试验后的血糖变化（E）、给药后的血浆胰岛素变化（F）[76]

两者间易于降解的连接材料组成，聚乙二醇二丙烯酸酯封装钕铁硼构成的基底既能提供较强的磁性又能保证良好的生物相容性，由装载胰岛素的甲基丙烯酰化明胶组成的针尖在具有足以扎穿肠黏膜的机械强度的同时还可缓慢降解达到缓释药物的目的，而由低浓度甲基丙烯酰化明胶与牛血清蛋白组成的连接材料则使得微针与基底之间的连接能在 40min 内被肠液降解，从而释放出性质稳定的基底使其被排出体内。在内镜引导下，将该微针放置到猪的小肠中后发现其能够实现设计的各种功能，在穿透肠黏膜后有效地将胰岛素递送到小型猪体内（图 7-9D~F）。这种微针的理论使用方式是封装在市售肠溶胶囊中，经患者摄入后在肠道内释放出微针，然后在腹部佩戴的磁铁腰带的作用下控制微针移动到需要的部位并插入肠黏膜发挥后续作用。

## 7.4　兼具诊断与治疗功能微针在糖尿病诊疗中的应用

目前，研究人员已进行了许多与糖尿病诊断或治疗相关的微针设计，但实现诊疗功能一体化的研究仍较少，以下简单介绍几种兼具诊断与治疗功能的微针系统。

### 7.4.1　比色诊断联合 pH 响应治疗

Hsu 等[77]研发了一种具有血糖检测和血糖响应性降糖功能的微针组合系统，这两种功能分别由比色葡萄糖传感贴片与 pH 响应性胰岛素递送贴片所实现。比色葡萄糖传感贴片的显色原理基于酶与显色底物 3, 3′, 5, 5′-四甲基联苯胺的联用，GOx 被交联在包裹有二氧化锰的氧化石墨烯上，形成了兼具葡萄糖催化和过氧化物酶活性的复合物。该微针插入体内后，组织间质液中的葡萄糖被 GOx 氧化，反应产生的过氧化氢在具有过氧化物酶活性的二氧化锰催化下使 3, 3′, 5, 5′-四甲基联苯胺由无色变为蓝色，用手机中相关软件拍照并计算灰度值即可得出相应的血糖浓度，体外与体内试验均显示该比色检测手段可媲美传统血糖仪的准确度与灵敏度。此外，pH 响应性胰岛素递送微针贴片中含有游离胰岛素与葡萄糖响应性纳米囊泡，前者在插入糖尿病患者体内后被动释放，起到迅速降血糖的目的，后者由疏水的支化聚（β-氨基酯）自组装包载胰岛素与 GOx 形成，葡萄糖浓度升高时囊泡内部因葡萄糖酸浓度的增加导致局部 pH 下降，使得支化聚（β-氨基酯）质子化、亲水性增加而引发囊泡分解，释放出胰岛素，达到响应性降血糖的目的。

### 7.4.2  电化学诊断联合热响应治疗

Kim 与 Hyeon 等[78]提出一种基于微针的电化学诊断和热响应微针治疗的可穿戴糖尿病诊疗系统，该系统由一块集成了湿度、葡萄糖、pH 和温度四种传感器的贴片与一块装有三通道加热电路的薄膜型微针组成。传感器贴片对汗液进行收集和分析，湿度、pH 和温度的实时校正保证了葡萄糖传感器对汗液中葡萄糖含量检测的准确性。透明质酸微针中混合着由热相变材料棕榈油与十三酸组成的装载有二甲双胍的热相变纳米粒，同时在微针外层喷涂了另一种热相变材料十四醇来防止微针与体液接触时溶解。血糖变化后系统会根据汗液中的葡萄糖浓度控制三条加热通道的功率，从而实现治疗药物的调控释放。

### 7.4.3  电化学诊断联合电渗流治疗

Li 等[79]也提出了一种基于介孔微针和电渗流的糖尿病诊疗闭环系统，如图 7-10AB 所示，该系统由集成控制电路、葡萄糖传感微针和胰岛素递送微针三个模块组成。直流电驱动的反向离子电渗流可显著增强葡萄糖传感微针对葡萄糖的提取，提取的葡萄糖通过微针的介孔通道扩散至微针中的电化学传感器，传感器工作电极上固定的 GOx 氧化葡萄糖产生过氧化氢，后者则通过普鲁士蓝的催化在较低的电位下将电子传递给电极并产生电信号，该微针对葡萄糖的检测线性范围可达 0~20mmol/L，足以满足糖尿病患者的检测需求（图 7-10C）。同时，体内实验表面电渗流结合介孔微针还能显著提升胰岛素的递送速率，相比于胰岛素皮下注射还有更持久的控糖效果（图 7-10D~F）。更重要的是，以上两个模块可通过集成电路调节控制，在实现血糖监测的同时根据检测到的血糖水平智能、实时调控胰岛素的释放，实现对糖尿病的原位反馈治疗。

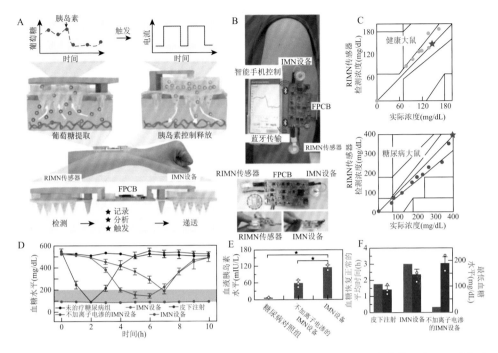

图 7-10　A. 基于微针的可穿戴糖尿病诊疗闭环系统用于糖尿病监测和治疗的示意图。反向离子电渗微针（RIMN），离子电渗微针（IMN）；B. 该系统的实物图；C. 反向离子电渗微针传感器与商用血糖试纸的检测误差；体内试验中大鼠血糖浓度变化（D）、治疗 2h 后血液中胰岛素含量（E）、血糖恢复正常的平均时间与达到的最低浓度（F）

## 7.5　展望与挑战

　　使用基于微针的系统对于糖尿病诊疗具有明显的优势。首先，微针造成的疼痛感通常远低于常规针头，患者的依从性较好；其次，微针的使用较为便捷，患者无须医疗人员的辅助即可自行给药；更为关键的是微针能够突破人体皮肤或体内黏膜的物理屏障，可有效地提取体液以检测其中与血糖浓度高度相关的葡萄糖浓度，其准确性与可靠性通常强于对汗液中葡萄糖浓度的检测，同时能够有效递送正常情况下难以透皮的胰岛素等大分子糖尿病治疗药物。

　　推动应用于糖尿病诊疗的微针临床转化之路需要来自于学术界、工业界、临床的学者、专家的共同努力。目前尚无任何递送糖尿病治疗药物的微针投入市场，现进入临床试验阶段的微针主要以空心微针为主，且大多仍处于临床一期与二期阶段[80]。随着微针制造技术的不断发展进步，越来越多先进的化学、生物和物理手段可被用于和微针巧妙结合，加之对微针评估和监管体系的不断完善，用于糖尿病诊断和治疗的微针在未来必将具有广阔的前景。

（浙江大学 顾臻，俞计成，张宇琪，王昊）

## 参 考 文 献

[1] Sun H，Saeedi P，Karuranga S，et al. IDF diabetes atlas：global，regional and country-level diabetes prevalence estimates for 2021 and projections for 2045. Diabetes Research and Clinical Practice，2022，16（8）：183-195.

[2] Czupryniak L，Barkai L，Bolgarska S，et al. Self-monitoring of blood glucose in diabetes：from evidence to clinical reality in central and eastern europe-recommendations from the international central-eastern european expert group. Diabetes Technology & Therapeutics，2014，16（7）：460-475.

[3] Gonzales W V，Mobashsher A T，TAbbosh A. The progress of glucose monitoring a review of invasive to minimally and non-invasive techniques，devices and sensors. Sensors，2019，19（4）：800-816.

[4] Kim J，Campbell A S，De Avila B E F，et al. Wearable biosensors for healthcare monitoring. Nature Biotechnology，2019，37（4）：389-406.

[5] Xue P，Zhang L，Xu Z G，et al. Blood sampling using microneedles as a minimally invasive platform for biomedical diagnostics. Applied Materials Today，2018，13（3）：144-157.

[6] Heikenfeld J，Jajack A，Feldman B，et al. Accessing analytes in biofluids for peripheral biochemical monitoring. Nature Biotechnology，2019，37（4）：407-419.

[7] Ribet F，Stemme G，Roxhed N. Real-time intradermal continuous glucose monitoring using a minimally invasive microneedle based system. Biomedical Microdevices，2018，20（4）：185-194.

[8] Taraghdari Z B，Imani R F. A review on bioengineering approaches to insulin delivery：a pharmaceutical and engineering perspective. Macromolecular Bioscience，2019，19（4）：18004-18008.

[9] Khafagy E S，Morishita M，Onuki Y，et al. Current challenges in non-invasive insulin delivery systems：a comparative review. Advanced Drug Delivery Reviews，2007，59（15）：1521-1546.

[10] Jin X，Zhu D D，Chen B Z，et al. Insulin delivery systems combined with microneedle technology. Advanced Drug Delivery Reviews，2018，12（7）：119-137.

[11] Wang H，Sheng T，Zhao S，et al. Recent advances in transdermal sensors for glucose monitoring. Current Opinion in Biomedical Engineering，2021，20（3）：10032-10036.

[12] Adeel M，Rahman M M，Caligiuri I，et al. Recent advances of electrochemical and optical enzyme-free glucose sensors operating at physiological conditions. Biosensors & Bioelectronics，2020，165（2）：819-831.

[13] Wang J. Electrochemical glucose biosensors. Chemical Reviews，2008，108（2）：814-825.

[14] Teymourian H，Moonla C，Tehrani F，et al. Microneedle-based detection of ketone bodies along with glucose and lactate：toward real-time continuous interstitial fluid monitoring of diabetic ketosis and ketoacidosis. Analytical Chemistry，2020，92（2）：2291-2300.

[15] Pandey P C，Pandey G，Narayan R J. Microneedle-based transdermal electrochemical biosensors based on prussian blue-gold nanohybrid modified screen-printed electrodes. Journal of Biomedical Materials Research Part B-Applied Biomaterials，2021，109（1）：33-49.

[16] Dervisevic M，Alba M，Yan L，et al. Transdermal electrochemical monitoring of glucose via high-density silicon microneedle array patch. Advanced Functional Materials，2021，32（3）：2009850-2009857.

[17] Lee S J，Yoon H S，Xuan X，et al. A patch type non-enzymatic biosensor based on 3D SUS micro-needle electrode

array for minimally invasive continuous glucose monitoring. Sensors and Actuators B: Chemical，2016，22（2）：1144-1151.

[18] Cai Y，Liang B，Chen S D，et al. One-step modification of nano-polyaniline/glucose oxidase on double-side printed flexible electrode for continuous glucose monitoring：characterization，cytotoxicity evaluation and in vivo experiment. Biosensors & Bioelectronics，2020，16（5）：1124-1138.

[19] Calio A，Dardano P，Di Palma V，et al. Polymeric microneedles based enzymatic electrodes for electrochemical biosensing of glucose and lactic acid. Sensors and Actuators B: Chemical，2016，23（6）：343-349.

[20] Bollella P，Sharma S，Cass A E G，et al. Minimally-invasive microneedle-based biosensor array for simultaneous lactate and glucose mmonitoring in artificial interstitial fluid. Electroanalysis，2019，31（2）：374-382.

[21] Shimazaki J，Yoshida H，Sode K，et al. Dependent glucose dehydrogenases Discovery and engineering of representative glucose sensing enzymes. Bioelectrochemistry，2020，13（2）：10741-10748.

[22] Chakraborty P P，Patra S，Bhattacharjee R，et al. Erroneously elevated glucose values due to maltose interference in mutant glucose dehydrogenase pyrroloquinolinequinone based glucometer. BMJ Case Reports，2017，9（3）：560-566.

[23] Bollella P，Sharma S，Cass A E G，et al. Minimally invasive glucose monitoring using a highly porous gold microneedles based biosensor：characterization and application in artificial interstitial fluid. Catalysts，2019，9（7）：580-586.

[24] Lee H，Hong Y J，Baik S，et al. Enzyme based glucose sensor：from invasive to wearable device. Advanced Healthcare Materials，2018，7（8）：1701150.

[25] Chinnadayyala S R，Park K，Cho S，et al. Review-in vivo and in vitro microneedle based enzymatic and non-enzymatic continuous glucose monitoring biosensors. Ecs Journal of Solid State Science and Technology，2018，7（7）：3159-3171.

[26] Toghill K E，Compton R G. Electrochemical non-enzymatic glucose sensors：a perspective and an evaluation. International Journal of Electrochemical Science，2010，5（9）：1246-1301.

[27] Burke L D. Premonolayer oxidation and its role in electrocatalysis. Electrochimica Acta，1994，39（12）：1841-1848.

[28] Jiang D W，Ni D L，Rosenkrans Z T，et al. Nanozyme：new horizons for responsive biomedical applications. Chemical Society Reviews，2019，48（14）：3683-3704.

[29] Nicholas D，Logan K A，Sheng Y J，et al. Rapid paper based colorimetric detection of glucose using a hollow microneedle device. International Journal of Pharmaceutics，2018，547（2）：244-249.

[30] Wang Z J，Li H J，Wang J Q，et al. Transdermal colorimetric patch for hyperglycemia sensing in diabetic mice. Biomaterials，2020，23（7）：11978-11982.

[31] Zeng Y，Wang J Q，Wang Z J，et al. Colloidal crystal microneedle patch for glucose monitoring. Nano Today，2020，3（5）：10098-10104.

[32] Holtz J，HAsher S A. Polymerized colloidal crystal hydrogel films as intelligent chemical sensing materials. Nature，1997，389（6653）：829-832.

[33] Zahn J D，Talbot N H，Liepmann D，et al. Microfabricated polysilicon microneedles for minimally invasive biomedical devices. Biomedical Microdevices，2000，2（4）：295-303.

[34] Martanto W，Davis S P，Holiday N R，et al. Transdermal delivery of insulin using microneedles in vivo. Pharmaceutical Research，2004，21（6）：947-952.

[35] Zhou C P，Liu Y L，Wang H L，et al. Transdermal delivery of insulin using microneedle rollers in vivo.

International Journal of Pharmaceutics, 2010, 392 (2): 127-133.

[36] Ross S, Scoutaris N, Lamprou D, et al. Inkjet printing of insulin microneedles for transdermal delivery. Drug Delivery and Translational Research, 2015, 5 (4): 451-461.

[37] Qallaf B, Das D, Davidson A, et al. Transdermal drug delivery by coated microneedles: geometry effects on drug concentration in blood. Asia-Pacific Journal of Chemical Engineering, 2009, 4 (6): 845-857.

[38] Pere P, Economidou N, Lall G, et al. 3D printed microneedles for insulin skin delivery. International Journal of Pharmaceutics, 2018, 544 (2): 425-432.

[39] Carcamo M A, Mallon B, Dominguez R J, et al. Hollow microneedles: a perspective in biomedical applications. International Journal of Pharmaceutics, 2021, 59 (9): 12045-12055.

[40] Davis S P, Martanto W, Allen M G, et al. Hollow metal microneedles for insulin delivery to diabetic rats. Ieee Transactions on Biomedical Engineering, 2005, 52 (5): 909-915.

[41] Ma Y, Li C G, Kim S, et al. An insulin microneedle pen for self-subcutaneous insulin injection. Advanced Materials Technologies, 2018, 3 (12): 180023-180034.

[42] Mcallister D V, Wang P M, Davis S P, et al. Microfabricated needles for transdermal delivery of macromolecules and nanoparticles: fabrication methods and transport studies. Proceedings of the National Academy of Sciences of the United States of America, 2003, 100 (24): 13755-13760.

[43] Gardeniers H J G E, Luttge R, Berenschot E J W, et al. Silicon micromachined hollow microneedles for transdermal liquid transport. Journal of Microelectromechanical Systems, 2003, 12 (6): 855-862.

[44] Resnik D, Mozek M, Pecar B, et al. In vivo experimental study of noninvasive insulin microinjection through hollow Si microneedle array. Micromachines, 2018, 9 (1): 40-52.

[45] Lee K, Lee H C, Lee D S, et al. Drawing Lithography: three-dimensional fabrication of an ultrahigh aspect ratio microneedle. Advanced Materials, 2010, 22 (4): 483-486.

[46] Gupta J, Felner E I, Prausnitz M R, et al. Rapid pharmacokinetics of intradermal insulin administered using microneedles in type 1 diabetes subjects. Diabetes Technology & Therapeutics, 2011, 13 (4): 451-456.

[47] Gupta J, Felner E I, Prausnitz M R, et al. Minimally invasive insulin delivery in subjects with type 1 diabetes using hollow microneedles. Diabetes Technology & Therapeutics, 2009, 11 (7): 471-486.

[48] Roxhed N, Samel B, Nordquist L, et al. Painless drug delivery through microneedle based transdermal patches featuring active infusion. Ieee Transactions on Biomedical Engineering, 2008, 55 (3): 1063-1071.

[49] Chen X, Wang L, Yu H J, et al. Preparation, properties and challenges of the microneedles based insulin delivery system. Journal of Controlled Release, 2018, 28 (8): 173-188.

[50] Mizuno Y, Takasawa K, Hanada T, et al. Fabrication of novel shaped microneedles to overcome the disadvantages of solid microneedles for the transdermal delivery of insulin. Biomedical Microdevices, 2021, 23 (3): 38-45.

[51] Lee J W, Park J, Prausnitz M R, et al. Dissolving microneedles for transdermal drug delivery. Biomaterials, 2008, 29 (13): 2113-2124.

[52] Liu S, Jin M N, Quan Y S, et al. The development and characteristics of novel microneedle arrays fabricated from hyaluronic acid, and their application in the transdermal delivery of insulin. Journal of Controlled Release, 2012, 161 (3): 933-941.

[53] Lau S Y, Fei J, Liu H R, et al. Multilayered pyramidal dissolving microneedle patches with flexible pedestals for improving effective drug delivery. Journal of Controlled Release, 2017, 2 (65): 113-119.

[54] Yang S X, Wu F, Liu J G, et al. Phase transition microneedle patches for efficient and accurate transdermal delivery of insulin. Advanced Functional Materials, 2015, 25 (29): 4633-4641.

[55]　Chen H B，Zhu H D，Zheng J N，et al. Iontophoresis-driven penetration ofnanovesicles through microneedle-induced skin microchannels for enhancing transdermal delivery of insulin. Journal of Controlled Release，2009，139（1）：63-72.

[56]　Qin G J，Gao Y H，Wu Y，et al. Simultaneous basal-bolus delivery of fast-acting insulin and its significance in diabetes management. Nanomedicine-Nanotechnology Biology and Medicine，2012，8（2）：221-227.

[57]　Zhang Y，Jiang G H，Hong W J，et al. Polymericmicroneedles integrated with metformin-loaded and PDA/LA-coated hollow mesoporous $SiO_2$ for NIR-triggered transdermal delivery on diabetic rats. ACS Applied Bio Materials，2018，1（6）：1906-1917.

[58]　Zhang Y，Wang D F，Gao M Y，et al. Separable microneedles for near infrared light triggered transdermal delivery of metformin in diabetic rats. Acs Biomaterials Science & Engineering，2018，4（8）：2879-2888.

[59]　Di J，Yao S S，Ye Y Q，et al. Stretch triggered drug delivery from wearable elastomer films containing therapeutic depots. Acs Nano，2015，9（9）：9407-9415.

[60]　Luo F Q，Chen G J，Xu W，et al. Microneedle array patch with pH sensitive formulation for glucose responsive insulin delivery. Nano Research，2021，14（8）：2689-2696.

[61]　Yu J C，Zhang Y Q，Ye Y Q，et al. Microneedle array patches loaded with hypoxia sensitive vesicles provide fast glucose responsive insulin delivery. Proceedings of the National Academy of Sciences of the United States of America，2015，112（27）：8260-8265.

[62]　Hu X L，Yu J C，Qian C G，et al. $H_2O_2$ responsive vesicles integrated with transcutaneous patches for glucose mediated insulin delivery. Acs Nano，2017，11（1）：613-620.

[63]　Gholami S，Zarkesh I，Ghanian M H，et al. Dynamically capped hierarchically porous microneedles enable post-fabrication loading and self-regulated transdermal delivery of insulin. Chemical Engineering Journal，2021，421（2）：1278-1283.

[64]　Wang J Q，Ye Y Q，Yu J C，et al. Core-shell microneedle gel for self-regulated insulin delivery. Acs Nano，2018，12（3）：2466-2473.

[65]　Yu J C，Qian C G，Zhang Y Q，et al. Hypoxia and $H_2O_2$ dual-sensitive vesicles for enhanced glucose-responsive insulin delivery. Nano Letters，2017，17（2）：733-739.

[66]　Yu J C，Wang J Q，Zhang Y Q，et al. Glucose-responsive insulin patch for the regulation of blood glucose in mice and minipigs. Nature Biomedical Engineering，2020，4（5）：499-506.

[67]　Gu Z，Yu J. Glucose-responsive insulin delivery microneedle system. US 11191815，12 7 2021.

[68]　Chen S Y，Miyazaki T，Itoh M，et al. Temperature-stable boronate gel-based microneedle technology for self-regulated insulin delivery. ACS Applied Polymer Materials，2020，2（7）：2781-2790.

[69]　Xiao Y F，Tang Z M，Wang J Q，et al. Oral insulin delivery platforms：strategies to address the bological barriers. Angewandte Chemie-International Edition，2020，59（45）：19787-19795.

[70]　Martins J P，D'auria R，Liu D F，et al. Engineered multifunctional albumin-decorated porous silicon nanoparticles for FcRn translocation of insulin. Small，2018，14（27）：180047-180052.

[71]　Yu J C，Zhang Y Q，Wang J Q，et al. Glucose-responsive oral insulin delivery for postprandial glycemic regulation. Nano Research，2019，12（7）：1539-1545.

[72]　Zhu X，Shan W，Zhang P W，et al. Penetratin derivative-based nanocomplexes for enhanced intestinal insulin delivery. Molecular Pharmaceutics，2014，11（1）：317-328.

[73]　Shan W，Zhu X，Liu M，et al. Overcoming the diffusion barrier of mucus and absorption barrier of epithelium by self-assembled nanoparticles for oral delivery of insulin. Acs Nano，2015，9（3）：2345-2356.

[74] Abramson A，Caffarel S E，Khang M，et al. An ingestible self-orienting system for oral delivery of macromolecules. Science，2019，363（6427）：611-615.

[75] Abramson A，Frederiksen M R，Vegge A，et al. Oral delivery of systemic monoclonal antibodies，peptides and small molecules using gastric auto-injectors. Nature Biotechnology，2021，40（1）：103-109.

[76] Zhang X X，Chen G P，Fu X，et al. Magneto-responsive microneedle robots for intestinal macromolecule delivery. Advanced Materials，2021，33（44）：210493-2105002.

[77] Hsu W L，Huang C Y，Hsu Y P，et al. On-skin glucose-biosensing and on-demand insulin-zinc hexamers delivery using microneedles for syringe-free diabetes management. Chemical Engineering Journal，2020，3（6）：1255-1266.

[78] Lee H，Song C，Hong Y S，et al. Wearable/disposable sweat-based glucose monitoring device with multistage transdermal drug delivery module. Science Advances，2017，3（3）：208-227.

[79] Li X L，Huang X S，Mo J S，et al. A fully integrated closed-loop system based on mesoporous microneedles-iontophoresis for diabetes treatment. Advanced Science，2021，8（16）：21008-21027.

[80] Zhao J，Xu G Y，Yao X，et al. Microneedle-based insulin transdermal delivery system：current status and translation challenges. Drug Delivery and Translational Research，2021，7（13）：1208-1227.

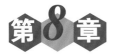

# 基于生物医用微针的肿瘤诊疗

## 8.1 引言

　　肿瘤是机体局部组织细胞异常增生而形成的新生物，根据生物学行为及其对机体的影响和危害，可将肿瘤分为良性肿瘤和恶性肿瘤。良性肿瘤无浸润和转移能力，对机体的危害程度较小。恶性肿瘤通常也被称为癌症，具有浸润和转移能力，治疗困难，严重威胁着人类的生命健康。据世界卫生组织（WHO）报道，2020年全球有超1000万人死于癌症，约占全球死亡人数的六分之一[1]。

　　传统的肿瘤治疗方法主要有手术治疗、化学药物治疗（化疗）和放射治疗（放疗）。手术治疗可直接将局部肿瘤切除，对于部分良性肿瘤可以达到根治的效果，但对已扩散至全身的肿瘤细胞无法完全根治，并且手术本身可能增加肿瘤细胞向其他部位扩散的风险。对于恶性肿瘤患者，通常需要进行化疗或放疗。然而，化疗药物在对肿瘤细胞起到抑制作用的同时，也会严重影响健康细胞的正常生长，因此会对患者的身体造成巨大的损害。放疗是利用放射线治疗肿瘤的一种局部治疗方法，放射线可能会使得肿瘤细胞周围的正常组织受损，引发诸如放射性坏死等并发症[2]。因此，研发具有疗效高、副作用小、成本低廉并且能有效抑制肿瘤生长和复发的治疗方法至关重要。

　　近年来，人们研发了诸如光热疗法、光动力疗法、基因及免疫疗法等新的方法用于肿瘤治疗，旨在不影响健康细胞生长的情况下能安全地杀伤肿瘤细胞。这些方法显示出了优异地抑制肿瘤的潜力[3]，但复杂的给药方式可能会给患者身体带来严重的副作用。因此，如何将治疗制剂有效地输送到肿瘤组织中十分重要。经皮给药系统不仅具有无痛、给药方便等优势，还避免了肝脏首过效应，是一种患者最容易接受的给药方式之一，因此在肿瘤治疗中被广泛地应用。然而，由于皮肤角质层的屏障作用，药物很难全部渗透进入肿瘤组织中。微针技术的引入很好地克服了角质层的屏障作用，可将治疗制剂直接递送至皮下[4]。联合微针递送肿瘤治疗药物既有利于增加抗肿瘤制剂到达肿瘤深部的量，也被证实可以降低治疗药物向邻近组织的扩散程度，从而降低药物的副作用。此外，微针还可以负载不同的治疗药物并实现可控释放，为药物研发阶段筛选最佳治疗组合提供了新的途径。同时，微针技术在肿瘤的检测和诊断方面也起到了很好的辅助作用[5]。

## 8.2 生物医用微针在肿瘤诊断中的重要性

尽管目前尚没有成熟、完整的肿瘤治愈手段，但是部分肿瘤若能够尽早发现，便可以大幅提高肿瘤患者的预期寿命，因此肿瘤的筛查与诊断也是肿瘤防治的重要手段[6]。传统癌症的检查手段主要包括电子计算机断层扫描（CT）、磁共振成像、内镜检查、光学相干断层扫描成像等影像学技术和基于体液的细胞及生化诊断两大类。微针能够借助其特性在这两个领域中发挥独特的作用。一方面，微针能够帮助医务人员完成组织间质液提取，避免了常规血液检查所带来的麻烦，而且大量的研究显示，集成的微针电极可以快速将生化信号转化为电信号，极大地提高了筛查效率。另一方面，微针可以辅助高效递送造影剂等物质，而且不少金属微针本身可以用作成像探头，增强成像效果。尤其是器官的深层部位成像，能够帮助医生准确发现肿瘤位点。因此，本文将从生化指标监测与辅助成像两方面介绍微针在肿瘤诊断方面的应用。

### 8.2.1 微针应用于肿瘤的生化检测

微针的突出特点在于其可以快速打开皮肤通道，通过特定的方法完成皮下组织间质液的提取并用于分析特定化学成分的含量。而微米级的针尖尺寸使得皮肤通道能够快速愈合，并且不会对受试者造成较大的痛苦，比传统的血液检查更便捷。表 8-1 展示了近些年开发的用于肿瘤生化分析的微针，以及它们的类型、材料、作用方式等。由表中可以看出微针在诊断中具有两种作用：打开皮肤通道并提取组织间质液和集成电极转化电信号。

表 8-1　用于癌症生化分析的微针体系

| 微针作用 | 分析物 | 微针类型 | 测试对象 | 参考文献 |
|---|---|---|---|---|
| 组织间质液提取 | 癌胚（性）抗原 | 固体微针 | 人体 | [7] |
| | 组织间质核酸 | 水凝胶微针 | 人体皮肤离体模型 | [8] |
| | | | 小鼠 | [9] |

续表

| 微针作用 | 分析物 | 微针类型 | 测试对象 | 参考文献 |
|---|---|---|---|---|
| 微针电极 | 生物标志物 | 硅固体微针 | 模拟皮肤 | [10] |
| | | 金属碳纤维中空微针 | 猪皮/模拟皮肤 | [11] |
| | NO | PCL 固体微针 | 小鼠 | [12] |
| | 葡萄糖、乳酸、pH | 空心微针 | 溶液 | [13] |
| | 细胞 | 钨固体微针 | 培养液 | [14] |

#### 8.2.1.1 组织间质液提取

迄今为止,血液是最常被检测的体液。相比之下,皮肤组织间质液中也有同样广泛来自细胞和周围毛细血管的生物标志物分子,其检测价值却经常被忽略,主要是因为缺乏高效提取组织间质液的手段[15]。微针已被证明在组织间质液提取方面有着巨大优势,如固体微针常被用于组织间质液提取,通过微针穿刺皮肤,使得组织间质液从皮肤通道向外渗出,从而方便测试人员完成体液的收集并用于下一步检测。Chen 等[7]开发了一种用于基于固体微针的早期乳腺癌筛查方法。该方法首先通过微针将受试区域的皮肤打开缝隙,随后在表层贴附复合膜,通过膜的虹吸作用完成对组织间质液的提取,最后再利用磷酸银/银纳米复合材料($Ag_3PO_4/Ag$)对癌胚(性)抗原进行比色测试并构建传感平台。该方法与常规血液分析方法相比,可提前 7 天检测出乳腺癌,从而更好地反映早期肿瘤的进展情况。

另一种常见的组织间质液提取技术为水凝胶微针提取法。水凝胶微针在皮下会发生溶胀,微针溶胀后的凝胶网络成为了组织间质液的"存放点",针体外部的组织间质液向针体渗透,将微针取出后,储存于针体内的组织间质液可以用于后续的成分分析[16]。图 8-1 为一种涂有藻酸盐-肽核酸复合材料的微针。该微针以聚乳酸为基体材料以保证微针具有足够的力学强度,其外层为藻酸盐凝胶层[富含肽核酸(PNA)],可以从组织间质液中特异性地筛选序列与之对应的 RNA 物质用于诊断。该技术具有采样快、容量大(在 2min 内可提取约 6.5μL 的组织间质液)、特异性强的特点,并且可以通过定制 PNA 序列来完成不同种类的 mRNA 的检测。通过将荧光检测与光传感器平台相结合的方式,该技术能够更精准地辅助医生完成诊断[8]。类似地,Yang 等[9]构建了水凝胶微针系统,针体的功能化水凝胶中包含着 DNA 三螺旋纳米结构与亚甲基蓝配体,可以定向识别目标 DNA。在皮肤上进行取样以后,再利用可穿戴的分析池进行检测,可作为鼻咽癌监测的新兴手段。

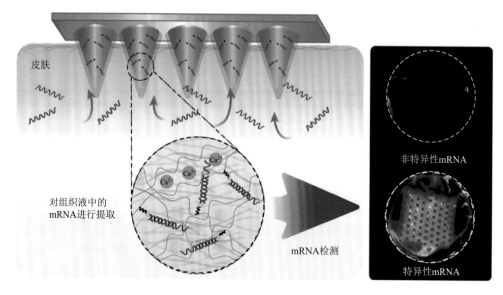

对组织液中的
mRNA进行提取

mRNA检测

非特异性mRNA

特异性mRNA

**图 8-1 用于癌症筛查的水凝胶微针技术[8]**

### 8.2.1.2 微针电极

上述的微针可以通过对皮下组织间质液的提取完成采样，从而提供生化指标信息。虽然微针能够提取足量的组织间质液进行分析，但是这些方法的采样与检测是分离的。因此，研究者们进一步采取微针集成传感器，以实现直接在皮肤原位完成对组织间质液中特定成分的探测或是动态检测，无须将组织间质液提取到外部，可以大幅度提高检测的效率与实效性[17]。图 8-2 是一种微针电极的制备过程：利用 UV 光刻和离子蚀刻法制备硅实心微针阵列，之后将其黏合于支架上形成微针工作电极，最后使用溅射仪在微针电极上沉积 150nm 厚的导电 Au 层。将制备好的电极静置在 3-巯基丙酸水溶液中，使得硫醇基团在 Au 表面形成自组装单层。利用 1-乙基-3-[3-二甲氨基丙基]碳二亚胺盐酸盐（EDC）溶液和 N-羟基琥珀酰亚胺溶液（NHS）完成对电极表面的活化，从而使得用于特异性检测的抗体能够被修饰在电极表面。研究结果表明，该微针电极传感器可以在 10~250ng/mL 的广泛浓度范围内检测 $ErbB_2$ 生物标志物，该传感器的分析性能足以检测乳腺癌患者组织中的 $ErbB_2$ 生物标志物，区分健康人和癌症患者。另一项研究中，Mansor 等[14]利用钨实心微针设计了一种微针电极，可以用于检测微通道中细胞浓度并转化电信号，可以用于早期癌症筛查。近年来，此类实心微针在肿瘤诊断方面的应用已成为研究热点。

除了实心微针，固体空心微针也是微针诊断传感器常用的针体类型。针体外壳能够为微针提供穿刺皮肤所需的力学性能，而针体的空心层则被用于容纳工作

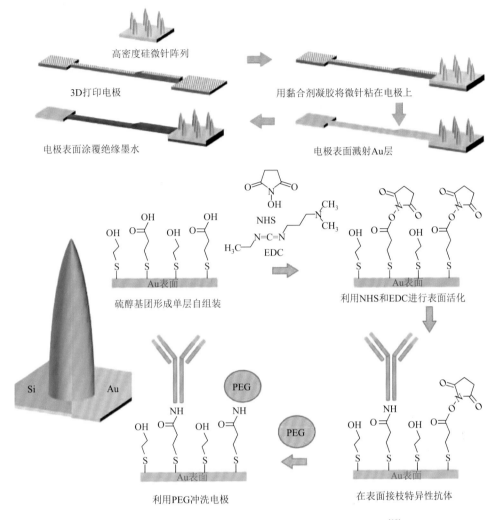

高密度硅微针阵列

3D打印电极

用黏合剂凝胶将微针粘在电极上

电极表面涂覆绝缘墨水

电极表面溅射Au层

硫醇基团形成单层自组装

利用NHS和EDC进行表面活化

利用PEG冲洗电极

在表面接枝特异性抗体

图 8-2　固体微针电极的设计及其用于抗体的特异性识别[10]

电极（WE）、对电极（CE）和参比电极（RE）等微电极（图 8-3）。Miller 等[13]使用动态光微立体光刻系统设计并制造了空心微针阵列，并且在每个孔都填充了碳糊材料，用于检测 pH、葡萄糖或乳酸。而肿瘤组织微环境中的低葡萄糖浓度、高乳酸浓度和低 pH 为该类微针提供了检测基础。专门用于葡萄糖等物质检测的微针电极技术亦可被用于其他疾病的诊断与治疗，本节不过多赘述。Ciui 等[11]利用金属碳纤维的固体空心微针打开皮肤通道，使得空心层的碳糊电极能够接近组织间质液，并通过生物标志物与电极表面化学反应产生电信号，从而快速筛查黑色素瘤。

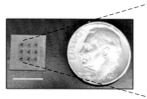 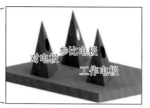 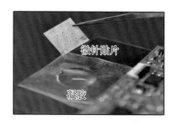

图 8-3　空心微针电极[11]

## 8.2.2　微针应用于肿瘤的辅助成像

相比于生化成分检测，肿瘤成像较为直观，是更为可靠的癌症诊断依据。同时肿瘤成像有助于医生了解患者肿瘤位点与生长状态，从而能够针对性地设计后续治疗方案。在常见的成像手段中，磁共振成像（MRI）可通过电磁波将人体结构传导出来显现成像，但该方法无法同时获得影像和病理两方面的诊断，很多病变单凭磁共振检查仍难以确诊。另一种成像方法为光学相干断层扫描（OCT）技术，其可用于实时 3D 可视化体内组织显微解剖结构，从而最大限度地减少患者和操作人员运动伪影产生的误差[18]。同时，该技术成像的分辨率比其他微创诊断技术（如 CT、MRI 和超声等）高一个数量级，因此被视为早期癌症筛查的重要技术手段[19]。然而，OCT 在生物组织中的对比度水平较低，导致其在区分正常和肿瘤组织之间存在困难，极大地限制了该技术的发展与应用。当前许多研究表明，通过使用无机纳米颗粒作为造影剂，能够有效地克服这一困难[20]。但是，如何有效递送这些纳米颗粒也成了重要的问题。血液递送的首过效应会降低递送效率，而传统的局部递送药物又难以克服皮肤角质层的屏障。相比之下，微针递送药物的优越性已经得到了广泛的认可，而在造影剂递送方面，微针也有望成为辅助肿瘤成像的利器。Kim 等[21]利用滚轮微针对患癌小鼠模型的皮肤进行预处理，使得金纳米颗粒有机会越过皮肤的外屏障，随后采用超声波加强金纳米颗粒在皮下的分布。实验结果显示，经过微针处理后，口腔癌发生标准模型中的 OCT 图像对比度水平增加了约150%。

OCT 技术只能在人体软组织中大约 2mm 的深度进行成像，通常无法用于对器官深层的病变进行检测，而将微针作为 OCT 成像探针并通过外部设备辅助即可解决这一问题。Yuan 等[22]基于超消色差单片光纤球透镜设计概念制备了一种单根微针，并且将其与外部探针相结合（图 8-4）。使用时，先将探针刺入小鼠的大脑内部，随后通过旋钮释放位于探针尖端的微针，该微针可以作为 OCT 成像元件，将小鼠大脑深层的图像展示出来，从而完成对小鼠脑部肿瘤的检测。目前，虽然该诊断微针仍处于早期开发阶段，但是在实验水平上已经能够实现对脑部肿瘤的超高分辨率（轴向：1.7μm，横向：5.7μm）与高速（20fps）成像。

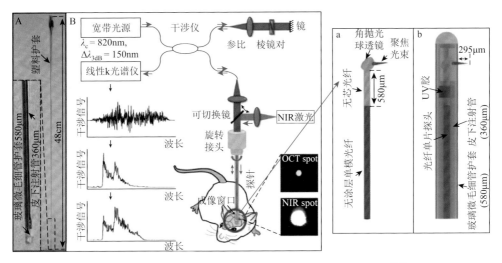

**图 8-4　辅助高速与超高分辨率 OCT 成像的微针系统设计[22]**

A. 带有塑料护套的微针；B. 微针作为 OCT 成像系统元件用于小鼠脑部肿瘤成像的示意图；a. 光纤探头结构示意图；b. 微针 OCT 成像结构示意图

## 8.3　用于肿瘤治疗的生物医用微针设计原理和策略

### 8.3.1　用于肿瘤化学疗法的生物医用微针

化疗是对抗癌症的主要武器之一。然而近年来人们逐渐意识到，抗癌化疗药物同血液一起在体内进行循环时会造成诸多问题。例如，药物肿瘤靶向能力差导致的高脱靶毒性等，使药物无法应对癌症的转移及严重的副作用[23]。而最近兴起的微针技术，则给这类抗癌药物的应用提供了一种新的可能。

具体而言，微针局部给药的方式可以大大减少药物与健康组织的接触概率，可以从根本上降低药物的副作用。此外，与常规的往肿瘤内部直接给药相比，一些特殊类型的微针能实现肿瘤药物更强地缓释和控释效果，也可以限制药物过多渗透到邻近的健康组织[24]。

#### 8.3.1.1　微针递送化疗药物

非载药固体微针常被用作皮肤预处理的工具。相比于传统敷料，将药物施用于经过微针预处理后的皮肤，药物的递送效率可以得到极大的提升。而该种治疗方法也被用于癌症的治疗。Sivaraman 和 Banga[25]成功研发了一种用于递送甲氨蝶呤（MTX）的麦芽糖微针。微针经皮处理后，将 MTX 和泊洛沙姆的混合物涂抹在皮肤表面。泊洛沙姆作为一种温敏性聚合物，当温度从 32℃到 37℃（皮肤温度）变化时其转化为凝胶，从而使 MTX 以稳定和持续的速率缓慢释放。

相比之下，载药可溶性微针可用于化疗药物经皮递送。例如，Lee 等[26]使用双链鲑鱼 DNA（sDNA）作为微针基质材料用于负载并经皮递送 DOX。实验除证明了 sDNA 优秀的生物相容性和材料稳定性，还发现 DNA 分子与 DOX 之间的强相互作用使得药物能在微针中保存更长的时间。微针基质材料可以提升药物稳定性并不是个例，在其他药物和微针材料之间也有类似的发现。全反式维 A 酸（ATRA）是一种治疗脂溢性角化病（一种良性皮肤肿瘤）的药物，具有广泛的抗增殖及促分化活性，能够抑制多种肿瘤细胞的恶性生长，是一种常用的诱导分化剂。Hiraishi 等[24]利用透明质酸微针经皮递送 ATRA，实验结果表明该药物具有明显的治疗效果，而且在 24 周后透明质酸微针中仍有 85%的 ATRA 保持药物活性，证明 ATRA 在微针中拥有很好的稳定性。这些结果均证明，在研发微针用于抗癌药物递送时，要注意选择合适的材料，以获得更好的微针性能。

微针不仅可以有效经皮递送单一药物，还可以实现多种药物的同时递送，以提高抗癌治疗的功效。Bhatnagar 等[27]设计了一种聚乙烯吡咯烷酮/聚乙烯醇微针贴片，用于将 DOX 和多西紫杉醇组合递送至乳腺癌肿瘤的治疗。DOX 和多西紫杉醇是两种常用于治疗此类癌症的化疗药物。DOX 是一种非选择性Ⅰ类蒽环类药物，可通过嵌入 DNA 并抑制大分子的生物合成来实现诱导细胞死亡。多西紫杉醇则可以干扰微管生长的正常功能，影响细胞骨架的柔韧性和细胞有丝分裂。两种药物直接溶解在聚乙烯吡咯烷酮溶液后，通过微模板法沉积在锥形针体中，脱模后的微针表面再涂上聚乙烯吡咯烷酮/聚乙烯醇混合物以进一步提高贴片的机械强度。随后的实验结果表明，微针的抗压强度高于 5N，药物借助微针的递送可以在小鼠皮下约 140μm 的深度检测到。此外，该微针贴片在 33min 内便完全溶解，前 15min 内释放了 90% 的多西紫杉醇。随后对携带乳腺肿瘤的小鼠进行体内抗肿瘤实验，与常规给药方式相比，微针治疗组的小鼠存活率及体重的长期维持等指标都得到了显著提升，表明微针介导的化疗给药能显著减少药物给身体带来的毒性反应。

此外，一些新形式的微针也被尝试用于药物的递送，Jonas 等[28]开发了一种包含多个药物储库的微型针头，每个储库具有独特的单一药剂或药物组合，可植入肿瘤内部。这种直径 820μm、长度 4mm 的圆柱形装置，其表面有多达 16 个药物库，可通过活检针植入肿瘤中，其中装载的药物可以扩散到 200～300μm 范围的肿瘤区域。通过调节储库大小、聚合物基质和水凝胶的比例，可以控制（延缓或加速）药物扩散。该装置不仅可以单独控制每个药物储库的释放，也可以将不同药物装载在同一储库中实现联合治疗。这种出色的药物控释能力使各种药物达到肿瘤治疗相匹配的药物浓度，有望更快地推向临床应用。同时，这一装置还可用于研究不同药物对同一肿瘤的治疗效果。结果表明，紫杉醇对三阴性乳腺癌肿瘤的凋亡指数最高（54%），其次是多柔比星（36%）、顺铂（25%）、吉西他滨（12%）和拉帕替尼（4%）。此外，利用这种微针可以确定针对特定肿瘤的最有效配方。例如，对 BT474 人乳腺癌肿瘤细胞，多柔比星与舒尼替尼的联合用药使细胞凋亡指数从约 3% 增加到约 5.5%，DOX 与拉帕替尼联合使用时该指数进一步增加到 13.45%。

也有研究采用不溶性光交联葡聚糖甲基丙烯酸酯水凝胶（DexMa 水凝胶）来制备微针，并同时负载了 DOX 和曲美替尼[29]。其中 DOX 可直接作用于 DNA，抑制 DNA 聚合酶活性以抑制 DNA 和 RNA 的合成。曲美替尼可以抑制 BRAFV600 突变阳性黑色素瘤细胞的生长，同时还可以拮抗 P-gp 转运体对 DOX 外排（DOX 是 P-gp 转运体的底物），因此可以提高 DOX 的细胞内浓度，从而增强 DOX 对癌细胞的杀伤作用。DOX 和曲美替尼可协同治疗黑色素瘤，且对肿瘤的抑制效果最好。

综上所述，微针作为化疗药物直接递送的工具，为临床的癌症治疗提供了更加安全、可靠的新思路。当前众多研究人员聚焦于微针研发，尝试了使用创新的生物医用材料作为微针的基质材料，以提高微针的应用性能及化疗药物的存储时间。研究结果表明，微针不仅适合携带不同种类的分子（无论其分子量、电荷和疏水性如何），而且可以提高递送效率并促进药物在组织中的均匀分布。此外，微针不仅可以做到单一抗癌药物的释放，而且可以通过多种抗癌药物共同释放，从而达到协同的抑瘤作用。

### 8.3.1.2　微针递送化疗药物载体

纳米颗粒载体技术与微针技术都是经皮递送系统中重要的组成部分。纳米颗粒技术作为增强渗透最常使用的一种被动策略，已被广泛用于多种小分子药物、蛋白质、疫苗和核苷酸的递送，并发展出了包括固体脂质纳米颗粒（SLN）、聚合物纳米颗粒、脂质体、纳米脂质载体（NLC）和纳米晶体等多种纳米载体形式。在肿瘤化学药物递送领域，经过合理设计的纳米颗粒载体可以有效改善化疗药物的释放速率、药物靶向性、生物体内分布和生物利用度，保护药物活性成分及提高疏水药物的溶解度。将纳米颗粒载体与微针这种强效的物理增强渗透技术结合，可大大提高经皮递送效率。在目前的报道中，联合两种技术用于化疗药物的递送都取得了良好的治疗效果。

Ma 等[30]利用一种涂层微针递送 DOX。DOX 首先被封装到由 PLGA 制备的纳米颗粒（NPs）中，然后将 NPs 涂覆在固体微针上。随后在测试 DOX 猪皮肤模型中的扩散实验中，发现药物可以在猪皮中保持均匀的分布。而且与皮下注射相比，他们发现微针可显著减少 DOX 向非病变组织的扩散。Gadag 等[31]以纳米脂质载体（NLC）包裹白藜芦醇（RVT），并将其与高分子微针结合用于治疗乳腺癌，如图 8-5 所示。白藜芦醇作为一种源于植物的抗癌物质，可以通过调节基因表达、调节肿瘤相关信号通路来抑制癌细胞增殖、降低患者耐药性，但是其生物利用度低，难以有效利用。NLC 是在固体脂质纳米粒基础上发展而来的，在固态脂质中加入液态脂质，可以大大提高药物的包封率，减少药物的泄漏。实验通过熔融乳化法制备 NLC，并通过超声乳化获得合适的尺寸（通过独立变量统计优化后的脂质颗粒大小 104.47nm±4.35nm）。优化后的 NLC 配方作为增稠剂加入到羧乙烯聚合物中，此外加入苯甲酸（0.1%，w/v）作为防腐剂，加入抗坏血酸（0.3%）作为抗氧化剂。在 5℃±3℃环境温度和 60%±5%环境湿度条件下，微针中的药物可保存 4 个月。通过比较 RVT 和 RVT-NLCs 的细胞毒性和细胞迁移实验，研究人员发现 RVT 从 NLC 中缓慢释放并有效抑制癌细胞转移，达到了比无脂质载体更好的抗癌效果。对携带乳腺肿瘤的大鼠进行体内抗肿瘤实验进一步证明，对于 RVT这类非靶向给药的药物，与口服纯 RVT 及皮下注射 RVT-NLCs 相比，微针递送RVT-NLCs 避免了药物在全身血液中释放而产生的副作用，从而有效提高了血液及乳腺组织中药物的浓度。

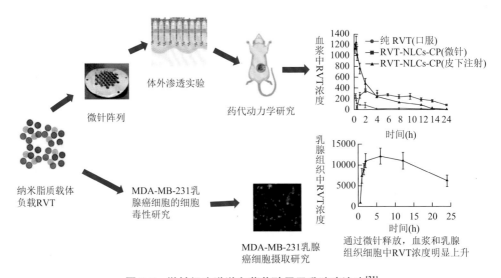

**图 8-5　微针经皮递送白藜芦醇用于乳腺癌治疗[31]**

　　滚轮微针作为一种常见的微针商品，已被广泛应用于美容和科研等各个方面。Ahmed 等[32]采用薄膜水化法制备了 DOX/塞来昔布（CEL）共载脂质体用于皮肤黑色素瘤的治疗，装载完成的药物直接涂抹在滚轮微针预处理过的皮肤表面。实验所使用的是一种针尖长度为 500μm 的金属滚轮微针，实验原理如图8-6 所示。DOX 和 CEL 都是常见的抗肿瘤药物，其中 CEL 作为一种非甾体抗炎药被证明可以有效抑制黑色素瘤的发展。脂质相由 60mmol 氢化大豆磷脂酰胆碱和胆固醇按照 1∶1 的摩尔比组成。混合后与适量的 CEL 一起溶解在氯仿中，60℃减压旋蒸，在圆底烧瓶壁上形成薄脂质膜。去除溶剂残留物后加入硫酸铵溶液（250mmol/L）。CEL 脂质体和 DOX/CEL 共载脂质体也遵循同样的实验步骤。实验结果显示，与未处理实验组相比，滚轮微针预处理过的皮肤脂质体中的 DOX 的给药效率增加了 2 倍。此外，DOX/CEL 共载脂质体经皮给药成功抑制了雌性小鼠皮下黑色素瘤，且 DOX/CEL 共载脂质体比单载药脂质体效果更好，抗肿瘤作用显著增强。

然而，纳米颗粒载体与微针技术的联合使用也存在一些局限性。例如，可溶性微针中的纳米颗粒载体可能会受到微针基质材料的影响，导致载体结构被破坏或者药物被微针材料捕获而无法正常释放，或者纳米颗粒载体和微针的共同作用可能会增加对皮肤造成的刺激等。但是这些问题都不是本质上的矛盾，后续大量的研究可以持续优化微针和纳米颗粒体系之间存在的各种问题。微针高效的透皮效率和纳米颗粒载药的高靶向性、药物活性保护能力等优势在抗肿瘤药物递送方面已经取得的各种成果，证明这两种技术的联合使用在肿瘤治疗领域将会有更广泛的应用前景。

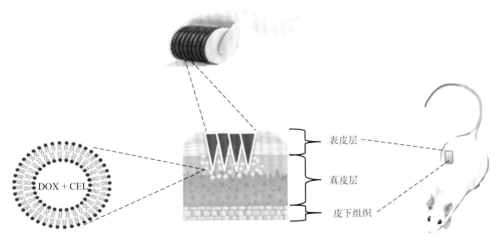

图 8-6 滚轮微针预处理促进多柔比星/塞来昔布脂质体经皮递送[32]

## 8.3.2 用于肿瘤生物疗法的生物医用微针

### 8.3.2.1 免疫疗法

早在明朝隆庆年间，中国人采用"鼻苗法"预防天花就有确凿的记载。这是人类最早大规模地实行人痘接种，是免疫学产生的一个经验性阶段。随着细胞生物学、分子生物学等领域的迅速发展，免疫已成为生命科学的前沿领域。2021 年国内上市了第一款CAR-T细胞产品，其不俗的价格和疗效再次引起了公众对肿瘤免疫疗法的关注。

免疫可以抽象地理解为机体区分"自己"与"非己"，识别并清除"非己"，保护"自己"的功能。而肿瘤免疫的研究就是研究机体对肿瘤的免疫应答和效应机制，以此实现肿瘤的免疫诊断和防治。在传统手术、放疗和化疗治疗肿瘤效果欠佳的情况下，肿瘤免疫治疗已成为一大研究热点，发展出许多类型的免疫治疗方式。表 8-2 总结了目前为止几种主要的肿瘤免疫疗法，包括肿瘤疫苗疗法、细胞因子疗法、过继性免疫疗法和抗体导向疗法等。肿瘤的免疫疗法一般可以分为主动免疫和被动免疫，或者分为特异性免疫和非特异性免疫。微针技术作为第三代经皮免疫技术，使经皮给药效率获得了极大提升，甚至可以向传统的皮下注射等方式发起挑战，它还兼具低痛苦、易操作、低成本等优势。因此，在肿瘤免疫治疗上，微针也占据着重要的角色。下文将展开介绍微针在肿瘤疫苗疗法、细胞因子疗法、免疫检查点抑制剂等方面的重要应用。

**表 8-2　肿瘤免疫疗法主要类型**

| 常见疗法 | 涵盖方面 |
|---|---|
| 肿瘤疫苗疗法<br>（主动免疫） | 1）肿瘤细胞疫苗<br>2）肿瘤多肽疫苗<br>3）肿瘤核酸疫苗<br>4）其他 |
| 细胞因子疗法<br>（被动免疫） | 1）白细胞介素（IL-2、IL-4、IL-12 等）<br>2）干扰素（IFN-α、IFN-β、IFN-γ 等）<br>3）肿瘤坏死因子（TNF-α 等） |
| 过继性免疫疗法<br>（被动免疫） | 1）淋巴因子激活的杀伤细胞（lymphokine activated killer cell，LAK）<br>2）肿瘤抗原激活的杀伤细胞（tumor activated killer cell，TAK）<br>3）肿瘤浸润性淋巴细胞（tumor-infiltration lymphocytes，TIL）<br>4）细胞因子诱导的杀伤细胞（cytokine-introduced killer cell，CIK）<br>5）嵌合抗原受体修饰 T 细胞（chimeric antigen receptor T-cell，CAR-T） |
| 抗体导向疗法<br>（被动免疫） | 1）单克隆抗体、多克隆抗体、双特异性抗体<br>2）抗体偶联物<br>3）免疫检查点抑制剂（PD-1、CTLA-4 等） |

疫苗是将抗原、细胞或相关分子等制备成的免疫制剂，患者接种后获得对某些疾病的免疫能力，而肿瘤疫苗就是针对各类肿瘤的疫苗。细胞疫苗、核酸疫苗和多肽疫苗用简单的比喻来说，分别像是把免疫原的"工厂"、"产线"和"产品"接种进机体产生免疫效果。这三种基础分类的疫苗中都包含许多基于基因重组技术的新型疫苗，如重组活菌疫苗、重组抗原疫苗等，其中核酸疫苗包括 DNA 疫苗和 RNA 疫苗两种。在新型冠状病毒感染（COVID-19）疫情中，中国民众所接种的北京生物和科兴的新冠疫苗都是传统技术的灭活疫苗，类似于肿瘤细胞疫苗

这种"工厂"疫苗（新冠病毒不具有细胞结构）。近期有关病毒样颗粒疫苗（virus-like particles，VLP）的研究，这种疫苗保留了比多肽疫苗这种"产品"疫苗更高级的空间结构，像是一款"高级产品"。葛兰素史克公司的 Cervarix® 疫苗，就是基于这种技术的一款 HPV（人乳头瘤病毒）疫苗。

微针用于疫苗接种并不是从肿瘤疫苗开始的。在 2009 年，Kim 等[33]第一次尝试用一种涂层微针递送流感疫苗并获得了良好的免疫效果。现如今，肿瘤疫苗与微针结合也涌现出了越来越多的研究。2017 年，Ali 等[34]合成了一种 RALA 纳米颗粒搭载 E6 和 E7 分子，并用 PVP 微针递送用于治疗宫颈癌。宫颈癌是女性群体第二大类型的癌症，超过 90% 的病例为 16 和 18 亚型。E6 和 E7 是 HPV 两种病毒基因，可以分别破坏 p53 和视网膜母细胞瘤蛋白（pRb）的肿瘤抑制功能。RALA 是一种合成氨基酸序列，可以作为疫苗的载体让 DNA 穿过质膜，保护 DNA 不在细胞间降解。体内实验结果显示，微针组小鼠分离出的血清比注射组含有更多 E6 和 E7 的特异性 IgGs（免疫球蛋白），并且表现出更强的 T 细胞介导的 TC-1 细胞毒性。同时，微针组还可以延后 TC-1 肿瘤的开始时间，可以有效减缓肿瘤的生长速度。2018 年，Cole 等[35]通过提前冻干上述纳米颗粒，使 PVP 微针的载药量提高到了 50μg。2019 年，针对男性群体第二大高发的前列腺癌，Cole 等[36]以之前的工作为基础，同样采用 PVP 微针递送包裹着前列腺干细胞抗原（PSCA）的 RALA 纳米颗粒。PSCA 作为一种前列腺癌的肿瘤相关抗原（TAA），是前列腺癌细胞分化的重要标志物。从图 8-7 可以看出，PVP 微针递送 RALA 颗粒包裹的 DNA 疫苗免疫效果最佳，肿瘤产生时间有效延缓（图 8-7B），肿瘤体积增长最小（图 8-7C），存活率也是所有分组中最高的（图 8-7D）。这些连续的微针疫苗研究工作成果证明了在微针辅助下的抗原释放可以有效增强抗体反应，使机体获得良好的免疫效果。

细胞因子疗法也是肿瘤免疫治疗中一种常见的方法。细胞因子是由体内的多种细胞分泌的一种低分子量糖蛋白，分子质量一般在 $10 \sim 25kDa$，具有直接的效应功能。细胞因子通过与细胞膜上的相应受体结合，触发信号通路，从而控制细胞的基因表达。例如，肿瘤坏死因子可以刺激细胞释放其他种类的细胞因子，促进 MHC 类分子表达，提高机体免疫能力。匹兹堡大学的 Korkmaz 等[37]曾利用微针递送细胞因子 TNF-α 特异性抗体，用于治疗皮肤炎症相关的疾病。干扰素是一种常见的细胞因子，其中的 IFN-α 是治疗慢性丙型肝炎和各种人类恶性肿瘤最著名的药物之一，但是干扰素作为一种蛋白类药物在血流或胃肠道的渗透性和稳定性较差。2016 年，Kusamori 等[38]制备了一种新型的干扰素涂层聚乙烯醇基微针阵列（IFN-α-MNs），用于干扰素的经皮给药。小鼠皮肤经微针处理后出现轻微红斑和刺激性，去除 IFN-α-MNs 贴片后 24h 内皮肤损伤完全消失。此外，IFN-α-MNs 的药代动力学参数与皮下给药的药代动力学参数相似，而且在荷瘤小鼠体内表现出与皮下注射相似的显著抗肿瘤作用。

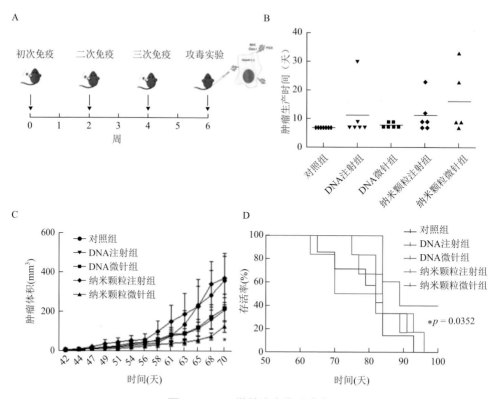

图 8-7　PVP 微针治疗前列腺癌

A. 预防免疫接种时间表简图，C57 BL/6 小鼠分别以 pPSCA（DNA）或 RALA/pPSCA（NP）经微针或肌内注射免疫 3 次；B. 免疫小鼠肿瘤形成时间散点图；C. 对照组和免疫小鼠的平均肿瘤体积；D. 生存曲线（$N = 6/7$）[36]

　　免疫检查点抑制治疗癌症被给予了很高的期望。2018 年，James P.Allison 教授和 Tasuku Honjo 教授因为在 PD-1 和 CTLA-4 研究领域的突出贡献被授予了诺贝尔生理学或医学奖。CTLA-4 免疫检查点抑制剂治疗肿瘤的原理是 CD28 和 CTLA-4 会竞争性结合抗原提呈细胞（APC）表位的 B7 分子，当 CTLA-4/B7 结合时会抑制 T 细胞增殖和分泌，抑制系统免疫功能，相当于为免疫踩下了"刹车"。人为递送 CTLA-4 抗体与 CTLA-4 结合，CTLA-4 就无法抑制 T 细胞的免疫效果。目前 CTLA-4 抑制剂 Ipilimumab（商品名 Yervoy）已经被 FDA 批准上市。

　　2020 年，Chen 等[39]首先将 CTLA-4 抗体和光敏剂包裹在自溶性（肿瘤微酸环境启动）的颗粒中，然后将其负载到交联透明质酸（HA）微针中。微针刺入皮肤后用 660nm 的光照射微针，ROS（活性氧簇）产生，从而刺激 CTLA-4 抗体释放。PDT（光动力疗法）首先发挥杀伤肿瘤的作用，随后 CTLA-4 抗体释放并实现高效的肿瘤免疫治疗。如图 8-8 所示，Kwon 等[40]则是利用一种针尖长度为 350μm 的空心微针阵列结合微流控结构，经皮注射 CTLA-4 抗体。与腹腔注射组相比，微针经皮注射组的小鼠癌细胞向肺部、淋巴或骨髓转移率降低 40%左右，肿瘤体积明显减小。微针注射组中肿瘤中免疫细胞浸润较其他组显著升高，提示其可更有效地激活免疫，发挥更强的肿瘤杀伤作用。

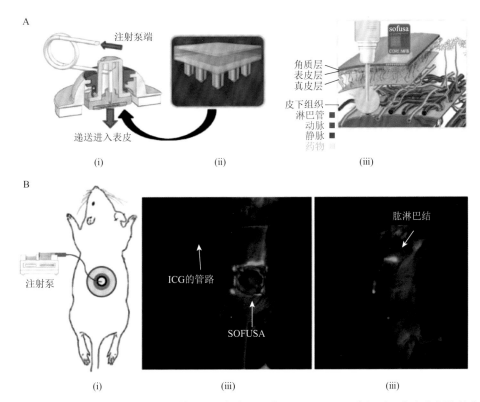

图 8-8　微针辅助递送 CTLA-4 抗体。**A.**（ⅰ）用于将 **anti-CTLA-4** 注入到下表皮空间的纳米形貌器件 **SOFUSATM** 的原理图；（ⅱ）该器件由一个带有微流体分布器的微流体块（绿色）和硅微针阵列（灰色）组成，每个微针长 350 μm，宽 110 μm，中间为 30 μm 的通孔；（ⅲ）SOFUSATM 将药物注入表皮下间隙，初始淋巴管提供吸收，而皮下更深的注射将药物沉积在初始淋巴管下方减少吸收。**B.**（ⅰ）将 **SOFUSATM** 放置在小鼠背部；（ⅱ）（ⅲ）SOFUSATM 输注 ICG 至小鼠的背部和侧位图像[40]

PD-1 是与 CTLA-4 类似的"免疫检验点"。PD-1 可以简单理解为 T 细胞的另一个"刹车"。肿瘤细胞为了对抗 T 细胞的杀伤作用，会在细胞表位表达 PD-L1 与 PD-1 结合抑制 T 细胞免疫功能正常工作。通过递送 PD-1 抗体或 PD-L1 抗体阻断这种结合，就可以有效保护 T 细胞免疫功能的正常启动。

Wang 等[41]在 2016 年开发了一种交联透明质酸微针递送 PD-1 抗体，用于皮肤黑色素瘤的治疗，如图 8-9 所示。PD-1 抗体并不是简单地装载于微针之中，而是和 GOx 酶一起被包裹在葡聚糖纳米颗粒（NPs）中。该纳米颗粒具备 pH 敏感性，可在酸性环境中降解并释放药物。当有氧气存在时，GOx 可以将葡萄糖转化为葡萄糖酸，形成的酸性环境可使微粒中的 PD-1 抗体释放。用微针递送 GOx 改良的 PD-1 抗体的纳米颗粒治疗小鼠的黑色素瘤，肿瘤细胞信号在 10 天后基本消失，表明肿瘤细胞得到了有效杀伤。40 天后该组小鼠存活率超过 40%，在所有实验组中存活率最高。从肿瘤浸润淋巴细胞数量来看，该组的 T 细胞浸润比为空白组 5 倍以上，甚至优于同等剂量的瘤内注射效果。微针搭载免疫检验点抑制剂用于治疗黑色素瘤等浅表肿瘤时，药物可聚集于肿瘤局部，与免疫细胞迅速结合。

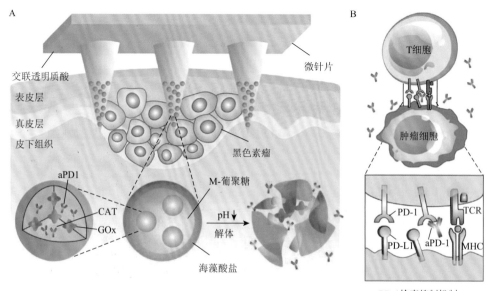

**图 8-9　微针辅助递送 PD-1 抗体治疗皮肤癌的示意图**

A. 装载生理自解离 NPs 的 MN 贴片传递 PD-1 抗体的示意图；B. PD-1 抗体阻断 PD-1，激活免疫系统，破坏皮肤肿瘤细胞[41]

　　人们在很早之前就开始研究经皮技术对免疫的增强效果。2015 年，Hirobe 等[42]证明了无论动物或人体实验，经皮免疫都比皮下免疫表现出更强的免疫效果和剂量节约的特性。而在更早的 2010 年，Henri 等[43]从深层原理上解释皮肤这种独特的免疫功能源于表皮层真皮层中大量的朗格汉斯细胞等淋巴细胞。2021 年 Hirobe 等[44]再次以卵清蛋白（OVA）作为模型疫苗，结合微针对经皮免疫（TCI）进行了更深入的研究，实验数据从多个方面再次证实了微针技术用于经皮免疫的优势。OVA 特异性抗体经 5 次皮下免疫（SCI）方式递送疫苗后达到稳定的抗体滴度；而通过微针进行相同剂量的经皮免疫时，仅 3 次就达到了同等的稳定水平。在 TCI 组的第 1 天，小鼠的引流淋巴结（dLNs）中总 CD11c$^+$细胞的比例显著增加，而在 SCI 组中 CD11c＋细胞的比例未受影响。这意味着使用微针后皮肤的炎症反应促进了皮肤内抗原提呈细胞的迁移，增强了免疫应答能力。尽管 TCI 和 SCI 在诱导 CD4+T 细胞的分化水平上没有差异，但是 TCI 诱导 Tem 细胞亚群明显高于 SCI。此外，TCI 对 B 细胞和浆细胞的分化也优于 SCI。

Hirobe 等[44]对微针免疫的原理进行了详细讨论。如图 8-10 所示，微针刺入皮肤的局部组织造成损伤，从而引起炎症因子、趋化因子等释放，进而促进局部巨

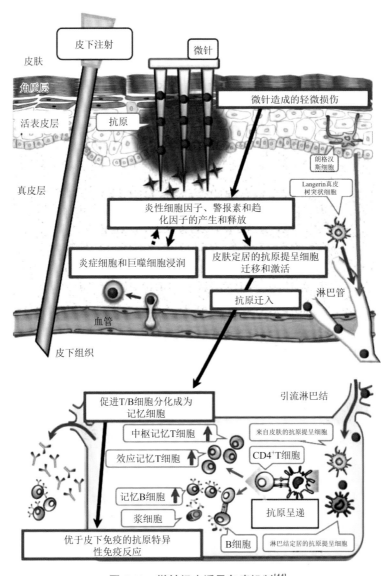

**图 8-10　微针经皮诱导免疫机制[44]**

噬细胞和中性粒细胞等浸润，皮肤 APCs 向 dLNs 迁移并被激活。此外，抗原进入 dLNs 促进 T、B 细胞分化为记忆细胞。因此，使用微针贴片靶向皮肤免疫系统的经皮免疫具有更好的抗原特异性免疫应答效应。Yang 等[45]也曾通过计算机模拟与实验结合的方式验证了微针可以增强免疫应答。实验用凝胶微针递送 OVA，结果显示肌内注射组仅可以诱导 IgG1 的产生，而交联凝胶微针组可诱导产生 IgG1 和 IgG2，抗体种类更加多样，且 IgG1 的滴度超过注射组的 6 倍。

2021 年 6 月获批的中国第一款 CAR-T 细胞药物——阿基伦赛注射液（奕凯达），其高达 120 万元一针的价格引发了公众对 CAR-T 细胞疗法的广泛关注。其实早在 2017 年美国就上市了一款基于 CAR-T 细胞疗法用于治疗急性 B 淋巴细胞白血病的注射液 Kymriah（诺华制药），价格折合人民币约 250 万元。CAR-T 细胞疗法全称为嵌合抗原受体修饰 T 细胞疗法，属于表 8-2 中过继性免疫疗法的一种。如图 8-11 所示，细胞免疫疗法一般是从人体外周血中分离淋巴细胞，经过体外处理后重输回患者体内。这一途径可以在体外扩增 T 淋巴细胞，增强细胞的肿瘤杀伤能力。CAR-T 在体外处理的过程中通过基因工程技术把一段可以识别肿瘤表面特异性蛋白的受体连接到 T 细胞表面，从而获得特异性的抗肿瘤能力。

目前这一疗法主要针对淋巴造血系统恶性肿瘤，而针对实体瘤的疗法尚在研究中。2020 年发表在《柳叶刀血液病学》杂志上的一篇文章，分析了 35 项应用 CAR-T 细胞治疗 B 淋巴细胞白血病的临床研究[46]，总体完全缓解率达到了 80%，而采用自体 T 细胞的完全缓解率达到了 83%。虽然 CAR-T 细胞疗法在肿瘤治疗领域取得了令人瞩目的成果，但也可能出现细胞因子释放综合征（CRS）、神经毒性等不良反应。

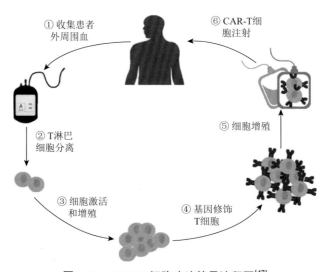

图 8-11　CAR-T 细胞疗法简易流程图[47]

2021 年 9 月，Li 等[48]报道将 CAR-T 细胞负载到微针上并用于实体瘤的治疗。如图 8-12 所示，PLGA 基质的微针中预先搭载 $CaCO_3$ 颗粒，成型后通过酸洗形成直径在 5～20μm 的多孔结构，用于搭载 CAR-T 细胞。这种多孔微针在 $10^7$cell/ml 浓度的 CAR-T 细胞中孵育，约有 20%的负载率，每根针可有效负载约 22 000 个细胞；且相关测试数据显示，这种物理装载方式对细胞的增殖、杀伤能力等均不会产生重要影响。在多孔微针的帮助下，CAR-T 细胞获得了突破的胞外物理屏障的能力，而多孔结构也使 CAR-T 细胞与肿瘤细胞结合的可能性增加。与传统的瘤内注射方法相比，该策略可有效提升 CAR-T 细胞在实体肿瘤中分布的广度和深度，所产生的促抗肿瘤细胞因子大幅增加。在人黑色素瘤及胰腺癌肿瘤动物模型中的实验结果表明，微针递送 CAR-T 细胞的浸润率和免疫应答都要优于直接瘤内注射的方式，具有显著的肿瘤治疗效果。

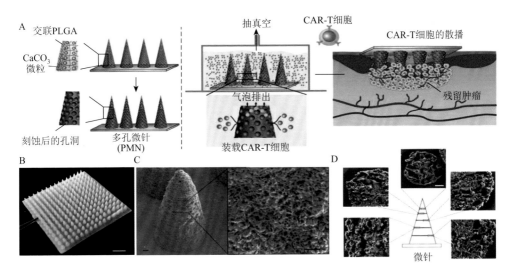

**图 8-12　多孔微针贴片用于装载和输送 CAR-T 细胞**

A. 多孔微针的制备、CAR-T 细胞装载和载有 CAR-T 细胞的微针（PMN@CAR-T）植入肿瘤的示意图；B. 多孔微针的明场图，比例尺：2mm；C. 微针的扫描电镜图，比例尺：50μm；D. 多孔微针不同横截面的扫描电镜图，比例尺：20μm[49]

微针用于细胞免疫疗法涉及活细胞的经皮递送，而使用微针进行功能性细胞的递送似乎正在成为新的研究方向，如微针递送胰腺细胞[50]、间充质干细胞[51]、心肌细胞[52]等。近期，Chang 等[53]在 PBS 溶液中加入 2.5%的二甲基亚砜和 100mmol/L 蔗糖作为冷冻培养基，用于保护细胞和提高细胞活力，如图 8-13 所示。在微模具法制备过程中，为确保治疗细胞全部进入针尖，将悬浮在低温培养基中的细胞在不离心的情况下静置 PDMS 模具中 20min，使细胞在重力作用下沉至针尖，同时蔗糖使细胞脱水，然后应用顺序梯度低温工艺（从–20℃至–196℃），形成冻干微针贴片。后期实验通过这种微针接种 OVA-DC（树突状细胞）模型疫苗；在第 28 天取出引流淋巴结，共刺激分子（包括 MHCⅡ和 CD86）的表达显示出树突状细胞已成熟，同时观察到了小鼠脾脏细胞增殖和 γ 干扰素（IFN-γ）分泌的增加。该结果表明，每周两次使用 OVA-DC-cryoMNs 接种疫苗足以诱导免疫反应。初步来看，这种冻干微针技术使传统的细胞免疫疗法可以一次性采血、收集细胞装载在多批次微针中，即可完成多次治疗，大幅降低患者痛苦和经济成本。

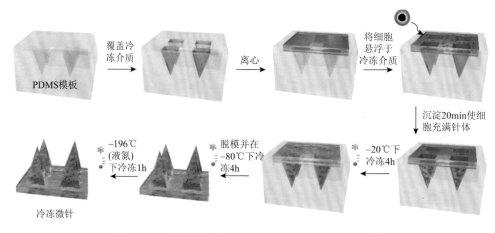

**图 8-13 冷冻微针（cryoMN）的制备流程示意图**[53]

微针用于肿瘤的免疫治疗还处于迅速发展的阶段，并且肿瘤免疫治疗技术本身仍在不断发展优化。从目前的研究成果可以看出微针用于肿瘤免疫治疗独特的优势，如可以诱导更强的免疫反应，大幅降低患者痛苦和经济成本等。因此，继续探究微针联合肿瘤免疫治疗具有重要的临床意义。

### 8.3.2.2 基因治疗

基因治疗是一种通过导入自身或外源性遗传物质来治疗病症的方法。通过基因治疗可以达到修复自身基因的结构与功能的错乱、杀死病变细胞和抑制外源性遗传物质复制的目的，如图 8-14 所示。

基因治疗的途径包括体外法和体内法。微针基因治疗主要是以体内法的方式进行治疗。体内基因治疗通过将外源基因置于特定的表达载体中并导入体内，从而达到改变细胞的遗传结构来产生预防或治疗效果。载体的选择包括病毒型载体如反转录病毒载体、腺病毒载体、单纯疱疹病毒载体及腺相关病毒载体，非病毒

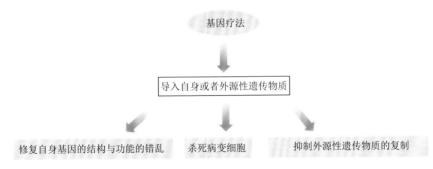

图 8-14　基因疗法的功能

型载体如裸 DNA/质粒 DNA、脂质体载体及阳离子多聚物载体等，如图 8-15 所示。病毒型载体基因治疗系统的基因转染效率高，表达时间长，但存在病毒蛋白容易引起免疫原性、诱导突变、导入基因的长度受限等问题；非病毒型载体基因治疗系统在治疗过程中较安全，并且对导入基因的大小无限制，但存在转染效率低、导入基因的表达时间短暂等问题。在微针联合基因治疗肿瘤的研究中，主要采用非病毒型载体递送治疗基因。

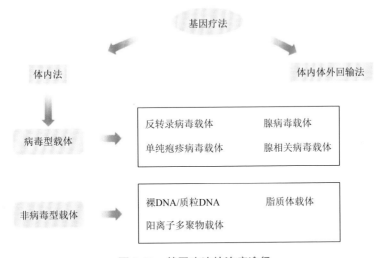

图 8-15　基因疗法的治疗途径

　　微针介导基因的肿瘤治疗近年来也是一个非常热门的研究方向。在肿瘤研究领域中，微针介导基因主要用于治疗或者预防癌症。微针可直接递送 DNA 载体治疗癌症，也可递送 DNA 疫苗来预防肿瘤的发生。微针还可在递送 DNA 的基础上联合药物或光热协同治疗肿瘤。Pan 等[54]利用可溶性微针递送 siRNA 来治疗黑色素瘤，他们选用了聚乙烯亚胺（polyethyleneimine，PEI）的阳离子多聚体作为载体来提高细胞对 siRNA 的摄取。利用 PEI 表面多余的阳离子电荷或偶联的配体来黏附细胞，可实现被动吞噬进入细胞。PEI 富含氨基，带有大量正电荷，能通过静电作用与 DNA 片段结合，并包裹压缩 DNA 分子成 50～200nm 的稳定球状结构，形成 PEI/DNA 复合粒子，该复合粒子可通过胞吞作用进入细胞。由于 PEI 单体（—$CH_2$—$CH_2$—NH—）中每 3 个原子含一个可质子化的氮原子，氮原子构成的伯胺、仲胺和叔胺基团的 $pK_a$ 不同，使 PEI 几乎在任何 pH 条件下均具有吸收质子的能力，即"质子海绵作用"。这种特性可避免 DNA 被溶酶体降解，并能从溶酶体释放进入细胞质和细胞核，使质粒 DNA 得以表达。研究结果表明，微针介导的 siRNA 在细胞内能有效转染，提高了基因沉默效率，可有效抑制黑色素瘤的生长。

Xu 等[55]设计了载有 p53 DNA 和光热剂 IR820 的可溶性微针用于皮下肿瘤的联合治疗，如图 8-16 所示。该针体材料所选用的透明质酸（HA）是皮肤组织中的主要成分之一，是美国 FDA 批准的软组织填充材料，具有优异的生物相容性和体内可降解性。HA 还可作为肿瘤靶向药物的载体，其靶向性主要通过与受体的介导作用来实现，从而提高药物的靶向性。研究发现，HA 的特定受体主要有 CD44、IVd4、RHMAA 和 LEC 等，且这些受体一般情况下均在肿瘤细胞表面过量表达。HA 进入机体后，与受体特异性结合，从而使药物达到靶向作用。以 CD44 为例，研究结果表明，胰腺癌细胞的 CD44 的表达量显著高于正常乳腺细胞；以 HA 为载体在递送胰腺癌的治疗药物时，HA 与胰腺癌细胞的 CD44 受体结合，从而使治疗药物集中分布在胰腺癌细胞区域内，达到靶向作用。研究发现，HA 的微针刺入皮肤 5min 内便可快速释放 pDNA 和 IR820，pDNA 能在靶细胞内有效地进行转染，IR820 在近红外照射下具有高效的光热转化效率，在肿瘤部位局部快速升温杀死癌细胞，因此 pDNA 联合光热治疗的 HA 微针能有效地抑制肿瘤的增长。

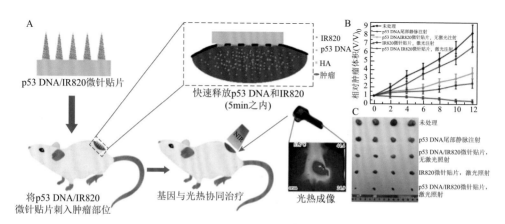

**图 8-16** 负载 **p53 DNA** 和光热剂 **IR820** 的可溶微针治疗皮下肿瘤[55]

此外，近年来有研究发现 DNA 疫苗可实现对肿瘤的预防及有效治疗。Ali 等[34]将针对 HPV16 E6 或 E7 的 DNA 与阳离子多肽 RALA 纳米颗粒复合，用可溶性微针进行递送。E6 和 E7 病毒基因是治疗性疫苗接种的候选靶抗原，其影响肿瘤的恶性转化和生长。研究结果表明，在接种 DNA 疫苗的小鼠血清中 E6/E7 特异性 IgG 含量更高，从而更有效地抑制肿瘤。

### 8.3.3　用于肿瘤光疗法的生物医用微针

肿瘤的光疗法是指在治疗过程中，需要借助不同波长的近红外光来实现材料的特殊响应，进而引起肿瘤细胞的死亡。相比于手术、化疗、放疗，光疗法更加可控、侵入性小且易于操作。使用的光响应材料在不被激发的状态下有较好的生物相容性，并且利用靶向性识别技术聚集在肿瘤组织附近，进而减少肿瘤治疗过程中的一些副作用与全身毒性。基于上述优势，光疗法在肿瘤治疗中的应用越来越广泛，也有部分已应用于临床治疗。然而，针对于一些浅层肿瘤的局部治疗，由于皮肤的屏障作用，药物的穿透深度有限，且注射给药难以实现药物的高浓度富集，导致治疗效果不足。微针作为一种新型的经皮给药方式，可以高效地将药物递送至真皮层，实现药物的局部富集。在先前的研究报道中，微针已成功应用于胰岛素、疫苗及化疗药物等的高效递送及局部治疗，为光疗法与微针技术的结合提供了可靠的基础。

#### 8.3.3.1　光热治疗

光热治疗通常使用一些光热转换材料（如贵金属纳米颗粒、碳类材料、金属与非金属化合物、有机染料物质等），在近红外光的激发下实现高效热转换，通过产生的热量杀死细胞。Hood 等[56]于 2013 年首次将光热疗法与微针技术相结合，通过使用中空硅微针将单壁碳纳米角递送至猪膀胱组织，在组织深层实现高效光热转换。虽然硅作为微针的基质材料具有足够的力学性能来刺入皮肤，但其脆性大，存在皮下断裂的风险，且加工成型较为困难。Cárcamo-Martinez 等[57]通过在微针表面使用光固化树脂涂层用于固定金纳米棒。在微针刺入肿瘤后，微针表面涂层中的金纳米棒在近红外光激发下产生热效应使组织温度升高。在去除微针阵列后，没有留下聚合物或金纳米棒，证实了该方式具有较高的安全性及在未来的深层皮肤热疗生物医学微创应用中的潜力。如图 8-17 所示，Lin 等[58]选用 PVP 作为基质材料用于递送 $Nb_2C$ 纳米片，在刺入皮下后 PVP 可快速溶解，其分子结构具有一定的生理惰性，不参与人体新陈代谢，具有优良的生物相容性。选取荷瘤活体小鼠为模型，微针在刺入肿瘤后，在 1064nm 近红外（$1W/cm^2$）照射下肿瘤部位温度很快升高到 70℃，从而杀死肿瘤细胞。经过 2 周治疗后，肿瘤体积明显变小。Wei 等[59]通过纳米沉积法制备包裹 NIR950 的甲氧基聚乙二醇-聚（$\beta$-氨基酯）（mPEG-PAE）胶束，以提高光热治疗药物的溶解性，使其在溶液中均匀分布，有利于微针的制备。采用香豆素 6 作为模拟药物并与细胞共同培养，在酸性环境下，细胞内更容易观察到模拟药物，证明 mPEG-PAE 在酸性肿瘤微环境下的电荷转换特性可以提高 NIR950@PMs 在肿瘤组织的摄取和滞留时间。在动物实验中，通过活体成像发现药物集中在肿瘤局部，在近红外照射 4min 后肿瘤局部温度上升至 55℃，相比于其他给药方法，微针组 2 周内仅给药一次，肿瘤几乎可以完全清除且无复发。

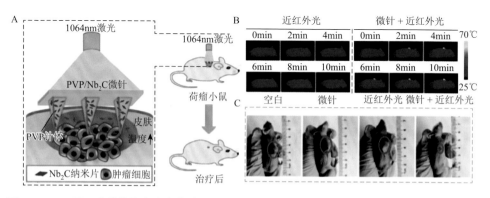

图 8-17　A. 用于递送药物治疗浅表肿瘤的微针贴片（PVP/Nb$_2$C MN）示意图。B. 1064nm 近红外（1W/cm$^2$）照射 0、2、4、6、8、10min，近红外组和微针＋近红外组肿瘤部位的热成像图。C. 肿瘤小鼠治疗后的肿瘤部位图像[58]

#### 8.3.3.2　光动力治疗

光动力治疗通常使用一些卟啉类分子光敏剂，在特定波长光的照射下可实现能量转换，产生高细胞毒性的活性氧，杀死肿瘤细胞。Jain 等[60]于 2016 年将微针技术与光动力治疗相结合用于治疗皮肤浅表肿瘤，通过湿法蚀刻制备出不锈钢微针阵列，继而在 5-氨基乙酰丙酸药物溶液中浸泡，在微针表面制备药物涂层。在对皮肤肿瘤处理 11 天后，涂层微针组（1.75mg 5-氨基乙酰丙酸）处理后的皮肤肿瘤体积缩小至 43%，而外用药膏组（5mg 5-氨基乙酰丙酸）并未对肿瘤产生抑制作用，反而与空白组相近，肿瘤体积增长至初始体积的 5~6 倍。Hamdan 等[61]对比了微针与静脉注射光敏剂的体内扩散情况，发现尾静脉注射光敏药物快速扩散至全身，且 7 天内都维持在较高强度。而使用微针后光敏药物集中于作用部位，在 7 天内未发生较大面积扩散，证明微针可避免光敏剂全身扩散造成的不良作用且使治疗更加精准高效。Zhao 等[62]通过制备透明质酸可溶性微针递送 5-氨基乙酰丙酸。透明质酸作为一种水溶性高分子，是由单位 D-葡萄糖醛酸及 N-乙酰葡糖胺组成的高级多糖，在其侧键上有大量的羟基，因此其具有良好的水溶性且可加工改性。基于糖类作为基质材料，因其具有高生物相容性的特点，已广泛应用于医疗美容行业。通过对比微针给药与尾静脉注射给药，发现对于 BALB/c 裸鼠皮下肿瘤模型，尽管 HA 微针负载的 5-氨基乙酰丙酸剂量相对较低，但其光动力治疗效果明显优于 5-氨基乙酰丙酸注射组，该结果进一步验证了 Hamdan 等的实验结论。此外，光敏剂的稳定性也是影响治疗效果的重要因素，在储存及应用过程中容易发生水解、光降解及热降解。为解决这一问题，Zhu 等[63]研究发现微针基质材料对光敏剂具有保护作用，透明质酸微针为 5-氨基乙酰丙酸提供酸性、无氧的环境，通过希夫碱键减少 5-氨基乙酰丙酸分子二聚化，形成无活性的吡嗪衍生物，从而维持 5-氨基乙酰丙酸化学结构和生物活性。通过紫外分光光度计测定 5-氨基乙酰丙酸，在微针中储存 9 个月后特征峰基本不变，且在体外细胞实验和体内肿瘤治疗中仍有显著药效。

## 8.3.4　用于抗肿瘤协同疗法的生物医用微针

由于肿瘤的异质性和复杂性，单一疗法很难实现显著的治疗效果，因此近年来由传统的单一疗法逐渐转向多种治疗方法的联合治疗。微针作为一种新开发的透皮给药技术，不仅可以穿透角质层进行高效给药，而且由于其独特的微米级针头结构，可以避免接触到真皮层以下的痛觉神经组织，表现出无痛穿透的特点[3]。人们已经设计制备了不同类型的微针用于肿瘤治疗。微针协同治疗作为一种增强肿瘤治疗的策略，越来越受到人们的关注，主要包括化疗和光热治疗（PTT）协同治疗、化疗和光动力治疗（PDT）协同治疗、光疗法和免疫治疗协同治疗以及化疗、光疗和免疫治疗三者协同治疗等。

### 8.3.4.1　微针在化疗和光热治疗协同治疗中的应用

微针辅助化疗和光热协同治疗主要是将光敏剂和化疗药物负载于微针中，微针在肿瘤部位给药，光敏剂和化疗药物被释放到肿瘤局部，控制光热治疗的时间和光源强度可使肿瘤细胞被热消融。同时，肿瘤区域的血管遭到破坏，化疗药物能够起到更好地抑制肿瘤作用。另外，光热治疗产生的热效应可以增强肿瘤细胞对化疗药物的吸收，加速负载到纳米载体中化疗药物的释放，提高肿瘤细胞内的药物浓度，从而达到更好的治疗效果[64]。

化疗和光热协同治疗中，可溶解微针辅助治疗最为常见，所用材料一般为聚乙烯醇（PVA）、聚乙烯吡咯烷酮（PVP）、透明质酸（HA）等。这三种材料均已被美国 FDA 批准，具有很好的生物相容性。制备的微针有足够的力学性能刺入皮肤，且水溶性较强，可以在皮肤中快速溶解，传递搭载的药物，没有任何对生物有害的尖锐物残留。PVP 是一种溶解性材料，在许多药物片剂中用作黏结剂，它作为血浆扩张剂已有很长的临床应用历史。HA 是细胞外基质的主要成分，具有抗衰老、抗炎、促使皮肤修复、组织再生和伤口恢复的特性[65]。HA 具有良好的生物相容性、高保湿性和可调节的黏弹性。它是一种天然的无支链聚合物，由 $D$-葡萄糖醛酸和 $N$-乙酰氨基葡萄糖的重复二糖单元通过葡萄糖醛酸 β-1, 3-键连接而成。HA 的分子量直接影响其特性。例如，低分子量 HA（LMW-HA）与促进血管生成有关，而高分子量 HA（HMW-HA）抑制血管生成。HA 合成和降解之间的适当平衡对于调节各种生物学功能至关重要，包括细胞增殖、迁移、分化、血管生成及调节细胞黏附和运动，这些性能也是由其分子量决定的[66]。

Dong 等[67]开发了金纳米笼（AuNCs）和化疗药物多柔比星（DOX）负载的HA 微针，其给药均匀且无 DOX 泄漏情况，DOX/AuNC 微针 + NIR 组小鼠体重稳定，说明该递送方法能够在保证生物安全性的同时改善 DOX 对肿瘤的治疗效果。Chen 等[68]将氧化石墨烯（GO）和 HA15 加入 PVP 制备的微针来治疗黑色素瘤。GO 的存在增加了微针的机械强度，提高了耐湿性、抑菌和抗炎性，防止了储存和运输过程中的微生物污染，降低了临床应用中的感染风险。

由于化疗药物缺乏靶向性，生物利用率较低，研究人员开发了多功能纳米载体系统，用来增强其生物利用度，改善其溶解度。载体系统包括无机、有机、聚合物和金属纳米材料。Pei 等[69]为了提高吲哚菁绿（ICG）的稳定性及避免荧光量子效率降低，用溶胶凝胶法合成了介孔二氧化硅颗粒（MSN），将其氨化，使其与吲哚菁绿（ICG）共价结合形成 MSN@ICG，用来负载和保护 ICG。然后将其与 PVP 的混合溶液离心来制备微针（PVP@DOX/MSN@ICG MN）。以 MG-63 人骨肉瘤细胞为体外细胞模型，结果表明 PVP@DOX/MSN@ICG 微针贴片联合化疗和 PTT 可最大限度地诱导 MG-63 细胞体外死亡。载药微针刺入小鼠肿瘤部位后，808nm 光照射 2min 肿瘤局部温度即可达到 48℃，表现出最佳的治疗肿瘤效果。Qin 等[70]将紫杉醇（PTX）和 IR780 封装在固体脂质纳米颗粒（SLNs）中（PTX/IR780 SLN），加热间隔为 10min、1h、2h 时通过"ON"和"OFF"加热循环发生相变实现了脉冲药物释放谱，每次 PTX 的释放率在 2%～4%。该研究将PTX/IR780 SLN 悬浊液离心 3 次至针尖位置，400mg/mL 的 HA 溶液作为针体材料离心，最后 PVP 乙醇溶液离心形成微针底板（PTX/IR780 SLNs @DMNs）。与静脉注射和瘤内注射相比，PTX/IR780 微针的 SLN 很少分布到其他器官，提高了肿瘤部位的生物利用度，安全性良好。体内实验结果表明，PTX/IR780 SLNs 微针具有显著的抗肿瘤作用。其中原发肿瘤在 30 天内完全消除，治愈率达到 100%，100 天生存率在各组中最高，为 66.67%。Moreira 等[71]在基质材料为 PVP 的可溶性微针表面上电喷涂载有 DOX 的壳聚糖和富集金纳米笼（AuNCs）的 PVA 涂层（Dox@MicroN），用于介导 DOX 和 AuMSS 向肿瘤细胞的传递。Dox@MicroN 贴片具有良好的光热容量,在近红外(808nm, 1.7W/cm$^2$, 5min)照射下,温度可升高 12℃,结合壳聚糖的 pH 敏感性,可用于控制多柔比星的释放,能够同时介导化疗和光热疗法,对宫颈癌细胞具有显著的细胞毒性作用。Hao 等[72]设计了一种表面由近红外响应性的聚乙二醇修饰的金纳米棒(GNR-PEG),并将其包埋在聚(DL-丙交酯)微针(PDLLA MN)中,形成了一种近红外响应的微针递送系统(GNR-PEG@MN),以提高多西他赛(DTX)负载的 MPEG-PDLLA(MPEG-PDLLA-DTX)胶束治疗 A431 人鳞状细胞癌的抗肿瘤效率。PEG 作为亲水性聚合物修饰纳米载体,可以实现长时间体内循环,也能在空间上避免内皮网状系统对载体的破坏。2W/cm$^2$ 的 808nm 激光照射下,GNR-PEG@MN 温度很快达到 55℃,并且停止照射后温度即可恢复到室温。微针刺入肿瘤部位后,通过激光照射使其快速升温,1min 达到 50℃,$\Delta T = 23.8$℃,加热深度可达到 1.5cm,肿瘤组织会受到不可逆的损伤。该研究最终指出,PEG-PDLLA-DTX(5mg/kg)+ GNR-PEG@MN 的配方联合激光的协同治疗具有更好的治疗效果,肿瘤体积快速减小,14 天消退。GNR-PEG@MN 增强 MPEG-PDLLA-DTX 胶束对浅表肿瘤的抗肿瘤作用,有望在治疗人鳞状细胞癌中实现临床转化,如图 8-18 所示。

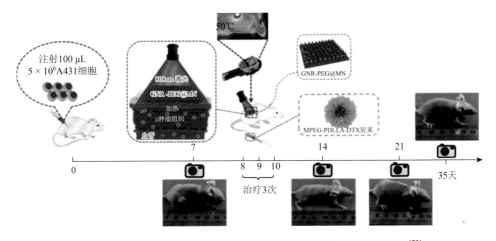

图 8-18 MPEG-PDLLA-DTX 与 GNR-PEG@MN 协同治疗肿瘤[72]

聚己内酯(PCL)是一种被 FDA 批准的可生物降解的聚酯材料,具有生物相容性和可降解性,还可以提高药物稳定性,常被用来作为药物载体。其熔点为 55～60℃,可以通过控制所处温度达到药物控释的效果。Hao 等[73]设计了一种近红外光响应 5-Fu 和 ICG 负载的单甲氧基聚乙二醇-聚己内酯(MPEG-PCL)纳米粒子(5-Fu-ICG-MPEG-PCL);然后将 5-Fu-ICG-MPEG-PCL 与透明质酸可溶微针系统集成,获得 5-Fu-ICG-MPEG-PCL 负载的透明质酸微针(5-Fu-ICG-MPEG-PCL@HA

MN）用于治疗皮肤肿瘤（包括鳞状细胞癌和黑色素瘤），该类微针表现出良好的皮肤刺入能力和传热效果。同时，它还具有良好的光热效应，既能热消融肿瘤，又能控制 5-Fu 在纳米颗粒中的释放行为，实现对皮肤肿瘤的协同化疗和光热治疗。PCL 不仅可以制成纳米球，还可以用作微针针体材料。Chen、Song 和 Yu 等[5, 74, 75]均选用 PVP 和 PVA 为基质材料，针尖部位选用 PCL，化疗药物选用 DOX，光敏剂分别选用六硼化镧（LaB$_6$）、ICG 和普鲁士蓝纳米立方体（PB NCs）制备微针实现化疗和光热协同治疗，具有很好的抗肿瘤效果，如图 8-19 所示。关于微针联合化疗和光热协同治疗的应用，表 8-3 中列举了详细的微针制备材料及所用化疗药物和光敏剂。

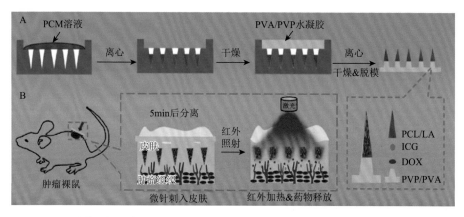

**图 8-19　A. 可分离微针制备示意图；B. 负载 ICG/DOX 的微针通过化疗和光热协同治疗肿瘤的示意图[74]**

表 8-3　微针在化疗和光热协同治疗中所用微针材料及化疗药物和光敏剂

| 微针类型 | 微针材料 | 化疗药物 | 光热药物 | 参考文献 |
|---|---|---|---|---|
| 可溶 | HA | DOX | 金纳米笼（AuNCs） | [67] |
| 可溶 | PVP | HA15 | 氧化石墨烯（GO） | [68] |
| 可溶 | PVP | MSN@ICG | ICG | [69] |
| 可溶 | 针体：HA 水溶液<br>底板：PVP 乙醇溶液 | PTX 紫杉醇 | IR780 | [70] |
| 涂层 | PLLA | MPEG-PDLLA-DTX<br>胶束 | 聚乙二醇化金纳米棒<br>（GNR-PEG） | [72] |
| 可溶＋溅射<br>涂层微针 | PVP | DOX<br>Ch＋DOX 混合涂层<br>（内层） | 金纳米笼（AuMSS）<br>PVA＋AuMSS 混合涂层<br>（外层） | [71] |
| 可溶 | 透明质酸 | 氟尿嘧啶（5-Fu） | ICG | [73] |

续表

| 微针类型 | 微针材料 | 化疗药物 | 光热药物 | 参考文献 |
|---|---|---|---|---|
| 可溶 | 针尖：PCL<br>针体：PVA/PVP | DOX | LaB$_6$ | [5] |
| 可溶 | 针尖：月桂酸（LA）+ 聚己内酯<br>（PCL）针体：PVA/PVP | DOX | ICG | [74] |
| 可溶 | 针尖：PCL，<br>针体：PVP + PVA | 盐酸 DOX | 普鲁士蓝纳米立方体 | [75] |

### 8.3.4.2　微针在化疗和光动力治疗协同治疗中的应用

Fu 等[76]制作了基质材料为聚乙烯基吡咯烷酮-乙酸乙烯酯共聚物（PVP/VA）的微针贴片负载光敏剂 IR820 和化疗药物顺铂（CDDP），用于协同化疗和光动力治疗乳腺癌。这两种药物在微针给药 5min 内即可释放到体内。IR820 在体外和肿瘤细胞中均能产生单线态氧、超氧阴离子等活性氧（ROS）。CDDP 和 IR820 联合诱导细胞内 ROS 生成、caspase 3 活化和细胞死亡。CDDP IR820 微针在增强细胞凋亡和抑制细胞增殖方面表现出了很好的作用。

### 8.3.4.3　微针在光疗法和免疫治疗协同治疗中的应用

光疗法分为 PTT 和 PDT。其中，PTT 是利用聚集在肿瘤组织上的光敏剂，在肿瘤区域诱导足够的热疗或 ROS，是一种可行的细胞器不可逆损伤策略[77]。此外，PTT 还可以诱导免疫原性细胞死亡（ICD）模式，通过释放肿瘤相关新抗原和损伤相关分子模式（DAMPs）来增强癌症免疫周期的免疫应答，具有高选择性、有限的治疗耐药性、远程可控性、高选择性、高稳定性等独特的特点[78]。除了对肿瘤细胞的精确消融，PTT 还可以通过释放新抗原和 DAMPs 来激活免疫反应，这已经被证明是治疗转移性肿瘤的一种很有前景的方法。而 PDT 通过将光敏剂、光和氧结合优先破坏肿瘤细胞。然而，光敏剂往往表现出较差的靶组织选择性，需要高剂量给药[79]。因此，PDT 单次治疗可能会引起药物的全身分布，导致皮肤长期严重的光毒性。尽管研究人员在创造新型光敏剂和克服肿瘤缺氧的研究上付出了巨大的努力，但 PDT 杀灭细胞的有效性仍然是主要的挑战之一。

肿瘤免疫治疗是通过调节特异性免疫细胞的功能，针对肿瘤细胞靶向性更强，其最终目标是启动或恢复肿瘤免疫的自我维持周期，并使其放大和传递。然而，由于肿瘤免疫调节具有很强的抑制性，免疫系统往往不能诱导出强大的免疫应答来对抗肿瘤。一些典型的免疫抑制分子[80]，如程序性死亡受体（PD-1）、PD-1 配体（PD-L1）和细胞毒性淋巴细胞抗原-4（CTLA-4），涉及受体-配体相互作用，导致免疫反应严重被抑制。

为了进一步提高疗效，联合治疗的发展受到了越来越多的关注。到目前为止，大多数联合治疗遵循可编程的步骤，包括：①由光/化疗引起的肿瘤细胞坏死，以增强肿瘤免疫相关反应；②全身使用免疫药物，以增强免疫反应。Chen 等[81]设计了一种核壳结构微针阵列，以实现光敏剂吲哚菁绿（ICG）和吲哚胺 2, 3-双加氧酶（IDO）阻断剂的局部共传递，实现协同免疫应答。将吲哚菁绿封装到壳聚糖纳米颗粒（ICG-NPs）中，集中于微针尖端。将 1-甲基色氨酸（1-MT）装入交联的聚乙烯基吡咯烷酮和聚乙烯醇凝胶中作为微针芯层。1-MT 有助于抑制 IDO 的作用，逆转 IDO 区域过表达引起的免疫抑制作用，确保其有效性和持久性。Ye 等[82]开发了一种黑色素介导的肿瘤免疫治疗策略。含有黑色素的 B16F10 全肿瘤裂解液被加载到聚合物微针中，裂解液在微针插入皮肤时持续释放。与近红外光照射相结合，肿瘤裂解液中的黑色素介导了热量的产生，进一步促进了树突状细胞（DC）对肿瘤抗原的识别和摄取，从而增强了抗肿瘤疫苗的激活免疫应答能力。与单独微针接种相比，微针进一步联合近红外光照射治疗可诱导促炎细胞因子分泌，增强 DC 细胞活化，随后刺激免疫效应细胞产生，如图 8-20 所示。He 等[83]制备了可共传递透明质酸酶修饰的半导体聚合物纳米颗粒（SPN）的可溶性微针，并在微针中搭载了含聚（环戊二噻吩-替代-苯并噻二唑）的 SPN 和免疫佐剂聚肌苷-多胞苷酸（PIC）。利用透明质酸酶对细胞外基质的溶解，SPN 和 PIC 能深入渗透到肿瘤中，在与 PTT 的协同治疗下，激活免疫细胞，增强 T 细胞免疫应答，抑制肿瘤的生长和转移。

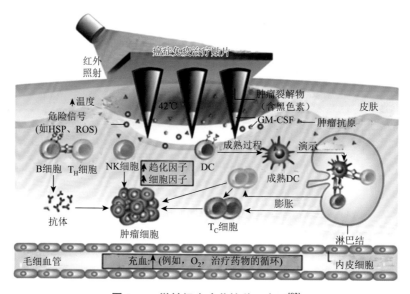

图 8-20　微针经皮疫苗接种示意图[83]

#### 8.3.4.4　微针在化疗、光疗和免疫治疗三者协同治疗中的应用

通过纳米载体平台可以实现化疗、光热治疗和光动力治疗的三联组合。首先在外源性激发光源的照射下，光热治疗产生的热量可以实现热消融，而且可以增强细胞对光敏剂的摄取，增加局部氧含量，增强对肿瘤细胞的细胞毒作用，从而大大增加了药物/ROS 诱导的 DNA 损伤。因此，光热/光动力/免疫治疗会产生三峰协同治疗的效果。

Chen 等[84]制备了原位自组装纳米胶束溶解微针贴片，用于免疫原性细胞死亡诱导剂（IR780）和自噬抑制剂（氯喹，CQ）共包胶束（C/I-Mil）在病变组织内的靶向递送，可有效进行抗肿瘤治疗。C/I-Mil 完成自组装后，能与微针的基质材料透明质酸发生静电结合，在刺入皮肤后，伴随着针体的溶解得以释放。随后，光热介导的大小可调的 C/I-Mil 可以有效地渗透到肿瘤组织深处，通过 CD44 受体介导的内吞作用被大量内化，在自噬抑制的帮助下精确地消融肿瘤，并促进损伤相关分子模式的释放。此外，CQ 还可以作为免疫调节剂，通过激活 NF-κB 使肿瘤相关的巨噬细胞向 M1 表型重塑。体内研究结果表明，局部光免疫疗法与自噬抑制协同作用，可以有效地消除原发和远处的肿瘤，随后通过重塑，肿瘤的无复发生存期超过 40 天。

## 8.4　展望与挑战

微针作为一种新型的药物递送途径，拓宽了肿瘤诊断与治疗的药物管理模式，提高了药物递送的效率，同时也增加了药物的稳定性，减少了对专业操作人员的依赖性，在肿瘤的诊断与治疗应用中具有广泛的前景。然而，将微针应用于肿瘤治疗的临床及产品转换仍存在一些问题需要解决。在肿瘤诊断上，微针由于尺寸限制，接触或提取的组织间质液的量有限，这直接影响了检测的精确性。而在肿瘤治疗方面，微针载药能力的局限性会影响肿瘤治疗的效果，而长期频繁使用微针治疗也会带来一些安全隐患。此外，不管是肿瘤诊断还是治疗，微针技术更偏向于浅层肿瘤的诊疗，对于深层肿瘤的诊疗适用性下降。目前，微针的肿瘤诊疗中，大多数研究都集中于对药物的开发，微针相对而言仅为一种递送的工具。为了更好地实现肿瘤的诊疗，也可以对微针的结构进行设计，包括材料的选择、制备方法的探索，从而实现药物的多级化释放及智能检测治疗等。另外，在肿瘤的治疗过程中，除了杀死浅表层肿瘤细胞外，如何激活皮下免疫系统的表达也十分重要，免疫细胞对于转移性肿瘤细胞的根除起着关键作用。目前，微针用于肿瘤的诊疗在临床转换中存在局限性，但其便捷性、微创性及成本效益依然使其成为

十分具有潜力的治疗方式。随着研究的不断深入，在肿瘤诊疗方面，微针有望实现临床应用，为该领域带来越来越多的便利与希望。

（北京化工大学　郭新东，陈博智）

## 参 考 文 献

[1] Ferlay J，Colombet M，Soerjomataram I，et al. Cancer statistics for the year 2020: An overview. International Journal of Cancer，2021，149（4）: 778-789.

[2] Kanda T，Wakabayashi Y，Zeng F，et al. Imaging findings in radiation therapy complications of the central nervous system. Japanese Journal of Radiology，2018，36（9）: 519-527.

[3] Lin S，Cao Y，Chen J，et al. Recent advances in microneedles for tumor therapy and diagnosis. Applied Materials Today，2021，23: 101036.

[4] Alimardani V，Abolmaali S S，Tamaddon A M，et al. Recent advances on microneedle arrays-mediated technology in cancer diagnosis and therapy. Drug Delivery and Translational Research，2021，11（3）: 788-816.

[5] Chen M C，Lin Z W，Ling M H. Near-infrared light-activatable microneedle system for treating superficial tumors by combination of chemotherapy and photothermal therapy. ACS Nano，2016，10（1）: 93-101.

[6] Xu C，Feng Q，Yang H，et al. A light-triggered mesenchymal stem cell delivery system for photoacoustic imaging and chemo-photothermal therapy of triple negative breast cancer. Advanced Science，2018，5（10）: 1800382.

[7] Chen L，Zhang C，Xiao J，et al. Local extraction and detection of early stage breast cancers through a microneedle and nano-Ag/MBL film based painless and blood-free strategy. Materials Science and Engineering: C，2020，109: 110402.

[8] Al Sulaiman D，Chang J Y H，Bennett N R，et al. Hydrogel-coated microneedle arrays for minimally invasive sampling and sensing of specific circulating nucleic acids from skin interstitial fluid. ACS Nano，2019，13（8）: 9620-9628.

[9] Yang B，Fang X，Kong J. In situ sampling and monitoring cell-free DNA of the epstein-barr virus from dermal interstitial fluid using wearable microneedle patches. ACS Applied Materials & Interfaces，2019，11（42）: 38448-38458.

[10] Dervisevic M，Alba M，Adams T E，et al. Electrochemical immunosensor for breast cancer biomarker detection using high-density silicon microneedle array. Biosensors and Bioelectronics，2021，192: 113496.

[11] Ciui B，Martin A，Mishra R K，et al. Wearable wireless tyrosinase bandage and microneedle sensors: toward melanoma screening. Advanced Healthcare Materials，2018，7（7）: 1701264.

[12] Keum D H，Jung H S，Wang T，et al. Microneedle biosensor for real-time electrical detection of nitric oxide for in situ cancer diagnosis during endomicroscopy. Advanced Healthcare Materials，2015，4（8）: 1153-1158.

[13] Miller P R，Skoog S A，Edwards T L，et al. Multiplexed microneedle-based biosensor array for characterization of metabolic acidosis. Talanta，2012，88: 739-742.

[14] Mansor M A，Takeuchi M，Nakajima M，et al. Electrical impedance spectroscopy for detection of cells in suspensions using microfluidic device with integrated microneedles. Applied Sciences，2017，7（2）: 170.

[15] Miller P R，Taylor R M，Tran B Q，et al. Extraction and biomolecular analysis of dermal interstitial fluid collected with hollow microneedles. Communications Biology，2018，1（1）: 173.

[16] Mandal A，Boopathy A V，Lam L K W，et al. Cell and fluid sampling microneedle patches for monitoring

skin-resident immunity. Science Translational Medicine，2018，10（467）：eaar2227.

[17] Dervisevic M，Alba M，Prieto-Simon B，et al. Skin in the diagnostics game：Wearable biosensor nano-and microsystems for medical diagnostics. Nano Today，2020，30：100828.

[18] Drexler W，Morgner U，Ghanta R K，et al. Ultrahigh-resolution ophthalmic optical coherence tomography. Nature Medicine，2001，7（4）：502-507.

[19] Gladkova N D，Petrova G A，Nikulin N K，et al. In vivo optical coherence tomography imaging of human skin：norm and pathology. Skin Research and Technology，2000，6（1）：6-16.

[20] Zharov V P，Kim J-W，Curiel D T，et al. Self-assembling nanoclusters in living systems：application for integrated photothermal nanodiagnostics and nanotherapy. Nanomedicine：Nanotechnology，Biology and Medicine，2005，1（4）：326-345.

[21] Kim C S，Wilder-Smith P，Ahn Y C，et al. Enhanced detection of early-stage oral cancer in vivo by optical coherence tomography using multimodal delivery of gold nanoparticles. Journal of Biomedical Optics，2009，14（3）：034008.

[22] Yuan W，Chen D，Sarabia-Estrada R，et al. Theranostic OCT microneedle for fast ultrahigh-resolution deep-brain imaging and efficient laser ablation in vivo. Science Advances，2020，6（15）：eaaz9664.

[23] Banerjee D，Cieslar-Pobuda A，Zhu G H，et al. Adding nanotechnology to the metastasis treatment arsenal. Trends in Pharmacological Sciences，2019，40（6）：403-418.

[24] Hiraishi Y，Nakagawa T，Quan Y S，et al. Performance and characteristics evaluation of a sodium hyaluronate-based microneedle patch for a transcutaneous drug delivery system. International Journal of Pharmaceutics，2013，441（1-2）：570-579.

[25] Sivaraman A，Banga A K. Novel in situ forming hydrogel microneedles for transdermal drug delivery. Drug Delivery and Translational Research，2017，7（1）：16-26.

[26] Lee Y，Dugansani S R，Jeon S H，et al. Drug-delivery system based on salmon DNA nano-and micro-scale structures，Scientific Reports，2017，7（1）：9724.

[27] Bhatnagar S，Bankar N G，Kulkarni M V，et al. Dissolvable microneedle patch containing doxorubicin and docetaxel is effective in 4T1 xenografted breast cancer mouse model. International Journal of Pharmaceutics，2019，556：263-275.

[28] Jonas O，Landry H M，Fuller J E，et al. An implantable microdevice to perform high-throughput in vivo drug sensitivity testing in tumors. Science Translational Medicine，2015，7（284）：284ra57.

[29] Huang S，Liu H，Huang S，et al. Dextran methacrylate hydrogel microneedles loaded with doxorubicin and trametinib for continuous transdermal administration of melanoma. Carbohydrate Polymers，2020，246：116650.

[30] Ma Y，Boese S E，Luo Z，et al. Drug coated microneedles for minimally-invasive treatment of oral carcinomas：development and in vitro evaluation. Biomedical Microdevices，2015，17（2）：44.

[31] Gadag S，Narayan R，Nayak A S，et al. Development and preclinical evaluation of microneedle-assisted resveratrol loaded nanostructured lipid carriers for localized delivery to breast cancer therapy. International Journal of Pharmaceutics，2021，606：120877.

[32] Ahmed K S，Shan X，Mao J，et al. Derma roller® microneedles-mediated transdermal delivery of doxorubicin and celecoxib co-loaded liposomes for enhancing the anticancer effect. Materials Science and Engineering：C，2019，99：1448-1458.

[33] Kim Y C，Quan F S，Yoo D G，et al. Improved influenza vaccination in the skin using vaccine coated microneedles. Vaccine，2009，27（49）：6932-6938.

[34]　Ali A A，Mccrudden C M，Mccaffrey J，et al. DNA vaccination for cervical cancer：a novel technology platform of RALA mediated gene delivery via polymeric microneedles. Nanomedicine：Nanotechnology，Biology and Medicine，2017，13（3）：921-932.

[35]　Cole G，Ali A A，Mccrudden C M，et al. DNA vaccination for cervical cancer：Strategic optimisation of RALA mediated gene delivery from a biodegradable microneedle system. European Journal of Pharmaceutics and Biopharmaceutics，2018，127：288-297.

[36]　Cole G，Ali A A，Mcerlean E，et al. DNA vaccination via RALA nanoparticles in a microneedle delivery system induces a potent immune response against the endogenous prostate cancer stem cell antigen. Acta Biomaterialia，2019，96：480-490.

[37]　Korkmaz E，Friedrich E E，Ramadan M H，et al. Therapeutic intradermal delivery of tumor necrosis factor-alpha antibodies using tip-loaded dissolvable microneedle arrays. Acta Biomaterialia，2015，24：96-105.

[38]　Kusamori K，Katsumi H，Sakai R，et al. Development of a drug-coated microneedle array and its application for transdermal delivery of interferon alpha. Biofabrication，2016，8（1）：015006.

[39]　Chen S X，Ma M，Xue F，et al. Construction of microneedle-assisted co-delivery platform and its combining photodynamic/immunotherapy. Journal of Controlled Release，2020，324：218-227.

[40]　Kwon S，Velasquez F C，Rasmussen J C，et al. Nanotopography-based lymphatic delivery for improved anti-tumor responses to checkpoint blockade immunotherapy. Theranostics，2019，9（26）：8332-8343.

[41]　Wang C，Ye Y Q，Hochu G M，et al. Enhanced cancer immunotherapy by microneedle patch-assisted delivery of anti-PD1 antibody. Nano Letters，2016，16（4）：2334-2340.

[42]　Hirobe S，Azukizawa H，Hanafusa T，et al. Clinical study and stability assessment of a novel transcutaneous influenza vaccination using a dissolving microneedle patch. Biomaterials，2015，57：50-58.

[43]　Henri S，Guilliams M，Poulin L F，et al. Disentangling the complexity of the skin dendritic cell network. Immunology and Cell Biology，2010，88（4）：366-375.

[44]　Hirobe S，Susai R，Takeuchi H，et al. Characteristics of immune induction by transcutaneous vaccination using dissolving microneedle patches in mice. International Journal of Pharmaceutics，2021，601：120563.

[45]　Yang H W，Ju S P，Chen H Y，et al. Ovalbumin-loaded gelation microneedles made of predictive formulation by molecular dynamics simulation for enhancement of skin immunization. ACS Biomaterials Science & Engineering，2019，5（11）：6012-6021.

[46]　Anagnostou T，Riaz I B，Hashmi S K，et al. Anti-CD19 chimeric antigen receptor T-cell therapy in acute lymphocytic leukaemia：a systematic review and meta-analysis. Lancet Haematology，2020，7（11）：E816-E826.

[47]　Zhao L，Cao Y J. Engineered T-cell therapy for cancer in the clinic. Frontiers in Immunology，2019，10：2250-2250.

[48]　Li H J，Wang Z J，Ogunnaike E A，et al. Scattered seeding of CAR-T cells in solid tumors augments anticancer efficacy. National Science Review，2022，9（3）：nwab172.

[49]　Li H J，Wang Z J，Archibong E，et al. Scattered seeding of CAR-T cells in solid tumors augments anticancer efficacy. National Science Review，2021.

[50]　Ye Y Q，Yu J C，Wang C，et al. Microneedles integrated with pancreatic cells and synthetic glucose-signal amplifiers for smart insulin delivery. Advanced Materials，2016，28（16）：3115-3121.

[51]　Lee K，Xue Y，Lee J，et al. A patch of detachable hybrid microneedle depot for localized delivery of mesenchymal stem cells in regeneration therapy. Advanced Functional Materials，2020，30（23）：2000086.

[52]　Tang J，Wang J，Huang K，et al. Cardiac cell-integrated microneedle patch for treating myocardial infarction.

Science Advances，4（11）：eaat9365.

[53] Chang H，Chew S W T，Zheng M，et al. Cryomicroneedles for transdermal cell delivery. Nature Biomedical Engineering，2021，5（9）：1008-1018.

[54] Pan J，Ruan W，Qin M，et al. Intradermal delivery of STAT3 siRNA to treat melanoma via dissolving microneedles. Scientific Reports，2018，8（1）：1117.

[55] Xu Q，Li X，Zhang P，et al. Rapidly dissolving microneedle patch for synergistic gene and photothermal therapy of subcutaneous tumor. Journal of Materials Chemistry B，2020，8（19）：4331-4339.

[56] Hood R L，Carswell W F，Rodgers A，et al. Spatially controlled photothermal heating of bladder tissue through single-walled carbon nanohorns delivered with a fiberoptic microneedle device. Lasers in Medical Science，2013，28（4）：1143-1150.

[57] Cárcamo-Martínez Á，Mallon B，Domínguez-Robles J，et al. Plasmonic photothermal microneedle arrays and single needles for minimally-invasive deep in-skin hyperthermia. Journal of Materials Chemistry B，2020，8（25）：5425-5433.

[58] Lin S，Lin H，Yang M，et al. A two-dimensional MXene potentiates a therapeutic microneedle patch for photonic implantable medicine in the second NIR biowindow. Nanoscale，2020，12（18）：10265-10276.

[59] Wei S，Quan G，Lu C，et al. Dissolving microneedles integrated with pH-responsive micelles containing AIEgen with ultra-photostability for enhancing melanoma photothermal therapy. Biomaterials Science，2020，8（20）：5739-5750.

[60] Jain A K，Lee C H，Gill H S. 5-Aminolevulinic acid coated microneedles for photodynamic therapy of skin tumors. Journal of Controlled Release，2016，239：72-81.

[61] Hamdan I M N，Tekko I A，Matchett K B，et al. Intradermal delivery of a near-infrared photosensitizer using dissolving microneedle arrays. Journal of Pharmaceutical Sciences，2018，107（9）：2439-2450.

[62] Zhao X，Li X，Zhang P，et al. Tip-loaded fast-dissolving microneedle patches for photodynamic therapy of subcutaneous tumor. Journal of Controlled Release，2018，286：201-209.

[63] Zhu J，Dong L，Du H，et al. 5-Aminolevulinic acid-loaded hyaluronic acid dissolving microneedles for effective photodynamic therapy of superficial tumors with enhanced long-term stability. Advanced Healthcare Materials，2019，8（22）：1900896.

[64] Li Z，Hu Y，Howard K A，et al. Multifunctional bismuth selenide nanocomposites for antitumor thermo-chemotherapy and imaging. ACS Nano，2016，10（1）：984-997.

[65] Chen Z. What's new about the mechanism of methotrexate action in psoriasis? British Journal of Dermatology，2018，179（4）：818-819.

[66] How K N，Yap W H，Lim C L H，et al. Hyaluronic acid-mediated drug delivery system targeting for inflammatory skin diseases：a mini review. Frontiers in Pharmacology，2020，11：1105.

[67] Dong L，Li Y，Li Z，et al. Au nanocage-strengthened dissolving microneedles for chemo-photothermal combined therapy of superficial skin tumors. ACS Applied Materials & Interfaces，2018，10（11）：9247-9256.

[68] Chen Y，Yang Y，Xian Y，et al. Multifunctional graphene-oxide-reinforced dissolvable polymeric microneedles for transdermal drug delivery. ACS Applied Materials & Interfaces，2020，12（1）：352-360.

[69] Pei P，Yang F，Liu J，et al. Composite-dissolving microneedle patches for chemotherapy and photothermal therapy in superficial tumor treatment. Biomaterials Science，2018，6（6）：1414-1423.

[70] Qin W，Quan G，Sun Y，et al. Dissolving Microneedles with Spatiotemporally controlled pulsatile release nanosystem for synergistic chemo-photothermal therapy of melanoma. Theranostics，2020，10（18）：8179-8196.

[71] Moreira A F，Rodrigues C F，Jacinto T A，et al. Poly（vinyl alcohol）/chitosan layer-by-layer microneedles for cancer chemo-photothermal therapy. International Journal of Pharmaceutics，2020，576：118907.

[72] Hao Y，Dong M，Zhang T，et al. Novel approach of using near-infrared responsive PEGylated gold nanorod coated poly（l-lactide）microneedles to enhance the antitumor efficiency of docetaxel-loaded MPEG-PDLLA micelles for treating an A431 tumor. ACS Applied Materials & Interfaces，2017，9（18）：15317-15327.

[73] Hao Y，Chen Y，He X，et al. Near-infrared responsive 5-fluorouracil and indocyanine green loaded MPEG-PCL nanoparticle integrated with dissolvable microneedle for skin cancer therapy. Bioactive Materials，2020，5（3）：542-552.

[74] Song G，Jiang G，Liu T，et al. Separable Microneedles for synergistic chemo-photothermal therapy against superficial skin tumors. ACS Biomaterials Science & Engineering，2020，6（7）：4116-4125.

[75] Yu W，Li X，Huang Y，et al. Build an implanted "arsenal"：detachable microneedles for NIR-triggered cancer photothermo-chemotherapy. Biomaterials Science，2021，9（13）：4737-4745.

[76] Fu J J，Li C W，Liu Y，et al. The microneedles carrying cisplatin and IR820 to perform synergistic chemo-photodynamic therapy against breast cancer. Journal of Nanobiotechnology，2020，18（1）：146.

[77] Luo L，Zhu C，Yin H，et al. Laser immunotherapy in combination with perdurable PD-1 blocking for the treatment of metastatic tumors. ACS Nano，2018，12（8）：7647-7662.

[78] Chen Q，Hu Q，Dukhovlinova E，et al. Photothermal therapy promotes tumor infiltration and antitumor activity of CAR-T cells. Advanced Materials，2019，31（23）：1900192.

[79] Calzavara-Pinton P G，Venturini M，Sala R. Photodynamic therapy：update 2006-Part 1：Photochemistry and photobiology. Journal of the European Academy of Dermatology and Venereology，2007，21（3）：293-302.

[80] Binnewies M，Roberts E W，Kersten K，et al. Understanding the tumor immune microenvironment（TIME）for effective therapy. Nature Medicine，2018，24（5）：541-550.

[81] Chen M，Quan G，Wen T，et al. Cold to hot：binary cooperative microneedle array-amplified photoimmunotherapy for eliciting antitumor immunity and the abscopal effect. ACS Applied Materials & Interfaces，2020，12（29）：32259-32269.

[82] Ye Y Q，Wang C，Zhang X D，et al. A melanin-mediated cancer immunotherapy patch. Science Immunology，2017，2（17）：eaan5692.

[83] He T，Luo Y，Zhang Q，et al. Hyalase-mediated cascade degradation of a matrix barrier and immune cell penetration by a photothermal microneedle for efficient anticancer therapy. ACS Applied Materials & Interfaces，2021，13（23）：26790-26799.

[84] Chen M，Yang D，Sun Y，et al. In situ self-assembly nanomicelle microneedles for enhanced photoimmunotherapy via autophagy regulation strategy. ACS Nano，2021，15（2）：3387-3401.

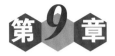

# 生物医用微针疫苗

## 9.1 ▶ 引言

在与疾病斗争的过程中，疫苗早已成为了人类不可或缺的医疗产品。特别是近年来新型冠状病毒感染（新冠）的流行更是引起了大众对疫苗的广泛关注。除了新冠，疫苗还在预防流感、乙型肝炎等疾病中发挥着巨大的作用。然而，疫苗的普及和应用还需关注诸多问题，如提升疫苗的效果，增强疫苗在运输与存储过程中的稳定性，减少注射疫苗的疼痛感与感染的风险等。将具有高效、无痛透皮和操作简便的微针给药技术与疫苗接种相结合的微针疫苗有望解决上述关键问题。

## 9.2 ▶ 疫苗的作用原理与接种方式

### 9.2.1 疫苗的组成、分类与作用机制

疫苗（vaccine）一词来源于拉丁文，寓意为可免除瘟疫的武器。人类使用疫苗的医学实践可追溯到中国东晋时期，葛洪在《肘后备急方》中描述的以咬人的狗脑敷贴伤口的狂犬病敷贴方法。此外，有记载表明，唐朝江南赵氏发明了以天花患者新鲜痘浆或痘痂涂抹于皮肤或以竹管吹入儿童鼻腔预防天花的"人痘"技术。该技术通过引起一种较温和的天花形式来防止产生更严重的天花疾病。中国"人痘"技术随后传入俄国、日本、土耳其等国。18世纪时，天花病毒的肆虐造成了数亿人死亡。1721年，玛丽·蒙塔古女士首次在英国使用从土耳其引入的人痘接种技术。1774年，本杰明·杰斯蒂为了保护他的家人免受天花的侵害，同时避免与天花接种有关的风险，使用了来自奶牛的牛痘脓疱进行接种。这一方法减少了严重副作用的产生，并给被接种者提供了强有力的保护。受此启发，1976年，爱德华·詹纳发明了牛痘接种法帮助人类消灭了天花病毒，也使得天花成为在世

界范围被人类消灭的第一个传染病。法国生物学家路易斯·巴斯德为纪念英国医生爱德华·詹纳对人类的贡献而创立了"疫苗"一词[1]。

疫苗是一种对特定的传染病提供主动获得性免疫的生物制剂。疫苗的主要成分是一种类似于致病微生物的制剂，我们称之为抗原。抗原可由弱化或杀死的病原体（如细菌、病毒等）及其代谢产物、毒素或其表面蛋白制成。此外，也可以利用基因工程等方法调控特定蛋白合成特定的抗原。疫苗接种后需模拟天然病原体感染机体后诱导免疫应答的过程（图 9-1）[2]。在病原体入侵导致的一系列炎症反应的刺激下，活化的抗原提呈细胞将处理过的抗原以 MHCⅠ或 MHCⅡ类分子复合物在细胞表面提呈给 T 细胞、B 细胞等。T 细胞在刺激下产生针对病原体的特异性细胞免疫反应。B 细胞在抗原刺激下产生特异性抗体，诱导机体体液免疫应答。在免疫反应后期，少数 T 细胞和 B 细胞作为记忆细胞应对下一次抗原的

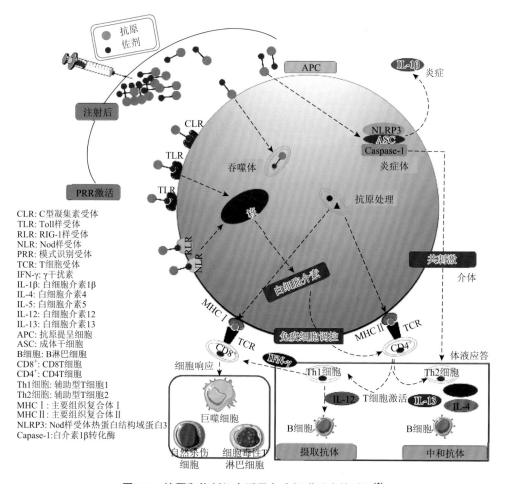

CLR: C型凝集素受体
TLR: Toll样受体
RLR: RIG-1样受体
NLR: Nod样受体
PRR: 模式识别受体
TCR: T细胞受体
IFN-γ: γ干扰素
IL-1β: 白细胞介素1β
IL-4: 白细胞介素4
IL-5: 白细胞介素5
IL-12: 白细胞介素12
IL-13: 白细胞介素13
APC: 抗原提呈细胞
ASC: 成体干细胞
B细胞: B淋巴细胞
CD8+: CD8T细胞
CD4+: CD4T细胞
Th1细胞: 辅助型T细胞1
Th2细胞: 辅助型T细胞2
MHCⅠ: 主要组织复合体Ⅰ
MHCⅡ: 主要组织复合体Ⅱ
NLRP3: Nod样受体热蛋白结构域蛋白3
Capase-1: 白介素1β转化酶

**图 9-1** 抗原和佐剂组合诱导免疫级联反应的过程[2]

侵袭。虽然疫苗相对于原始致病微生物毒性大大降低，但其保留了病原体刺激动物体免疫系统的特性。当动物体接触到这种不具伤害力的病原体后，免疫系统便会产生免疫激素、特殊抗体等保护物质，并产生记忆效应。当机体再次接触到这种病原体时，机体免疫系统会通过记忆效应制造更多的保护物质来阻止病原体的伤害。除了抗原以外，疫苗也含有少量佐剂、保护剂、稳定剂等其他成分，这些成分可使疫苗更加有效和安全。

疫苗可分为预防性疫苗和治疗性疫苗。预防性疫苗指预防或改善未来由自然或"野生"病原体导致的疾病的疫苗；治疗性疫苗指对已发生的疾病产生治疗作用的疫苗。此外，疫苗还可根据其抗原的来源分为灭活疫苗、减毒活疫苗、亚单位疫苗和基因工程疫苗。

第一代疫苗是灭活或减毒疫苗。其中灭活疫苗通过选用免疫原性强的病原体培养，用物理或化学方法将其灭活后，再纯化制成。灭活疫苗已失去对机体的感染力，但仍保持其免疫原性，可以刺激机体产生相应的免疫力，抵抗野毒株的感染。减毒活疫苗是采用人工定向变异或从自然界筛选出毒力高度减弱的微生物制成的疫苗。相比较而言，灭活疫苗由于没有增殖能力，对人体刺激时间较短，通常需要多次、大剂量接种，并辅以佐剂才能取得较好的保护作用；减毒活疫苗免疫效果较持久，但需低温保存，有一定毒力返祖的风险。亚单位疫苗是更为先进的第二代疫苗，是将细菌、病毒的特殊蛋白质结构化学分解或水解筛选出具有免疫活性片段制成的疫苗。亚单位疫苗仅有几种主要表面蛋白质，因而能消除许多无关抗原诱发的抗体，从而减少疫苗的副作用和疫苗引起的相关疾病。但亚单位免疫原性较低，需与佐剂合用才能产生好的免疫效果。第三代疫苗是使用DNA 重组生物技术，把病原体外壳蛋白质中能诱发机体免疫应答的遗传物质在细菌、酵母等细胞中充分表达，经纯化后而制得的基因工程疫苗。基因工程疫苗具有安全、有效、免疫应答长久等优势，是新一代疫苗技术。

## 9.2.2　疫苗的接种方式

常见的疫苗接种方式包括口服、鼻滴、鼻内喷雾、肌内注射、皮下注射、皮内注射等。此外，微针透皮、电脉冲导入、超声透皮等接种方式也是目前热门的研究方向。疫苗接种方式的选择不仅需要考虑实用性，还需要考虑免疫应答的原理。例如，皮下注射可促进疫苗诱导引流淋巴结中树突状细胞的抗原呈递，具有提高免疫应答强度的优势，常用于麻疹、乙脑等疫苗的接种。口服疫苗则更多的是针对于消化道的黏膜免疫系统发挥作用。接种者通常更容易接受口服疫苗，但由于胃肠道的微环境对很多蛋白质具有破坏作用，目前上市的口服疫苗仅有伤寒疫苗、脊髓灰质炎病毒活疫苗等少数几种。

## 9.3 皮肤免疫微环境简介

皮肤的重要作用是防止机体受到外界环境的影响。皮肤最上层的角质层是皮肤中最厚实的层状结构，主要由富含脂质的角化细胞基底构成，可为皮肤提供极强的保护作用（图9-2）。除此之外，皮肤还通过其免疫微环境提供保护机体的防御机制。皮肤表皮层的朗格汉斯细胞、真皮层的真皮树突细胞等都属于抗原提呈细胞。这些细胞在启动特定抗原免疫反应中发挥着重要作用。当皮肤内的抗原提呈细胞接触抗原或疫苗后，可将抗原/疫苗以多肽的形式呈递给 T 细胞，从而激活免疫系统。同时，B 细胞摄取疫苗后将转化成浆细胞，通过克隆产生大量的抗体。由于皮肤微环境容易抵达，且其中存在丰富的免疫细胞，因此被认为是理想的疫苗接种的靶向组织。越来越多的研究表明，皮肤靶向疫苗能成功引发持续的体液、细胞免疫反应，且相较于皮下和肌肉组织存在更多的免疫反应微环境，因此皮内免疫在机制上优于传统的接种方法。反过来，这些区域性启动、扩增的抗原特异性 T 细胞和 B 细胞可在皮肤及其他远端上皮组织中存留，提供系统性保护。这些进展也为合理地设计皮肤疫苗接种策略提供了必要的理论基础。

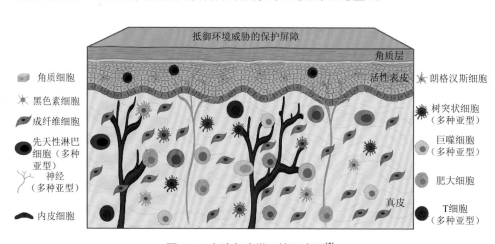

图 9-2　皮肤免疫微环境示意图[3]

## 9.4 生物医用微针疫苗设计

### 9.4.1 生物医用微针疫苗的优势

虽然传统的疫苗接种方式已在广泛应用，但仍面临一些问题，包括：①疫苗的免疫应答效应有待加强。例如，许多疫苗需要多次接种才能激活有效的免疫应答，这不仅增加了疫苗接种的难度与费用，还会给疫苗接种者，尤其是数量庞大的"针头恐惧者"带来更多的痛苦。②由于目前使用的接种方式需要专业技术人员实施，疫苗接种往往需要提前预约并到专门的疫苗接种点完成，增加了疫苗接种的难度。③很多疫苗由蛋白质等物质构成，在保存和运输过程中容易失活。④有可能由于错过接种计划、缺少疫苗接种记录导致疫苗接种失效，增加患各种感染性疾病的风险。

相比传统疫苗接种方式，皮内疫苗接种有望进一步提升疫苗的免疫应答效应，但是如何使疫苗克服皮肤角质层屏障，精准地递送至含有大量抗原提呈细胞的区域是皮内疫苗接种面临的挑战。微针具有高效透皮能力，精确可控的针尖长度可突破皮肤角质层屏障向皮肤内免疫细胞递送疫苗，它为解决皮内疫苗接种面临的难题提供了新的机遇。为了更加精确地向皮肤真皮层递送疫苗，可采用增加微针与底座连接处基座的长度及将抗原等负载在微针尖端等方式。微针作为一种具有高效、无痛透皮特点的药物递送系统，可有效地降低疫苗接种过程中的痛感，减少接种者被针尖损害的风险，使接种过程更加安全、简便。此外，通过合理的材料选择与微针制备方法的优化，微针疫苗具有提升疫苗稳定性、控制疫苗释放速率等优势，能够进一步增强免疫应答的效果。在众多微针中，聚合物微针具有针尖材料可降解、易代谢、药物负载量高、释放速率可控等特点，是新一代的微针药物递送系统，具有重要的应用前景。本章后续章节主要介绍聚合物微针疫苗递送系统。

## 9.4.2　微针疫苗的材料设计

微针疫苗主要由疫苗（抗原和佐剂）、合成微针的聚合物组成。为了提升疫苗的免疫效应，需要对疫苗的稳定性、释放速率等因素进行调控，并针对不同疫苗选择适宜的材料构筑微针贴片。

### 9.4.2.1　微针疫苗中的抗原与佐剂

抗原与佐剂是制备微针疫苗必不可少的材料。模型抗原卵白蛋白（ovalbumin，OVA）具有相对较低的成本、良好的稳定性及对小鼠模型较强的免疫原性，是微针疫苗研究中最常用的抗原。而针对具体疾病，可使用特定的抗原研究其免疫效应。佐剂是与抗原同时注射或预先注射，可增强抗原免疫原性，提高免疫应答产生抗体的滴度，延长免疫记忆效应，诱导特定免疫反应的物质。佐剂主要分为化学佐剂和生物分子佐剂两大类。常用的佐剂材料包括氢氧化铝佐剂、脂多糖、细胞因子、明矾、模式识别受体佐剂等。利用聚合物微针递送佐剂时，可以分别将抗原与佐剂负载于微针内，也可以将疫苗和佐剂制备成纳米药物后再负载于微针之中。

### 9.4.2.2 增强微针疫苗稳定性的材料设计

维持疫苗的理化性质稳定是微针疫苗需要解决的一个关键问题。根据世界卫生组织的最新要求，麻疹和风疹疫苗在 37℃ 下保存 1 周后效价损失不超过 1 个滴度。通常，冻干疫苗在 4℃ 下可稳定 2 年，但是维持冷链的费用昂贵。冷链中断可能导致疫苗失效。此外，制备微针的常用方法是让聚合物和药物的水溶液进入微针模具后在室温或者高温下干燥成型[4]。然而，微针制备中的升温和脱水等过程可能导致疫苗失活。如何使疫苗在加工和储存过程中保持稳定是微针疫苗面临的挑战之一。在微针材料中引入合适的稳定剂可提升微针疫苗的热稳定性。常用的稳定性材料包括甘露醇、海藻糖、蔗糖等。针对不同的疫苗和微针制备方法，稳定剂的选择与配比也有所不同[5]。

Joyce 等系统研究了不同辅料对麻疹和风疹疫苗热稳定性的影响[6]。在干燥和储存过程中，稳定蛋白质的关键因素是除去蛋白质的水合层。蔗糖、海藻糖等糖类分子可与蛋白质形成氢键，从而竞争性地减少蛋白质的水合层。氨基酸主要通过其侧链与蛋白质之间的离子相互作用、对蛋白质分子疏水、孔隙区域填充等机制稳定蛋白质。研究表明，蔗糖-苏氨酸-磷酸钾配方具有较强地提升疫苗稳定性的能力。研究人员利用优化后的辅料和羧甲基纤维素钠制备了微针疫苗。这种微针疫苗在 5℃、25℃ 或 40℃ 下保存 1 个月后疫苗效价没有明显下降，保存 3 个月后效价仍高于世界卫生组织对于疫苗保存 1 周效价标准。这些结果证明辅料保护的微针疫苗具有良好的热稳定性。

Choi 等在聚乳酸微针表面引入天花疫苗涂层制备了天花微针疫苗，并研究了影响疫苗稳定性的因素[7]。研究表明，解冻、混合、涂层和干燥等微针疫苗的制备过程都会对疫苗效果产生不利影响，降低活疫苗的效力。但是，通过调整微针制备的工艺，可以减少对疫苗效力的影响。例如，快速的真空干燥对疫苗活性效果保持较好。在稳定剂的选择方面，单一的海藻糖、聚乙烯醇对疫苗在储存期间的稳定效果都不理想。而使用聚乙烯醇与海藻糖组合作为稳定剂，则能保持微针涂层内的疫苗在 −20℃ 条件下稳定保存 6 个月以上。

除了使用稳定剂，研究人员还研发了可直接注射液体的微针，从而避免制备疫苗微针的干燥过程对疫苗活力的影响。Jeong 等设计了受蛇牙启发的微针贴片，用于透皮递送液体配方。通过在微针针尖引入槽体结构，增加促进液体流动的毛细作用。在无须任何外加力的条件下，可在 15s 内完成对液体样品的高效递送。利用该策略可以减少微针疫苗制备中疫苗溶解、干燥的过程，从而提升疫苗的效力[8]。

9.4.2.3　控制微针疫苗释放速率的材料设计

微针疫苗释放大致分为快速释放、持续性释放两种模式。改变微针疫苗的释放速率可增强疫苗的免疫应答效果。不同的疫苗剂型对于释放速率有不同的要求。通常来说，快速释放可以在短期内有效增强疫苗的免疫应答，激活较强的免疫反应，但对于机体内抗体水平的长期维持效果有限。而缓释的目的是通过延长疫苗与皮肤免疫细胞的作用时间延长或者增强疫苗的免疫应答。而对于含有佐剂和抗原的疫苗微针，则可控制佐剂与抗原释放速率，从而促进树突状细胞等成熟，使其与抗原作用后有更好的抗原呈递效果[9]。

为了实现疫苗的迅速释放，可使用可快速溶解的聚合物分子制备可溶性微针。相较于传统的皮下或肌内注射，可溶性微针疫苗可有效地降低针头对接种者造成伤害的风险，便于患者自行使用。常用的可溶性材料包括透明质酸钠、羧甲基纤维素、聚乙烯醇（PVA）、聚乙烯吡咯烷酮（PVP）、麦芽糖和海藻糖等低分子量糖[10-14]。例如，Li 等制备了基于 PVP 的可溶性微针递送负载抗原 OVA 与佐剂非甲基化胞嘧啶-磷酸-鸟嘌呤二核苷酸序列（CpG）纳米药物[15]。该微针可在扎入皮肤后 3min 内释放抗原和抗体。为了在微针制备过程中保持疫苗的活性，可添加糖类分子作为稳定辅料。海藻糖是应用最广泛的双糖分子，但是单纯利用海藻糖制备的微针较脆，无法有效扎入皮肤，且在干燥过程中容易出现结晶，失去稳定疫苗的功能。Tian 等利用普鲁兰聚合物与海藻糖的混合溶液制备了负载流感疫苗的可溶性微针，从而解决了上述问题[16]。普鲁兰是一种分子质量在 200～300kDa 的高分子量多糖，具有较高的玻璃化温度，可防止糖混合物结晶，可加强海藻糖对于加入共混物中的生物制药的保护作用，提升疫苗存储的稳定性。制备后的微针疫苗在 4℃和 37℃条件下保存 4 周仍具有较好的疫苗活性。利用藻糖/普鲁兰共混物制备的微针具有良好的机械性能，可有效刺穿皮肤角质层。该微针扎入皮肤后可在 15min 内快速溶解释放疫苗，有效刺激免疫应答。目前报道的可溶性微针一般需要扎入皮肤后几分钟才能溶解。较长的接种时间影响了使用微针疫苗的便利性。此外，传统的将混合聚合物与疫苗的溶液填充在微针模具内制备微针的过程可能由于聚合物溶液进入针尖的效率有限导致部分材料的浪费。特别是当所负载的药物是疫苗等高价值物质时会使微针疫苗的生产成本大幅提升。发展微针针尖扎入皮肤后与基座快速分离的方法是解决可溶性微针溶解速度较慢问题的思路之一[17-22]。而发展更有效的疫苗负载方法可减少微针疫苗的制备成本。Choi 等提出了使用机械应力促使微针针尖快速与基座分离的机制并发展了在可溶性微针针尖涂覆水溶性疫苗制剂包衣的方法，实现了微针针尖插入皮肤后立即与底座分离及疫苗制剂在微针上的高效负载（图 9-3）[23]。他们通过对微针模具的调控，在针尖与基座的连接处单侧引入一个凸起的挡板。在扎入皮肤后，轻轻侧向推动微针则可通过机械应力折断微针针尖与基座的连接使二者快速分离。微针针尖的可溶性部分由透明质酸构成，可完全溶解释放药物。直接在可溶性透明质酸微针表面覆盖水溶性药物会导致针尖的溶解和形变。研究人员通过对透明质酸针尖冷冻处理，使得可溶性微针针尖的结构在涂覆水溶性药物过程中保持稳定。利用该微针接种流感疫苗在动物模型上展现出良好的免疫应答效应。

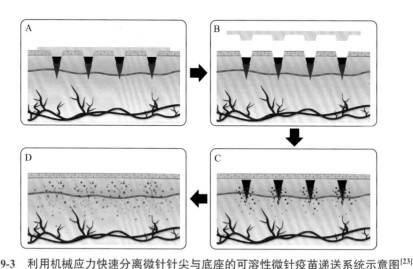

**图 9-3 利用机械应力快速分离微针针尖与底座的可溶性微针疫苗递送系统示意图[23]**

A. 微针贴片被应用于皮肤；B. 移去基座后针尖被嵌入皮肤中；C. 针尖上的药物快速溶解释放；D. 针尖完全溶解

　　疫苗动力学研究显示疫苗的停留时间会影响亚单位疫苗的免疫效应。例如，在 2 周时间内往小鼠体内重复注射带有佐剂的人类免疫缺陷病毒（human immunodeficiency virus，HIV）抗原，相较于传统的一次注射抗原可显著地增强体液免疫反应。在大鼠中，分次皮下注射灭活脊髓灰质炎疫苗可使血清滴度提高 10 倍。在非人灵长类动物中，使用渗透泵在 2 周内持续注射 HIV 包膜疫苗抗原比等量注射可诱导更高滴度的抗体[24, 25]。

　　为了延长疫苗的作用时间，发展具有缓释功能的微针已成为了微针疫苗的另一个重要的研究方向。选择特定的聚合物制备微针可实现对药物释放速率的调控。考虑到微针常用聚合物水溶液进行加工和制备，因此可选择高分子量的可溶性聚合物的稀溶液制备缓释微针。由于大分子之间的缠结或者分子间的相互作用，当组成微针针尖的聚合物固化成型后，其溶解速度较慢。此外非水溶性生物可降解的聚合物材料也常用于缓释药物的制备。常用的缓释聚合物包括壳聚糖、蚕丝蛋白等可溶性聚合物、聚乳酸-羟基乙酸共聚物（PLGA）等可生物降解聚合物[26]。

　　Irvine 等利用聚丙烯酸（polyacrylic acid，PAA）与蚕丝制备了复合微针，用于 OVA 抗原和佐剂的联合递送[27]。其中，PAA 和蚕丝均具有水溶性，可直接与抗原和佐剂制备混合溶液后用于微针的制备。该微针针尖由蚕丝构成的微针尖端及由 PAA 构成的针尖末端基座两部分构成，且二者均可以用于负载抗原和佐剂。当微针扎入皮肤后，PAA 部分遇水溶解，实现针尖与微针底座的分离并快速释放针尖末端负载的抗原和佐剂。而蚕丝蛋白干燥形成固体基质中具有不同程度的 β-薄片结晶度从而降低其溶解速度，延长了疫苗和佐剂在皮内的释放与作用时间。蚕丝蛋白的结晶度可通过甲醇处理进行进一步调控。研究结果显示，由 PAA 释放的药物可在皮肤内停留 1 天左右，而经过甲醇处理的蚕丝蛋白可在 16 天内持续性地向皮内释放药物。这种具有高疫苗负载与可调控释放速率的微针给药系统可产生比皮下注射疫苗更强的细胞和体液免疫效应。并且这种微针疫苗可在室温下保存几个月后仍然维持疫苗的作用效果。在此工作的基础上，研究人员发展了多级释放微针接种 HIV 疫苗的技术。与一次性注射相比，微针接种疫苗使与淋巴结共定位的疫苗增加了 3 倍，并诱导产生更强的免疫效应机制[26]。

PLGA 是一种生物可降解聚合物，其降解能力可由聚乳酸与羟基乙酸的比例进行调控，常用于缓释药物的设计。由于 PLGA 水溶性差，若使用 PLGA 为主体材料制备微针针尖，通常需要使用有机溶剂溶解 PLGA 或者使用熔融法进行加工，不利于保持疫苗活性。因此，利用 PLGA 制备微针疫苗的常用方法是首先制备可在水溶液中分散的负载疫苗和佐剂的 PLGA 纳米颗粒，再将这些纳米颗粒与其他聚合物水溶液混合制备微针[28]。利用纳米载体递送疫苗有如下优点：①将抗原包裹、嵌入或吸附在颗粒内可以增强抗原提呈细胞对抗原的摄取，增强抗原呈递的效果；②由于颗粒的大小和形状可与细菌病原体接近，颗粒本身可作为佐剂增强免疫调控特性；③将疫苗负载于纳米颗粒内可帮助保护抗原免受环境条件的影响，增强抗原的长期稳定性。研究表明，蛋白可通过 PLGA 纳米载体表面的孔洞部分释放，其余部分随着纳米载体的降解而缓慢释放。利用这个机制，Schwendeman 等使用负载 PLGA 纳米疫苗的可溶性微针实现了抗原的快速释放与缓释的结合，不仅提升了疫苗的稳定性，还可引发较强的抗体免疫反应[29]。

提升缓释疫苗微针针尖与底座的分离速率与效率十分重要。一方面由于针尖溶解较慢，需要针尖与底座彻底分离才能提升疫苗进入皮肤的效率；另一方面，提升分离速率也有利于缩短微针接种过程，使其使用更加便利。快速分离的关键在于针尖与底座相连接部分的设计。Hammond 等利用正负电荷聚合物之间的吸引作用，通过层层自组装的方式制备负载抗原和佐剂的微针。该微针与底座之间通过由嵌段共聚物聚［2-(二异丙基氨基)甲基丙烯酸乙酯-b-甲基丙烯酸］制备带有电荷的胶束进行连接。此微针可在弱酸性条件下制备，此时胶束显正电，可与构成针尖的带负电的聚合物通过电荷吸引作用连接。当微针扎入中性的皮肤后，胶束电荷由正电切换为负电，与同样带负电的聚合物针尖材料相互排斥，从而实现针尖进入皮肤 1min 内与微针底座分离，而扎入皮肤的针尖则可以在数天内实现疫苗和佐剂的缓释[30]。

Chen 等设计了通过机械应力和水溶性材料溶解相结合来实现微针针尖与微针底座快速分离的微针疫苗缓释递送系统。研究人员利用 3D 打印技术构建了蘑菇形的微针模具，并使用此模具制备了由海藻酸盐和羧甲基纤维素的混合物构成的具有仿蘑菇针尖结构的微针。此针尖结构可有效刺穿皮肤角质层屏障。在该设计中，针尖与基座的连接面积较小，且微针扎入皮肤后又有部分连接材料溶解，进一步削弱了微针针尖与基座的连接。当微针扎入皮肤后，蘑菇状的针尖增大了针尖与皮肤间的作用力。因此，可在外力作用下使针尖与基座间的连接断裂，实现针尖与微针基座的快速分离。通过控制两种组成针尖的聚合物的比例可调控疫苗的释放速率。最终优化的比例可实现负载在针尖内的 SARS-CoV-2 病毒灭活疫苗在二十多天的时间内进行缓释。接种 SARS-CoV-2 病毒灭活疫苗后，可在体内诱导针对 SARS-CoV-2 受体结合域（RBD）的抗体表达，且无全身毒性和局部损伤[31]。

疫苗快速释放可在接种初期激发较强的抗体免疫效应，但此效应难以长期维持。缓释虽然在一定程度上具有引发长期抗体免疫效应的优势，但疫苗长期释放过程中若剂量不足则可能会导致机体产生对疫苗的免疫耐受，从而使疫苗失去效力。Nguyen 等发展了一种 PLGA 封装技术制备了核壳结构微针，将含有疫苗的可溶性微针核心封装在非水溶性的 PLGA 壳层内，实现了疫苗在微针接种后数天到数十天内程序性的快速释放。该微针利用 PLGA 壳层降解后可溶性微针内负载的疫苗可以立即释放的机制，通过控制 PLGA 中两个单体的比例，实现壳层降解速度从数天到数十天的调控。利用这种独特的核壳微针设计，可实现在接种一次微针疫苗后的几天到一个多月时间内，按照预先编程设计，多次快速释放疫苗，从而同时实现长效激发抗体免疫效应和避免产生对疫苗的免疫耐受的效果[32]。

### 9.4.2.4　引入微针疫苗接种记录的材料设计

影响疫苗接种效果的另一个重要问题是接种记录的缺失。这个问题在发展中国家和贫困地区尤为显著。纸质疫苗接种卡或证书是发展中国家使用最广泛的记录。但错记、漏记和记录丢失是纸质疫苗接种记录的常见问题。这些问题对使用纸质疫苗接种记录的低收入和中等收入国家的疫苗接种率有重要影响。此外，纸版记录也容易出现错误。由于缺少疫苗接种记录，卫生保健人员只能依赖于父母的记忆决定是否进行下一步接种，不仅可能由不必要的疫苗接种产生额外的费用，还可能使儿童失去接种疫苗的机会，从而使儿童面临感染传染病的风险。有的地区由于疫苗接种缺失甚至可导致疫苗接种率低于 30%。而利用微针向皮肤内递送荧光材料则可能为创建疫苗接种记录提供一种新的思路。Jaklenec 等提出了一种利用具有良好生物相容性的近红外量子点（quantum dots，QDs）在皮肤真皮层的空间分布，编码疫苗接种记录的方法。研究人员通过控制反应物的比例和反应时间，可将 QDs 的荧光发射峰调整，有利于穿透皮肤到近红外光荧光区域。此外，该 QDs 具有较好的抗光漂白能力，可在模拟阳光照射（5 年等效）后保持荧光强度。将 QDs 封装在平均粒径为十几微米的微粒中后，可在微针制备过程中负载于微针内，并在接种疫苗过程中同时递送到皮内。微粒由于尺寸较大，可在皮肤内停留较长时间，并可随时检测其荧光信号。改变微针的针尖排布，使进入皮肤内的荧光微球呈特定图案式排布，用于编码特定的接种信息。在近红外光照射下，可利用具有荧光成像功能的智能手机检测 QDs 发射的荧光。这个方法为发展中国家存储疫苗接种记录和信息提供了新思路[33]。

微针疫苗可高效、无痛透皮，具有在一次接种后产生强效免疫的能力，并有利于提升疫苗长期室温储存的潜力，从而实现疫苗更加安全的无针注射。这些优势显示了微针疫苗的巨大应用前景。

## 9.5 生物医用微针接种疫苗的临床前期研究

在众多研究中，微针疫苗在小鼠流感免疫接种方面的研究最为广泛[34-38]。此外，针对其他病毒的微针疫苗临床前期研究的报道也越来越多，这些疫苗包括乙型肝炎、丙型肝炎、麻疹、风疹、HIV、人乳头瘤病毒（HPV）、狂犬病、寨卡病毒、轮状病毒、脊髓灰质炎、基孔肯雅病毒、呼吸道合胞病毒（RSV）、中东呼吸综合征和 COVID-19 疫苗等[39-49]。总的来说，这些临床前研究表明，微针疫苗是一种很有前景的皮肤靶向疫苗给药系统，可产生不亚于传统疫苗注射手段的有效的病毒特异性体液和细胞免疫反应。在接下来的章节里我们会对几个典型的微针疫苗系统进行介绍。

### 9.5.1 微针接种流感疫苗

季节性流感仍然是全世界婴儿、儿童和老年人住院和死亡的主要原因。接种流感疫苗是预防流感及其并发症的最有效方法。然而全世界范围内流感疫苗的接种率都不高。例如，美国每年只有 40% 的人接种流感疫苗，而中国的接种率更低。流感疫苗接种率不高的主要原因是人们对流感的轻视。此外，流感病毒变异性强，每年需要重新接种新的流感疫苗，这也是流感疫苗接种率低的重要原因。因此，如果能通过微针疫苗提升接种的便捷性将有利于提升流感疫苗的接种率。

Chen 等利用壳聚糖制备了流感疫苗的缓释微针。此微针贴片由装载疫苗的壳聚糖针尖与可溶解的支撑阵列基座构成。可溶剂不仅可通过提供额外的长度使针尖进入皮肤，还可在溶解后使针尖停留在皮肤内释放疫苗。由于壳聚糖在皮肤内的溶解速度较慢，可作为疫苗的储存站在皮肤内延长疫苗释放时间长达 20 天以上。同时，壳聚糖本身具有增强免疫效应的佐剂功能，可帮助激活免疫系统。相较于肌内注射的流感疫苗，此微针疫苗可显著提升小鼠流感病毒特异性抗体水平。微针疫苗诱导的免疫增强作用在接种后 4 周最明显，并至少持续 16 周。经过接种的免疫的小鼠可完全免受 H1N1 病毒的攻击，且体重没有显著下降。而通过肌内注射相同剂量疫苗的小鼠由 H1N1 病毒的攻击的死亡率高达 60%，且体重显著下降。这些结果表明，此微针疫苗增强了机体对流感病毒感染的保护性免疫[36]。

Skountzou 等利用 PVA 制备了递送流感疫苗的可溶性微针。为了进一步提高免疫原性，研究人员在微针中引入了粒细胞-巨噬细胞集落刺激因子（GM-CSF）作为疫苗的佐剂。GM-CSF 是一种已经被批准用于皮肤癌治疗的免疫调节细胞因子。GM-CSF 佐剂疫苗诱导了对同亚型和异亚型流感病毒的强而持久的抗体反应。与单独注射流感疫苗组相比，加入 GM-CSF 导致记忆 B 细胞持久性增加，并实现小鼠模型中同源病毒致命感染后肺病毒的快速清除。这些结果也为提升流感疫苗的作用效果提供了新思路[37]。

### 9.5.2　微针接种新冠疫苗

2019 年，由 SARS-CoV-2 引起的 COVID-19 的大流行对全球的健康和经济产生了前所未有的影响。约翰·霍普金斯大学截至 2023 年 3 月 10 日的统计显示，全球累计 COVID-19 确诊 6.7 亿人，病亡 688 万人，为了应对疫情的反复和 COVID-19 大流行的再次出现，需要发展更加有效的新冠疫苗与提升疫苗接种率[3]。为了摆脱 COVID-19 带来的影响，世界各地的许多实验室和企业都在竞相开发 COVID-19 疫苗。令人鼓舞的是，许多种具有良好潜力的疫苗产品正在进行临床前或临床研究。已经有多种疫苗（中国生物技术集团公司生产的 SARS-CoV-2 灭活疫苗；辉瑞公司生产的 BNT162b2 mRNA 疫苗；莫德纳公司生产的 mRNA-1273 疫苗等）被批准用于接种并表现出较好的安全性和免疫效力，为遏制 COVID-19 大流行带来了巨大的希望[31]。与此同时，构建新冠疫苗微针的研究也在正如火如荼地进行中[50-53]。

2020 年 5 月，Gambotto 等报道了含有新冠病毒候选疫苗抗原的微针贴片，该贴片在小鼠试验中能够产生强效的抗原特异性 IgG 应答[37]。研究人员在新冠病毒基因组序列公布后的 4 周内，迅速设计并生产了具有临床转化前景的 SARS-CoV-2

亚基疫苗,并将其负载于由羧甲基纤维素构成的聚合物微针内。该微针在扎入皮肤 10min 内即可溶解,并在局部释放出高浓度的疫苗,与传统注射相比可降低疫苗的使用剂量。通过微针接种的 SARS-CoV-2 S1 亚基疫苗可在 2 周后引发强大的抗原特异性抗体反应。

Wang 等构建了一种可分离的微针贴片,用于输送由免疫佐剂 R848 和编码 DNA 新冠疫苗构成的纳米药物,以实现诱导免疫效应[54]。为了实现微针针尖与基座的快速分离,研究人员使用聚异丙基丙烯酰胺-co-丙烯酸丁酯(PNIPAM-B)连接微针底座与针尖。PNIPAM-B 的低临界溶液温度(LCST)仅有 14~16℃。在制备微针时可将 PNIPAM-B 在冷水中溶解,用于制备微针针尖连接层。当微针扎入皮肤后,在微针上方放置冰块使针尖连接层温度迅速降到 LCST 以下。在皮肤内水分与冰块降温的作用下,PNIPAM-B 连接层可以快速溶解实现针尖和基座的分离。研究人员使用高分子量的 PVA 构筑微针针尖可以实现针尖内纳米疫苗的缓释。为了构筑纳米疫苗,研究人员合成了连接有去氧胆酸的低分子量聚乙烯亚胺(DA-LPEI),用于负载疏水的佐剂分子 R848 与 S 或 N 蛋白编码 DNA 疫苗。该纳米药物被树突状细胞吞噬后可实现内涵体逃逸,成功促使其表达特异性蛋白。与肌内注射相比,微针疫苗贴片可将纳米疫苗转入皮内,诱导强而持久的适应性免疫反应。免疫后 IFN-$\gamma^+$CD4/8$^+$、IL-2$^+$CD4/8$^+$T 细胞或病毒特异性 IgG 显著升高。此外,微针贴片在室温下可以至少保存 30 天而不降低免疫反应。这些特性对于开发新型 COVID-19 疫苗具有重要意义。

### 9.5.3　微针接种其他疫苗

乙型肝炎病毒(HBV)感染是全球健康的重要问题。2015 年全球有约 2.57 亿人感染 HBV,超过 88.7 万人死于 HBV 引发的疾病[55]。Park 等设计了具有快速释放和缓释的双重释放速率的微针,并用于乙肝疫苗的皮内接种。该微针由 PVP 和 PVA 构成的可溶性基座、负载抗原 HBsAg 不可溶聚乳酸针尖及针尖外负载抗原 HBsAg 的可溶性羧甲基纤维素涂层构成。该微针扎入皮肤 10min 内其 PVA/PVP 基座完全溶解,使所有针尖进入皮肤。体外释放实验中,可溶性涂层内的 HBsAg 在 20min 内全部释放,而 PLA 针尖中的 HBsAg 可在 55 天内逐渐释放。在动物实验中,此微针接种一次乙肝疫苗的抗体滴度比使用常规肌内注射和仅有快速释放的涂层微针接种更高[56]。

人类乳头瘤病毒(HPV)导致的癌症占全世界所有人类癌症的 5%。其中子宫颈癌是女性第四大常见癌症,每年影响 50 多万妇女,死亡率高达 50%。此外 HPV 还可导致头颈部癌症、口咽癌等。预防性 HPV 疫苗已经引起了广泛关注。但是疫苗成本高、需多次注射等问题成为了 HPV 疫苗面临的挑战。针对这些难题,

Pokorski 等开发了可溶解 PVP 微针装载热稳定的 HPV 候选疫苗。与传统皮下注射相比，在产生相同数量抗体情况下，微针疫苗所需疫苗剂量更少，且微针疫苗可在存储数月后保持稳定[57]。

## 9.6 展望与挑战

微针是一种非常强大的向免疫系统输送药物的系统。通过设计可以在皮肤内以不同的速率释放疫苗抗原。由于其操作便利、无痛的特点，微针疫苗有望减少对接种疫苗的专业技术人员的需求，实现患者的自我管理。微针疫苗技术的实现有助于提升疫苗的接种率，特别对在疫情大流行期间建立大规模免疫系统显得尤为重要。此外，微针疫苗的研究显示该技术有望增强对各种病毒和细菌感染及癌症的免疫反应，具有很广泛的应用潜力。

虽然微针疫苗的研究已经取得了许多进展，但是到目前为止只有 Intanza® 和 Fluzone® 等少数几款微针疫苗获批在临床使用。微针疫苗的临床转化还需解决很多问题。其中非常重要的问题是如何提升疫苗的有效性。首先，如何针对不同的疾病设计具有更强免疫激活效应的疫苗仍是重中之重。这不仅包含对抗原的设计，也包含研发和抗原相适应的具有更强免疫激活功能的佐剂。目前在我国使用的佐剂只有铝佐剂，与国外疫苗佐剂使用仍有一定差距，需要进一步研究。疫苗的抗原和佐剂需要与皮肤中的免疫细胞作用引发免疫效应，但其作用位点不同。设计针对抗原、佐剂的靶向策略有望进一步增强微针疫苗的有效性。此外，微针疫苗中疫苗的负载方式及释放速率的调控等都会影响微针疫苗的免疫效应。除了有效性外，微针疫苗的规模化制备也是其应用必须解决的问题，特别要关注如何在无菌条件下实现微针规模化制备并保持疫苗在制备过程中的活性。目前，许多微针疫苗的临床前和临床研究正在进行之中。我们有理由相信微针技术的进一步发展会推动更多的微针疫苗真正用于疫苗接种。

（华中科技大学 刘奕静，毕舵航）

## 参 考 文 献

[1] Roth G A，Picece V C T M，Ou B S，et al. Designing spatial and temporal control of vaccine responses. Nature Reviews Materials，2022，7（3）：174-195.

[2] Polaka S，Makwana V，Vasdev N，et al. Engineering immunity via skin-directed drug delivery devices. Journal of Controlled Release，2022，345：385-404.

[3] Korkmaz E，Balmert S C，Sumpter T L，et al. Microarray patches enable the development of skin-targeted vaccines against COVID-19. Advanced Drug Delivery Reviews，2021，171：164-186.

[4] Prausnitz M R. Engineering microneedle patches for vaccination and drug delivery to skin. Annual Review of Chemical and Biomolecular Engineering，2017，8（1）：177-200.

[5] Thuy T N，Yujeong O，Yunseo K，et al. Progress in microneedle array patch（MAP）for vaccine delivery. Human Vaccines & Immunotherapeutics，2021，17（1）：316-327.

[6] Joyce J C，Collins M L，Rota P A，et al. Thermostability of measles and rubella vaccines in a microneedle patch. Advanced Therapeutics，2021，4（10）：2100095.

[7] Choi I J，Cha H-R，Hwang S J，et al. Live vaccinia virus-coated microneedle array patches for smallpox vaccination and stockpiling. Pharmaceutics，2021，13（2）：209.

[8] Bae W G，Ko H，So J Y，et al. Snake fang-inspired stamping patch for transdermal delivery of liquid formulations. Science Translational Medicine，2019，11（503）：eaaw3329.

[9] DeMuth P C，Garcia-Beltran W F，Ai-Ling M L，et al. Composite dissolving microneedles for coordinated control of antigen and adjuvant delivery kinetics in transcutaneous vaccination. Advanced Functional Materials，2013，23（2）：161-172.

[10] Zhu Z，Luo H，Lu W，et al. Rapidly dissolvable microneedle patches for transdermal delivery of exenatide. Pharmaceutical Research，2014，31（12）：3348-3360.

[11] Hirobe S，Azukizawa H，Hanafusa H，et al. Clinical study and stability assessment of a novel transcutaneous influenza vaccination using a dissolving microneedle patch. Biomaterials，2015，57：50-58.

[12] Monkare J，Pontier M，Kampen M，et al. Development of PLGA nanoparticle loaded dissolving microneedles and comparison with hollow microneedles in intradermal vaccine delivery. European Journal of Pharmaceutics and Biopharmaceutics，2018，129：111-121.

[13] Ono A，Ito S，Sakagami S，et al. Development of novel faster-dissolving microneedle patches for transcutaneous vaccine delivery. Pharmaceutics，2017，9（3）：27.

[14] Allen E A，Mahony C O，Cronin M，et al. Dissolvable microneedle fabrication using piezoelectric dispensing technology. International Journal of Pharmaceutics，2016，500（1-2）：1-10.

[15] Li Z L，He Y J，Deng L，et al. A fast-dissolving microneedle array loaded with chitosan nanoparticles to evoke systemic immune responses in mice. Journal of Materials Chemistry B，2020，8（2）：216-225.

[16] Tian Y，Maaden K D，Bhide Y，et al. Intradermal administration of influenza vaccine with trehalose and pullulan-based dissolving microneedle arrays. Journal of Pharmaceutical Sciences，2022，111（4）：1070-1080.

[17] Chen M C，Huang S F，Lai K Y，et al. Fully embeddable chitosan microneedles as a sustained release depot for intradermal vaccination. Biomaterials，2013，34（12）：3077-3086.

[18] Chen M C，Chan H A，Ling M H，et al. Implantable polymeric microneedles with photo triggerable properties as a patient-controlled transdermal analgesia system. Journal of Materials Chemistry B，2017，5（3）：496-503.

[19] Chen M C，Ling M H，Wang K M，et al. Near-infrared light-responsive composite microneedles for on-demand transdermal drug delivery. Biomacromolecules，2015，16（5）：1598-607.

[20] Chu L Y，Prausnitz M R. Separable arrowhead microneedles. Journal of Controlled Release，2011，149（3）：242-249.

[21] Zhu D D，Wang Q L，Liu X B，et al. Rapidly separating microneedles for transdermal drug delivery. Acta Biomaterialia，2016，41：312-319.

[22] Xue P，Zhang X Y，Chuah Y J，et al. Flexible PEGDA-based microneedle patches with detachable PVP-CD arrowheads for transdermal drug delivery. RSC Advances，2015，5（92）：75204-75209.

[23] Choi I J，Kang A，Ahn M H，et al. Insertion-responsive microneedles for rapid intradermal delivery of canine

influenza vaccine. Journal of Controlled Release, 2018, 286: 460-466.

[24] Bachmann M F, Beerli R R, Agnellini P, et al. Long-lived memory CD8[+]T cells are programmed by prolonged antigen exposure and low levels of cellular activation. European Journal of Immunology, 2006, 36 (4): 842-54.

[25] Johansen P, Storni T, Rettig L, et al. Antigen kinetics determines immune reactivity. Proceedings of the National Academy of Sciences, 2008, 105 (13): 5189-5194.

[26] Boopathy A V, Mandal A, Kulp D W, et al. Enhancing humoral immunity via sustained-release implantable microneedle patch vaccination. Proceedings of the National Academy of Sciences, 2019, 116 (33): 16473-16478.

[27] Peter C D, Min Y, Irrine D J, et al. Implantable silk composite microneedles for programmable vaccine release kinetics and enhanced immunogenicity in transcutaneous immunization. Advanced Healthcare Materials, 2014, 3 (1): 47-58.

[28] Gomes K B, D'Souza B, Vijayanand S, et al. A dual-delivery platform for vaccination using antigen-loaded nanoparticles in dissolving microneedles. International Journal of Pharmaceutics, 2022, 613: 121393.

[29] Mazzara J M, Ochyl L J, Hong J K Y, et al. Self-healing encapsulation and controlled release of vaccine antigens from PLGA microparticles delivered by microneedle patches. Bioengineering & Translational Medicine, 2019, 4 (1): 116-128.

[30] He Y, Hong C, Li J, et al. Synthetic charge-invertible polymer for rapid and complete implantation of layer-by-layer microneedle drug films for enhanced transdermal vaccination. ACS Nano, 2018, 12 (10): 10272-10280.

[31] Li Q, Xu R, Fan H, et al. Smart mushroom-inspired imprintable and lightly detachable (MILD) microneedle patterns for effective COVID-19 vaccination and decentralized information storage. ACS Nano, 2022, 16 (5): 7512-7524.

[32] Tran K, Gavitt T D, Farrell N J, et al. Transdermal microneedles for the programmable burst release of multiple vaccine payloads. Nature Biomedical Engineering, 2021, 5 (9): 998-1007.

[33] McHugh K J, Jing L, Severt S Y, et al. Biocompatible near-infrared quantum dots delivered to the skin by microneedle patches record vaccination. Science Translational Medicine, 2019, 11 (523): eaay7162.

[34] Marshall S, Sahm L J, Moore A C. The success of microneedle-mediated vaccine delivery into skin. Human Vaccines & Immunotherapeutics, 2016, 12 (11): 2975-2983.

[35] Vrdoljak A. Review of recent literature on microneedle vaccine delivery technologies. Vaccine: Development and Therapy, 2013, 3: 47-55.

[36] Chen Y H, Lai K Y, Chiu Y H, et al. Implantable microneedles with an immune-boosting function for effective intradermal influenza vaccination. Acta Biomaterialia, 2019, 97: 230-238.

[37] Littauer E Q, Mills L K, Brock N, et al. Stable incorporation of GM-CSF into dissolvable microneedle patch improves skin vaccination against influenza. Journal of Controlled Release, 2018, 276: 1-16.

[38] Vassilieva E V, Kalluri H, McAllister D, et al. Improved immunogenicity of individual influenza vaccine components delivered with a novel dissolving microneedle patch stable at room temperature. Drug Delivery and Translational Research, 2015, 5 (4): 360-371.

[39] Kim E, Erdos G, Huang S H, et al. Microneedle array delivered recombinant coronavirus vaccines: Immunogenicity and rapid translational development. EBioMedicine, 2020, 55: 102743.

[40] Leone M, Mönkäre J, Bouwstra J A, et al. Dissolving microneedle patches for dermal vaccination. Pharmaceutical research, 2017, 34 (11): 2223-2240.

[41] Nguyen T T, Oh Y, Kim Y, et al. Progress in microneedle array patch (MAP) for vaccine delivery. Human Vaccines & Immunotherapeutics, 2021, 17 (1): 316-327.

[42] Park S，Lee Y，Kwon Y M，et al. Vaccination by microneedle patch with inactivated respiratory syncytial virus and monophosphoryl lipid A enhances the protective efficacy and diminishes inflammatory disease after challenge. PLoS One，2018，13（10）：e0205071.

[43] Rodgers A M，Cordeiro A S，Donnelly R F. Technology update：dissolvable microneedle patches for vaccine delivery. Medical Devices（Auckland，NZ），2019，12：379.

[44] Nakatsukasa A，Kuruma K，Okamatsu M，et al. Potency of whole virus particle and split virion vaccines using dissolving microneedle against challenges of H1N1 and H5N1 influenza viruses in mice. Vaccine，2017，35（21）：2855-2861.

[45] Zhu W，Pewin W，Wang C，et al. A boosting skin vaccination with dissolving microneedle patch encapsulating M2e vaccine broadens the protective efficacy of conventional influenza vaccines. Journal of Controlled Release，2017，261：1-9.

[46] Edens C，Collins M L，Goodson J L，et al. A microneedle patch containing measles vaccine is immunogenic in non-human primates. Vaccine，2015，33（37）：4712-4718.

[47] Zaric M，Becker P D，Hervouet C，et al. Long-lived tissue resident HIV-1 specific memory CD8（+）T cells are generated by skin immunization with live virus vectored microneedle arrays. Journal of Controlled Release，2017，268：166-175.

[48] Yang H W，Ye L，Guo X D，et al. Ebola vaccination using a DNA vaccine coated on PLGA-PLL/gamma PGA nanoparticles administered using a microneedle patch. Advanced Healthcare Materials，2017，6（1）：1600750.

[49] Donadei A，Kraan H，Ophorst O，et al. Skin delivery of trivalent sabin inactivated poliovirus vaccine using dissolvable microneedle patches induces neutralizing antibodies. Journal of Controlled Release，2019，311：96-103.

[50] Lee M S，Pan C X，Nambudiri V E. Transdermal approaches to vaccinations in the COVID-19 pandemic era. Therapeutic Advances in Vaccines and Immunotherapy，2021，9：25151355211039073.

[51] Ortega-Rivera O A，Shin M D，Chen A，et al. Trivalent subunit vaccine candidates for COVID-19 and their delivery devices. Journal of the American Chemical Society，2021，143（36）：14748-14765.

[52] Kuwentrai C，Yu J，Zhang B，et al. Induction of humoral and cellular immunity by intradermal delivery of SARS-CoV-2 nucleocapsid protein using dissolvable microneedles. Journal of Immunology Research，2021，2021：5531220.

[53] O'Shea J，Prausnitz M R，Rouphael N. Dissolvable microneedle patches to enable increased access to vaccines against SARS-CoV-2 and future pandemic outbreaks. Vaccines，2021，9（4）：320.

[54] Yin Y，Su W，Zhang J，et al. Separable microneedle patch to protect and deliver DNA nanovaccines against COVID-19. ACS Nano，2021，15（9）：14347-14359.

[55] Perez-Cuevas M B，Kodani M，Choi Y，et al. Hepatitis B vaccination using a dissolvable microneedle patch is immunogenic in mice and rhesus macaques. Bioengineering & Translational Medicine，2018，3（3）：186-196.

[56] Kim J S，Choi J A，Kim J C，et al. Microneedles with dual release pattern for improved immunological efficacy of Hepatitis B vaccine. International Journal of Pharmaceutics，2020，591：119928.

[57] Ray S，Wirth D M，Ortega-Rivera O A，et al. Dissolving microneedle delivery of a prophylactic HPV vaccine. Biomacromolecules，2022，23（3）：903-912.

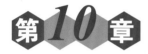

# 基于生物医用微针的非透皮药物递送

1998 年，人们首次通过微加工技术制备了微针贴片，该贴片能通过诱导微小的创口和孔道来增加药物的透皮递送效率[1]。经过多年的发展，微针贴片因其无痛、便利、微创等特点，在透皮给药领域取得了快速发展，在小分子及生物大分子（如核酸、蛋白质等）的递送领域都表现出了巨大潜力[2]。前期大部分的研究主要集中在基于皮肤的药物递送中，微针的应用主要包括疫苗递送、皮肤修复、浅表肿瘤治疗及抗代谢病药物释放等。近年来的一些研究结果显示，眼部、血管、胃肠道、心脏等器官往往需要局部、微创的药物递送，这些也可以作为微针作用的新靶点[3]。相较于体表皮肤的结构，这类器官没有角质层的保护，对于微针的穿刺能力要求较低，为微针技术的应用提供了新的机遇。

## 10.1 微针用于非透皮药物递送方面的情况

### 10.1.1 非透皮微针的材料选择

对于非透皮微针而言，材料的选择非常关键，通常需要遵循以下原则：①具有合适的刚性，能够穿透组织，并且具有一定的柔韧性，能随着组织表面形状的改变而调整曲率；②具有优异的生物相容性，不会引起不必要的免疫反应或形成肉瘤；③具有足够的负载能力，能够递送足量药物或调节因子。

目前，微针主要分为固体微针、涂层微针、可溶性微针、多孔微针等类型，它们往往根据需求和应用场景的差异会采用不同的材料[4, 5]。固体微针常采用坚韧的材料制成，如不锈钢、硅材料等。它们刺入靶标组织后，会形成微孔道，进而促进药物的递送[6, 7]。然而，硅的脆性较大，在插入皮肤的过程中可能发生断裂，从而导致异物反应（如脓肿或肉芽肿的形成）[8]。因此，使用此类材料作为非透皮微针，需要非常谨慎。通过对材料表层的化学修饰来降低免疫排斥反应是一种非常有效的手段，其中一种常用的改进方式为聚对二甲苯的修饰。聚对二甲苯已经被用来修饰到多种商用的医疗移植体表面,从而降低患者对于移植物的识别和排斥反应。采用真空沉降法可以使聚对二甲苯非常均匀地修饰到移植体表面以减少排斥反应[9, 10]。该策略已成功用于脑部药物递送微针技术的改良[9]。和固体微针不同,涂层微针和可溶性微针将会在靶标组织中溶解,释放所担载的活性分子。在涂层微针中,药物或者活性分子被直接载入微针表面;当微针刺入组织后,涂层中的活性分子能迅速地和组织间质液混合,帮助药物快速扩散到靶标组织的深层。此外,可溶性微针常常由能够快速溶解的材料(如糖类)构成,并将活性组分载入其内部。刺入组织后,该微针会逐渐溶解并释放负载物。为了降低局部免疫反应和毒性并且不会对负载物活性产生影响,天然提取物[如羧甲基纤维素、透明质酸(hyaluronic acid,HA)、葡聚糖、蔗糖等],以及人工合成的聚合物[聚乙烯醇(polyvingl alcohol,PVA)、聚乙烯吡咯烷酮(polyvingl pyrrolidone,PVP)、聚乙二醇等]常常作为优选材料[11]。在适当的化学修饰后,这些材料还能特异性地响应局部环境的变化(例如,pH、温度、离子强度等),赋予非透皮微针独特的性能[12, 13]。

此外,在需要缓慢释放的应用场景中,微针中载入的活性组分需要逐步地扩散到组织内部,提供一种长期持续的相互作用。此时,多孔微针往往作为优选策略。该类微针通常是由不可溶解的水凝胶材料构成,其多孔结构能够保证不同分子量的物质以不同的扩散速度从体系中释放出来[14]。上述生物相容性较高的水溶性聚合物材料还可通过交联等化学修饰改变其溶解性,最终形成基于水凝胶的释药系统。同时,这些材料也是构成微针基底的首选材料,它们通过构建类似水凝胶的结构,不仅保持了足够的机械强度,同时也会提供一定的韧性,使非透皮微针可以跟随附着组织的表面曲率而改变形状,最终在靶标组织表面保持稳定的附着,产生长效作用。

## 10.1.2　非透皮微针的物理参数优化

为了拓展微针在非透皮领域的应用,需要对其多项物理参数进行优化。由于不同器官解剖形态与生理功能差异显著,实际应用需求各不相同,与透皮微针相比,非透皮微针物理参数优化的策略将会更加灵活。

使用微针时,刺入组织的深度是评价其安全性和有效性的重要指标之一,这主要由微针本身的穿刺性能和施加外力的大小决定。提供非透皮微针穿刺所需外力有两种策略:一是通过手术直接暴露靶器官;二是在微针上搭载动力装置,如弹簧、球囊等。一般而言,除眼部区域外,非透皮微针对穿刺性能的要求较透皮微针更低。眼部的角膜、巩膜等由于纤维成分致密,往往较难穿透。需要指出的是,某些中空器官(如血管、眼球等)缺乏后部支撑,可能在外力作用下发生塌陷，这对非透皮微针的穿刺性能的精细调控提出了更高的要求。

影响微针穿刺性能的物理参数包括微针的长度、长径比、顶锥角等。微针的长度主要根据作用部位的组织厚度决定，其长度需要达到在实现穿透物理屏障的同时尽可能减少组织损伤的效果。微针的长度根据其作用部位的结构特征而有所不同，一般认为其长度为 100～1000μm，作用于眼部、血管、心脏的微针长度多在此范围内，而作用于胃肠道的微针相对较长，有时可达到 2～3mm，这可能与黏膜形成的皱褶、绒毛等结构及表面覆盖的黏液屏障等有关。微针的长径比也叫纵横比，是指微针长度与底面直径的比值，而微针的顶锥角是指轴线与锥面母线之间的夹角。微针的长径比越大，顶锥角越小，即微针越尖锐，穿刺组织所需的外力就越小，这也是避免引起部分器官发生塌陷的有效策略。此外，还可以对微针尖端的精细结构进行设计。微针尖端的形态有圆锥形、棱锥形和类长矛形等。相比之下，圆锥形微针穿刺所需的外力最小，穿刺过程中发生折断的风险也最低。

另一方面，提升微针载药量也是挖掘其临床转化潜力的重要策略，可以分为微针阵列与单根微针两个层面。在阵列层面上，影响载药量的物理参数有微针的底部宽度和微针之间的间距，它们决定了微针阵列的集成密度。通常，改变微针阵列的面积大小与集成密度可以达到准确而便捷的效果，是调控载药量的首选策略。然而，有时非透皮微针能够作用的面积受到严格限制，如应用于眼部的微针。健康成人的角膜面积约为 $1cm^2$，应用于眼部的微针贴片常常具有较小的面积，在此限制下提升单针的载药量显得更为重要。对于涂层微针，可以通过增加涂层厚度来提升载药量；对于可溶性微针，可以通过降低长径比等方式来提升载药量等。但这些传统措施对微针载药效率的提升幅度较为有限，同时会影响微针机械性能。近来，Khandan 等利用深反应离子蚀刻技术制备多孔微针，赋予微针内部以复杂的窗孔结构，可在不明显损失机械性能的前提下将药物载量提升 2～5 倍[15]。微针多孔结构的精细设计为单根微针药物载量的提升开辟了新思路。

组织黏附性能也是影响非透皮微针作用效果的重要因素，以保证微针系统不仅能适应不同器官三维形态的变化，并且在使用过程中不会发生脱落。基于此，微针结构的创新设计成为了研究热点之一。Chen 等受到刺型蠕虫的形态特征的启发，利用互锁结构制备可溶胀微针，使得微针容易刺入但不易脱出[16]。同时，非透皮微针的阵列分布不再是单一的矩形平面，常常需要配合靶器官的曲率变化设计成曲面。

需要注意的是，微针的物理参数与性能之间不是简单的一一对应关系，一种性能往往受到多个物理参数调控，而一个物理参数也可能影响多种性能。因此，非透皮微针的物理参数优化必须在全面把握靶器官的特点和应用需求的基础上，权衡利弊，统筹兼顾。

## 10.2　微针在非透皮药物递送领域的应用

　　微针经过多年的发展,已成为诊断和治疗多种疾病的有效手段。虽然微针已广泛应用于透皮药物递送领域,但化学、工程、材料及医学等学科的发展使微针能够扩展到多种非透皮药物递送领域。本节中,关于非透皮微针的材料选择、结构优化、具体应用将得到非常详细的讨论(表 10-1)。

表 10-1　基于生物医用微针的非透皮药物递送小结

| 作用靶点 | 动物 | 微针长度 | 微针纵横比 | 材料 | 类型 | 搭载药物 | 释放方式 | 制备方法 | 应用目的 | 参考文献 |
|---|---|---|---|---|---|---|---|---|---|---|
| 角膜 | 兔 | 400~750μm | 2.6~3.0 | 金属 | 包封型 | DNA,贝伐单抗 | 快速释放 | 激光 2D 切割 | 眼部药物递送 | [17, 18] |
| 角膜 | 人 | 961μm±27μm | 2.4~2.8 | PVA/PVP | 溶解型 | 贝斯沙星 | 缓释(<24h) | 传统模具法 | 眼部感染 | [19] |
| 角膜 | 小鼠 | 500μm | 2.0 | MeHA/HA | 双层型 | 免疫球蛋白 | 缓释(>1 天) | 复合成型法 | 眼部药物递送 | [20] |
| 角膜 | 小鼠 | 140μm | 0.7 | SU-8 | 包封型 | 苏尼替尼 | 快速释放 | 传递模塑法 | 抗血管生成 | [21] |
| 角膜 | 小鼠 | 150μm | 1.5 | SU-8/PLGA | 复合型 | 聚六亚甲基双胍(PHMB) | 缓释(<4 天) | 传递模塑法 | 棘阿米巴角膜炎 | [22] |
| 脉络膜 | 猪 | 750~1000μm | 2.5~3.5 | 玻璃/金属 | 中空型 | 贝伐单抗 | 快速释放 | 传统机械法 | 眼部药物递送 | [23~25] |
| 巩膜 | 犬 | 400μm | 1.5 | SU-8 | 包封型 | 罗丹明 B | 快速释放 | 传递模塑法 | 巩膜给药 | [22] |
| 巩膜 | 兔 | 5~10mm | 超高 | 镍 | 中空型 | 苯肾上腺素 | 快速释放 | 平板印刷法 | 眼部药物递送 | [26] |
| 主动脉 | 犬 | 600~700μm | 2.2~2.7 | PLGA | 包封型 | 紫杉醇 | 缓释(<4 周) | 热拉伸法 | 血管药物递送 | [26, 27] |
| 主动脉 | 兔 | 650μm | 3.5 | PLGA | 包封型 | 紫杉醇 | 缓释(<4 周) | 热拉伸法 | 新生内膜增生 | [28, 29] |
| 主动脉 | 兔 | 650μm | 3.5 | PLGA | 包封型 | 紫杉醇/西罗莫司 | 缓释(<4 周) | 热拉伸法 | 主动脉球囊损伤治疗 | [30] |
| 主动脉 | 兔 | 640μm | 1.5 | PLGA | 包封型 | 西罗莫司 | 缓释(<4 周) | 传递模塑法 | 主动脉球囊损伤治疗 | [31] |
| 主动脉 | 人 | 900μm | 2.6~3.0 | 金属 | 中空型 | 地塞米松 | 快速释放 | 传统模具法 | 血管重建术后治疗 | [32, 33] |

续表

| 作用靶点 | 动物 | 微针长度 | 微针纵横比 | 材料 | 类型 | 搭载药物 | 释放方式 | 制备方法 | 应用目的 | 参考文献 |
|---|---|---|---|---|---|---|---|---|---|---|
| 胃肠道 | 猪 | 5mm | 25G针头 | 金属 | 中空型 | 胰岛素 | 快速释放 | 传统组装法 | 糖尿病治疗 | [34] |
| 口腔组织 | 猪 | 700μm | 3.5 | 金属 | 包封型 | 多柔比星 | 快速释放 | 激光2D切割 | 口腔癌治疗 | [35, 36] |
| 阴道 | 人 | 650μm | 1.8 | 复合物 | 溶解型 | 生物制剂 | 快速释放 | 传统模具法 | 膀胱药物递送 | [37] |
| 阴道 | 小鼠 | 650μm | 1.8 | 复合物 | 溶解型 | 生物制剂 | 快速释放 | 传统模具法 | 阴道黏膜疫苗 | [38] |
| 心肌组织 | 大鼠 | 600μm | 2.0 | PVA | 多孔型 | 心肌细胞 | 快速释放 | 传统模具法 | 心梗治疗 | [39] |
| 角膜 | 兔 | 1500μm | 2.5 | 金属肽 | 多孔型 | 罗丹明B | — | 离子蚀刻法 | 眼部药物递送 | [15] |
| 大脑皮质 | 大鼠 | 3mm | 1.5 | 硅/SU8-聚合物 | 多传感型 | N/A | | 光刻法 | 葡萄糖和乳酸检测 | [6] |
| 血管 | 兔，猪 | 130μm | 0.5 | 聚醚嵌段酰胺 | — | 紫杉醇 | 缓释 | 模具法 | 血栓 | [22] |
| 食道 | 猪 | 10.0mm | — | 剪纸皮肤 | — | 布地奈德 | 缓释（约1周） | 模具组装法 | 食道局部给药 | [40] |
| 胃部 | 猪 | 1.7mm | 1.4 | 不锈钢，聚己内酯 | 溶解型 | 胰岛素 | 快速释放 | 3D组装法 | 糖尿病治疗 | [41] |
| 胃部 | 猪 | 4.5mm | 1.25 | 不锈钢，聚甲醛 | 溶解型 | 单克隆抗体 | 快速释放 | 3D组装法 | 糖尿病治疗 | [42] |
| 小肠 | 猪 | 1.5mm | 3.3 | 胰岛素粉末 | 溶解型 | 胰岛素 | 快速释放 | 传统模具法 | 糖尿病治疗 | [43] |
| 小肠 | 猪 | 650μm | 1.0 | 明胶甲基丙烯酰 | 磁响应型 | 胰岛素 | 缓释（>1天） | 3D组装法 | 糖尿病治疗 | [44] |
| 口腔 | 人 | 1mm | 1.3 | 聚乙烯吡咯烷酮 | 溶解型 | 胰岛素，生长激素 | 快速释放 | 传统模具法 | 糖尿病治疗 | [45] |
| 心脏 | 大鼠 | 850μm±3.25μm | 1.0 | 聚乙烯醇 | 相变型 | 腺病毒 | 快速释放 | 冻融微晶交联法 | 缺血性心肌病 | [3] |

## 10.2.1 微针用于眼部药物递送的设计策略

从结构上划分，眼组织常被分为两部分（即眼前段和眼后段），严重的眼部疾病可能发生在各部位[46]。眼球的前段包括角膜、结膜、巩膜等结构，其发生病变时可用局部滴眼液治疗，这是眼科药物治疗中最常用的剂型。然而，药物的实际浓度受到上皮屏障、间质扩散、泪液周转和鼻内引流等因素的影响，导致灌注剂量迅速降低，药物清除较快。药物实际吸收时间只有几分钟，生物利用度较低，通常小于 5%。此外，在角膜内的慢性疾病的治疗过程中（如角膜炎），药物（眼药水）需要每小时局部作用一次，持续数天，该操作非常不便，患者依从性会显著降低。若未能按照标准疗程用药，其预后会产生多种后遗症（如角膜永久性瘢痕等），显著影响患者的生活质量。

眼球后段主要指视网膜、玻璃体、脉络膜等结构，其生理限制阻碍了有效局部给药，因此临床上需要通过静脉或玻璃体腔高剂量药物注射的方式用药。静脉给药可能引发不必要的副作用，而玻璃体内注射是一种高侵入性的方法，可能引发眼内炎等，因此眼后段药物治疗的临床应用仍非常受限。

近年来关于微针的研究显示，其能以较小的侵入性有效刺入靶标组织，产生损伤较小的可逆微孔道，有利于药物的局部递送。该技术目前已经在关于眼部疾病的治疗过程中发挥作用，是未来眼部疾病治疗的一种新策略。

### 10.2.1.1 微针用于眼部前部区域（角膜）药物递送

角膜是眼球最前方的无色透明多层组织，约占眼睛总表面积的 1/6，其作用为初步集中进入眼球内的光线，防止异物进入眼球。角膜相关疾病是发展中国家患者致盲的第二大原因，是眼部疾病研究的重点。在角膜相关疾病的治疗过程中，微针贴片因其微创、轻便无痛、易于贴合等优势，得到了越来越多的关注。目前已有研究使用冰冻微针、涂层微针、可降解微针和可拆卸微针等进行角膜药物递送，并表现出了治疗眼部疾病的巨大潜力[47]。

1）冰冻微针用于角膜相关疾病治疗

在面对细菌感染引发的角膜疾病中，抗生素是对抗感染的有效手段，其在临床上已得到了广泛的使用。然而，随着抗生素高剂量、高频次的使用，细菌对于抗生素的敏感性逐步下降，大量耐药细菌产生，因此发展高效的局部抗菌策略是角膜感染中治疗的关键。面对该挑战，香港城市大学的 Cui 等提出了使用冰冻微针搭载掠食性细菌来治疗眼部疾病的策略[48]；在其研究中，首先发展了一种以水相缓冲液逐步降温的方式构建的锥形冰冻微针。该微针刺入组织后会自动消融，不会有过多残留，并且微米尺度（600μm）的穿刺深度不会对角膜产生不可逆的损伤（图 10-1）。此外，其所递送的"活抗生素"，即掠食性细菌能够在 24h 内有效杀灭耐药细菌，表现出了较高的应用潜力。微针技术与掠食性细菌的结合，开创性地为角膜感染治疗提供了新方法，具有一定的启发意义。然而，冰冻微针目前只能在-80℃条件下运输，其应用范围还有限，并且成本较高，而低温也可能会引起眼角膜的不适，对其造成潜在的损伤。因此，冰冻微针策略的临床应用还有许多问题亟待解决。

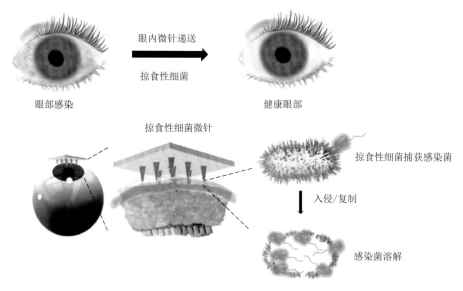

图 10-1　搭载掠食性细菌的微针示意图[48]

2）涂层微针用于角膜相关疾病治疗

当微针作用于角膜时，合适地施加压力非常重要。压力过小难以保证针尖穿透角膜外层，压力过大则可能产生挤压伤害眼球的风险。为了解决上述问题，Song等开发了一种新型微针涂药器，即微针笔[21]。为了控制合适的力度以调控针尖刺入角膜的深度，微针笔中安装了弹簧装置并且设置了手动开关。通过对弹簧压缩程度的调节，每次使用时能保证以均匀稳定的力度作用于角膜。微针笔中针尖部分通过模具的微细加工、转移成型和浸涂载药等多个步骤制备。树脂固化形成的微针的底面面积约为 200μm×200μm，高度约为 140μm。此后，药物和载体材料的混合物采用浸涂法装载在针尖，形成涂层微针。使用时，只需采用握笔式操作，启动弹簧，使其以 30mm/s 的速度弹出，致使针尖精确地定位在角膜上并穿透到所需的深度。在涂药器的帮助下，涂层微针插入小鼠角膜的最大宽度约为 47μm，穿刺深度约为 26μm，足以穿透角膜基质。与传统注射方式相比，微针作用后角膜完整性没有受到明显损伤。该给药方式精准并且能促进药物渗透至较深区域，避免被眼泪冲走，同时也提升了药物生物利用度。

3）可降解微针用于角膜相关疾病治疗

基于微针的角膜药物递送中，可降解聚合物构成的微针因其可以自发调控降解速率，引起了较大关注。Bhatnagar 等采用微成型技术制备了快速溶解聚乙烯醇和聚乙烯吡咯烷酮微针，并载入靶标药物贝西沙星。该微针在人角膜中穿透深度可达 200μm，并在穿透后 5min 内完全降解[19]。与游离贝西沙星溶液相比，可降解微针能在角膜组织中保持较大的药物浓度，显著改善了贝西沙星在角膜中的沉积和渗透。基于此，该微针系统相较于游离贝西沙星溶液对角膜中的金黄色葡萄球菌表现出了更高的抗菌活性，同时保证了角膜功能与结构的完整，具有较高的临床转化潜力。

4）可拆卸微针用于角膜相关疾病治疗

当微针作用于角膜时，残留的基底可能会遮挡视线，也可能造成角膜损伤。此外，角膜常被表面不断产生的泪液覆盖，残留的基底易与泪液混合，引发不适或感染风险。Lee 等开发了一种可分离的生物可降解的微针系统，能持续递药到角膜内[49]。该微针由聚乳酸-羟基乙酸共聚物（polylacticcoglycollic acid，PLGA）负载药物的可降解尖端和不可降解的混合锰支撑基底组成。研究者通过转移成型技术将该微针装载于笔式涂药器上，以便于均匀精准给药。通过针尖材料与 SU-8 树脂基底之间的黏附强度的调节，实现针尖与基底分离，留在角膜中的针尖会持续局部释药（长达 7 天）。此种长效作用有望显著提升患者依从性，提升治疗效果。

## 10.2.1.2　微针用于眼部后部区域药物递送

滴眼液作为传统的眼部给药方式已被广泛应用于临床，但角膜、巩膜和脉络膜等物理屏障阻隔致使滴眼液渗透性有限，生物利用度较低。此外，静脉注射（系统性给药）也是常用的眼部药物递送方式，而由于血视网膜屏障（blood retinal barrier，BRB）的存在，药物难以渗入眼部，有效药物浓度偏低，限制了其应用。高效率的眼后药物输送系统通常具有四个基本特征：第一，微创、安全、不良反应少；第二，递送药物的方式应该能够很好地靶向到所需的组织，并限制接触到眼睛的其他区域，准确度高；第三，长效缓释，减少给药频率，提高患者依从性；第四，给药尽可能简单、方便，只需要例行门诊检查或者患者自助即可给药。

目前的眼后部给药方法主要有两个靶点：眼周或玻璃体腔内。作用于眼周的方法是将药物沉积在眼球的外表面，依赖于扩散、眼部自然运输或生物物理驱动（如眼球内渗透）等方式将药物向内输送到眼内靶点，其手段通常为微创手术。但该方法存在靶向性差、缓释能力有限等问题。递送于玻璃体腔内的方法是将药物直接递送至眼球的玻璃体中，药物可以向外扩散到视网膜和脉络膜。该方法通常通过玻璃体内注射或植入实现，递送的药物也可以设计为缓释控释药物。然而，玻璃体内的注射或植入是侵入性的，有引发眼内炎的风险，药物也可能不受控制地浸润入其他非靶向组织产生不良反应。

1）作用于脉络膜上腔（suprachoroidal space，SCS）的微针递送系统

脉络膜上腔是巩膜和脉络膜之间的一段潜在空间，它环绕着眼睛移动，可作为眼后部给药的有效靶点。因为脉络膜上腔与脉络膜直接接触，进入脉络膜上腔的药物可以作用于脉络膜，同时也可以靶向视网膜。

载药纳米粒搭载的空心微针可穿透数百微米的眼部外层，将靶标分子注入脉

络膜上腔（兔、猪和人眼等），可达到向眼部后部递送药物的效果，具有良好的空间靶向性[23]。微针给药方式不同于从注射部位向多方向注入药物的常规注射方式，它是将载药颗粒单次递送至脉络膜上腔，通过纳米粒子的控释特性达到长效给药的效果。通过注射压力、微针长度、眼压（intraocular pressure，IOP）值和颗粒尺寸等各项参数的优化，该方法控释效果可精准控制，从而达到简便、高效、微创的治疗目标。

2）作用于玻璃体内的微针注射系统

玻璃体内注射技术作为一种有效的给药方式已得到广泛的发展和应用。该技术在穿透结膜的眼外屏障后，通过巩膜直接将药物送入玻璃体腔内。然而，锐器对眼部组织的损害会导致严重的创伤，包括出血、视网膜脱落、眼内炎及白内障等，因此该领域需要发展更为安全、低创的侵入性手段。一种狭长的空心塔式微针（tower microneedle，TM）系统具有可控的机械强度与几何特性，在玻璃体内注射方面已表现出较大潜力[50]。该微针系统可与传统注射器相连，实现快速、便捷操作。

3）作用于巩膜的微针注射系统

在巩膜递药领域中，目前研究人员已发展出一种由 SU-8 材料构成的微针系统，其与具有可控弹簧的笔式施药器共同组成的微针笔（microneedle pen，MNP）系统，可在不完全穿透巩膜的情况下局部递药[51]。控制微针的插入速度可以调控其刺入深度和巩膜内的伤口大小，提升了递药方式的安全性。以年龄相关性黄斑变性（age-related macular degeneration，AMD）或糖尿病视网膜病变（diabetic retinopathy，DR）治疗为例，MNP 配备有优选弹簧装置后可帮助 SU-8 微针可控刺入巩膜组织，并进一步传递小分子药物（如贝伐单抗、雷尼单抗等）。

相较于已有的眼部给药手段而言，微针系统具有便捷、微创、高效、靶向性好、感染风险小等优点，但是其临床应用仍有较多问题需要解决。首先，应用于眼部的微针技术尚不成熟（种类较少），结构及材料的优化仍有较大提升空间。其次，对于患者而言，在眼部使用"针"的概念，会使患者产生巨大的心理抵触，激起患者心中的恐惧，严重降低患者对眼部微针系统的信任程度和依从性。尽管存在上述挑战，但微针技术应用于眼部已表现出较大潜力，是微针技术领域未来研究的重要方向。

## 10.2.2 微针用于血管药物递送的设计策略

动脉和静脉自外向内分为三层：外膜由疏松结缔组织组成，起保护作用，防止过度拉伸；中膜由平滑肌细胞组成，负责扩张和收缩血管；内膜主要为内皮细胞。在各种血管疾病中，常见由于冠状动脉粥样硬化导致的血管狭窄和血流缓慢。

为了治疗冠状动脉或周围血管疾病，经皮冠状动脉介入治疗领域取得了许多进展。自 1977 年用于经皮腔内血管成形术（percutaneous transluminal coronary angioplasty，PCTA）的球囊导管问世以来，血管成形技术从裸金属支架（bare metal stents，BMS）到导管药物洗脱支架（drug eluting stents，DES）不断发展。然而，尽管 DES 已经成为血管闭塞或血栓形成患者的标准治疗方法，但支架内再狭窄（in stent restenosis，ISR）在支架治疗后仍不可避免。多种技术和策略已被广泛应用于预防或避免 ISR 的发生，其中微针技术以其微创、可智能控释、安全性高等特点，在血管疾病治疗领域内表现出了巨大潜力和应用价值。其主要作用方式有血管外使用微针给药和血管内植入微针给药两种。

### 10.2.2.1  微针用于血管外给药

在各种血管疾病中，常见由于冠状动脉粥样硬化导致血管狭窄和血流缓慢等症状。一旦形成血栓，将完全阻断血流，导致心肌缺血、梗死或脑卒中。1977 年，德国医生 Grüntzig 完成了世界上第一例经皮冠状动脉球囊扩张术（PTCA），此后该技术从欧洲到美洲迅速被推广，适应证不断扩大。PTCA 是冠心病治疗史上的一项重大突破，但血管再狭窄的高发生率严重影响了其长期的疗效。此外，接受移植手术的患者常出现血管新生内膜增生导致狭窄病症；对于安装动静脉移植物以进行血液透析的慢性肾脏疾病患者，吻合部位也常出现内膜增生。

目前研究人员认为，再狭窄主要机制为扩张动脉段的弹性回缩、血管平滑肌细胞（vascular smooth muscle cells，VSMCs）迁移与增殖、细胞外基质（extra cellular matrix，ECM）合成、管壁重塑及血栓的参与和机化等。为了防止 VSMCs 的过度增殖，研究人员已开发出了蛋白质、寡核苷酸、短片段干扰 RNA（siRNA）等治疗药物和一系列针对血管组织的药物递送技术。2003 年 DES 投入临床使用，可在血管腔内递送抗血栓或抗增殖药物（肝素、紫杉醇、雷帕霉素等），从而显著降低再狭窄率，使冠脉介入治疗又进入到一个新纪元。然而，DES 会损伤血管内皮，需要使用高剂量抗凝剂，药物分子通过血管组织层的扩散速度相对较慢，甚至在安装支架后出现再狭窄。但是微针能穿透皮肤屏障递送各种治疗性化合物，具有便利给药、无痛注射和安全性等优点，在血管外给药领域得到了广泛研究。

2012 年，韩国延世大学 Ryu 课题组设计了一种可生物降解微针袖带（biodegradable microneedle cuff，BMC），可应用于血管外表面，将模型药物分子罗丹明 B 输送至中膜[27, 52]。BMC 的可弯曲基底为降解相对缓慢的 90∶10 聚乳酸-羟基乙酸共聚物（90/10PLGA），针尖为降解相对较快的 50/50PLGA，一旦微针到达中膜，针尖开始降解并释放药物。在药物释放过程中，针体保持完整，并在递送完成后开始降解（2～3 周）。制备微针的材料通常为金属、陶瓷或聚合物等。陶瓷或金属微针通过化学蚀刻或激光切割制备，复杂且昂贵；聚合物微针常通过在模具中浇铸聚合物熔体或溶液来构建，精密度有限。为了适配血管尺寸制造超锋利微针阵列（尖端尺寸小于5μm），Choi 等开发了空间离散热拉伸技术（spatially discrete thermal drawing，SDTD），通过时空控温的多步骤拉伸制造金字塔形超锋利微针，再对二维平面上的微针装置进行后处理得到三维弧形 BMC[26]。为了探究刺入血管组织微针的最佳形状，作者制备了高度为 650μm、尖端直径为 5μm、不同纵横比（$A/R$ = 1.5、3.5 或 7.0）的三种微针阵列，比较犬或兔主动脉组织学切片发现，$A/R$ = 3.5 的微针结构最优，既能刺入血管中膜又不形成大创口，也未发生弯曲[52]。为了观察体内递送药物特性，作者用手术缝线将含有 3×3 微针阵列和罗丹明 B 涂层的 BMC 装置固定在犬腹主动脉外；一周后通过荧光成像检查血管组织，观察微针刺入和荧光分布情况，发现罗丹明 B 在外膜层浓度最高，在中膜层浓度稍低。接下来，Youn 等使用球囊损伤的兔腹主动脉模型，研究了载紫杉醇（paclitaxel，PTX）BMC 抑制内膜增生的效果。结果表明，通过 BMC 输送的模型药物罗丹明 B 或 PTX 可在 2 周内均匀分布于中膜层，输送效率约为无 MN 袖带的 200 倍[30]。4 周时，BMC 组新生内膜厚度及血管狭窄程度显著低于无 MN 袖带组，证实了 BMC 装置良好的给药效果。除紫杉醇外，BMC 递送其他抗增殖药雷帕霉素或舒尼替尼时，也可发挥相似疗效。与其他前期研究相比，BMC 载药剂量明显减少，但显示出相近的体内疗效：BMC 装置载 PTX 小于 1μg；PCL 药物洗脱袖带（DEC）需要 30~50μg PTX 或 20~40μg 雷帕霉素。在一项人体临床研究中，胶原膜装置输送的雷帕霉素高达 600μg[53]。以上这些差异可能是由于血管周期性收缩/扩张与给药装置形成间隙或使装置脱离治疗靶位，导致药物损失。得益于 MN 的锚定作用，BMC 装置可固定在原始位置持续靶向给药。由此可见，BMC 显著提升了给药效率。

为了进一步控制药物释放速率、减少降解物质残留、降低药物释放到周围组织的副作用、减轻血管外装置对血管组织的机械应力刺激，Lee 等又在柔性纤维网上制造了包裹式微针网[31]。离体和活体动物研究均表明，微针网的给药效率、降低内膜增生的有效性和安全性得到了明显提高。

综上所述，血管外微针系统适用于冠状动脉或外周动脉疾病及血液透析的动静脉移植物。在冠状动脉搭桥手术中，BMC 装置可以与冠脉内支架同时使用，递送抑制动脉粥样硬化、血栓形成和内膜增生的药物，预防支架内再狭窄或血栓的形成。此外，在轻度至中度进展外周动脉或动静脉移植物吻合口部位使用 BMC 装置，可延缓固有动脉或吻合口周围动脉粥样硬化的发生。

### 10.2.2.2 微针用于血管内给药

自药物洗脱球囊（drug eluting balloons，DEB）替代 DES 用于人类血管内再狭窄治疗以来，其表现出了优良的功效。DEB 的工作原理是通过给球囊充气，使其与病变部位持续接触。在此期间，涂覆在 DEB 表面的药物转移至病变部位并发挥治疗作用[54]。需要指出的是，常规 DEB 仍存在着药物吸收效率低、药物流失快、易堵塞血管等局限性。

为了提高 DEB 血管内给药效率，Lee 等利用定制的球囊成型模具开发了一种线性微纹药物洗脱球囊（linear micro-patterned drug eluting balloon，LMDEB），通过增加药物涂层与血管内壁之间的接触压力，显著提升了药物的吸收效率[22]。该团队采用吹塑工艺在球囊表面形成脊状线性微纹，利用商用球囊成型机和微型加工球囊成型模具制备了 LMDEB（图 10-2）。在使用 LMDEB 向血管内输送药物之前，同常规 DEB 干预的标准程序一样，首先将病变血管的直径扩大至 1.3 倍，随后 LMDEB 膨胀至相同尺寸，与血管内壁形成局部接触，提供更高的接触压力，从而提高了药物在病灶周围的扩散效率。为了证明较高的接触压力能促进药物转移至内皮细胞，Ryu 等制备了罗丹明（RB）包覆的 DEB 贴片，之后施加不同的接触压力（1～10kPa）将其作用在内皮组织样品上。在较高的接触压力下，荧光

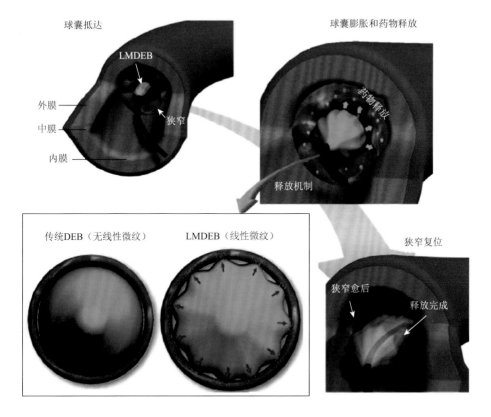

图 10-2　线性微纹药物（LMDEB）洗脱球囊在血管狭窄病变中的应用[22]

RB 信号显著增强。同时，当接触压力为 1kPa 时，药物分散深度较浅（10μm 以下）；当接触压力为 5kPa 和 10kPa 时，药物分子分散更深，分别为 20μm 和 50μm。以上结果证明，该系统给药效率依赖于 DEB 表面与血管组织间的接触压力。在活体实验中，与传统的 DEB 相比，LMDEB 的给药效率和治疗效果均明显改善。

加州圣莱安德罗的墨卡托医疗系统（Mercator Medsystems）公司曾在 2014 年发展了另一种解决方案，即 Bullfrog® 和 Cricket® 微输液设备[32]。这是一种可快速转换、由导线引导的导管，导管上配有一根长 900μm、直径 130μm 的球囊套针，头部带有三个定位标记。当导管关闭时，囊泡覆盖微针，以免损伤血管壁；当定位至损伤部位后，导管打开，球囊充气，微针暴露出来，穿透血管壁，深度可达血管外膜和血管周围组织。此后，经透视镜引导，将灌注液和造影剂（4∶1）沿微针输送到外膜，实现药物沉积，并通过血管层向内扩散。若中途受阻或测试到药物注入血液，球囊即放气，将导管近端或远端移动数毫米或旋转一定角度后，更换穿刺位点。一旦确定微针植入外膜，剩余的输注液便会以 1mL/min 的速度输送。输注完成后，球囊放气套住针头并撤回导管。该装置实现了给药过程可视化，并可通过滴定方式调控药物剂量。此外，其还可根据待治疗动脉的长度调整尺寸，无须依赖固定长度的支架或球囊表面的被动洗脱。装置上配有的微针虽被递送至血管内，但在治疗时，微针将抗炎或抗增殖药物注入了血管外膜，这与基于内膜的给药方法有很大不同，具有很好的应用潜力。

前期研究已证明，微针的创口微小、给药效率高、功能多样等优点，赋予其提高血管内给药效率的潜力。2020 年，Lee 等第一次将微针阵列（长宽比 1.5，高度 200μm，间距 800μm）固定在传统 DEB 表面，制备了微针药物洗脱气球（microneedle drug eluting balloon，MNDEB）[55]。Lee 等选择了一种商用的紫外固化黏合性树脂用于微针制备：首先，将树脂沉积在柔性的聚二甲基硅氧烷（polydimethylsiloxane，PDMS）负模中并刮除表面的残留树脂。随后，在球囊外周弯曲 PDMS 模具，促使微针和球囊表面紧密结合；然后，用紫外光固化树脂后移除 PDMS，成功将微针阵列包覆在 DEB 表面。MNDEB 表面的微针可以在血管内壁形成微切口，促进药物输送到血管间质区域。研究人员操作包覆模型药物 RB 的 MNDEB 和 DEB 在髂动脉中膨胀，直至贴合血管内壁，并维持 60s 待 RB 扩散。冷冻组织切片和荧光显微成像分析结果显示，MNDEB 处理组荧光信号更强，是传统 DEB 组的 2.4 倍。考虑到植入微针可能损伤血管壁的完整性，研究人员将无药物 MNDEB 和 DEB 作用于活体兔的正常血管，4 周后检测炎症程度和血管损伤情况。RAM11 染色和炎症评分、损伤评分及内皮化评分在无药 MNDEB 和无药 DEB 处理组织中均无统计学差异。这些结果表明，与常规表面球囊相比，植入微针不会加重血管内的免疫反应，不影响血管的物理完整性，也不会限制内皮化。因此，将微针植入血管内组织可能与常规 DEB 干预一样安全。最后，作者建立了兔动脉粥样硬化模型，评估包覆 PTX（3μg/mm$^2$）的 MNDEB 和 DEB 的体内疗效。与常规 DEB 治疗组相比，MNDEB 显著降低了血管动脉粥样硬化程度。在血管外围应用微针（先穿透外膜，再穿透中膜）时，微针的刺入可能会导致中膜破裂。而无论是在正常血管还是病变血管中，MNDEB 切口的安全性均得以证实，在血管内输送疗法中展现出了广阔的应用前景。

## 10.2.3　微针用于消化系统药物递送的设计策略

消化系统是人体内最大的开放性黏膜系统，其下含有丰富的血管，是潜在的药物递送位点。口服递送作为经典的消化系统药物递送方式，患者对此依从性高，耐受性强。与传统剂型（如片剂、颗粒剂、胶囊剂等）相比，微针系统能克服递送过程中的多重生化、黏液和上皮屏障，借助其形成的微米尺度的传输通路（微创方式）直接将药物递送到皮下组织[16]，为口服药物（尤其生物大分子）带来了新的机遇。

### 10.2.3.1　微针用于口腔药物递送

口腔是消化系统的第一道关卡，其黏膜下腺体与毛细血管丰富，可成为药物递送潜在位点。口腔递药可以避免胃肠降解环境及肝脏首过效应，药物稳定性更高；口腔（特别是舌下）具有丰富的毛细血管，为药物吸收入血提供了条件。经典的口腔递药方法主要是舌下含服，其具有吸收快速、完全等特点，主要用于心绞痛、哮喘等疾病的急救。相较于经典递药方式，口腔微针系统具有吸收速率高及适用药物广等特点。Caffarel 等的研究结果揭示了颊黏膜作为药物递送部位的突出潜力。他们将载有活性药物（如人胰岛素、人生长激素等）的微针作用于颊黏膜处，实现了高效递送（如图 10-3 所示）。该方法创伤面积小，伤口愈合速度快，安全性高[45]。需要指出的是，舌头、舌下、嘴唇、颊黏膜等口腔各处组织均可作为潜在的给药位点，但其实验结果证实颊黏膜处和软腭处的递药效率更高。但是，目前该体系仍存在改进空间，生物大分子在不同温度与湿度条件下稳定性差别较大，提示对于不同的活性组分可能需要优化微针各材料配比，以达到稳定保存的效果。

根据作用部位和药物分子的特点，微针贴片的尺寸与形貌选择较多。结构优化可调控微针穿刺上皮后所形成的微通道尺度，进而调节药物释放的深度与广度。口腔医学常涉及局部麻醉，包括注射麻醉与浸润麻醉。在注射麻醉过程中，针头刺入与药物推注所引起的疼痛显著降低了患者的依从性和就医意愿[56]；而使用浸润麻醉时，口腔黏膜上皮的低渗透性限制了局麻药渗透的效率。微针作为可穿透口腔黏膜上皮的作用方式，兼具微创、无痛等特点，可用于局部麻醉药递送。Daly

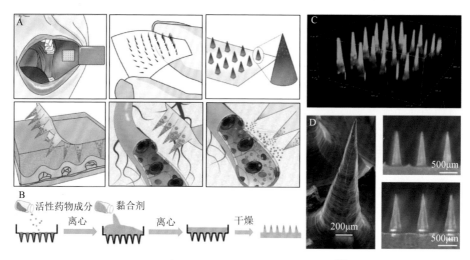

**图 10-3　搭载生物大分子的微针递送系统[45]**

A. 口腔微针贴片的应用策略；B. 载药微针贴片的制备过程；C. 搭配 FITC 标记葡聚糖的微针阵列的共聚焦图；
D. 微针阵列的扫描和光学电镜图

等报道了搭载 5%利多卡因凝胶的微针贴片用于缓解牙科注射疼痛的随机对照的双盲临床试验[57]。研究人员通过视觉模拟量表（visual analogue scale，VAS）和 4 点语言评定量表（4-point verbal rating scale，VRS）对志愿者进行疼痛评估。其研究结果显示，搭载有利多卡因凝胶的微针贴片在辅助控制疼痛方面具有明显优势，且没有出现任何不良反应。以上实验表明，微针递送手段可能适用于其他用于治疗局部组织疾病状态的药物递送（如止血药、抗菌药等），有望实现快速、安全、有效、微创、依从性高的治疗策略。

口腔黏膜同时具有黏膜的一般特性，其皮下含有丰富的各类淋巴细胞，构成了黏膜免疫系统。而口腔的颊黏膜区域具有相对较多的朗格汉斯细胞和较少的肥大细胞，这使颊黏膜成为良好的潜在疫苗递送部位[29]。Oh 等尝试使用微针将卵清蛋白（抗原）和霍乱毒素（免疫佐剂）递送至颊黏膜区域以激活免疫反应[58]。结果显示，卵清蛋白包覆的微针成功在颊黏膜处引发了强烈免疫反应，而仅将卵清蛋白包覆在无微针基底贴附在黏膜表面 20min 仍无法检测出抗体。当霍乱毒素与卵清蛋白合用时，微针给药后全身免疫反应也被激活，体现了霍乱毒素作为免疫佐剂增强免疫反应的效果。以上结果表明，微针系统具有局部递药调控免疫反应的潜力。

### 10.2.3.2　微针用于食管药物递送

食管是连通口咽与胃部的一节由肌层及黏膜层构成的扁圆肌性管道，全长约25cm，位于脊柱的前方。食道内壁黏膜湿润而光滑，黏膜下层由疏松结缔组织构成，含有较大的血管、神经、淋巴管和食管腺等，满足药物吸收入血的条件。和口腔处给药类似，食管给药不存在首过效应，同时也避免了胃肠降解环境对药物的影响。其难点在于：①食管距离中切齿 15～40cm，无法像口腔及咽喉一样便捷地递送药物，过于深入地递送会引发呕吐反射，患者的依从性较低；②食管本身是肌性管且肌层较薄，其外侧并无实质性组织，微针难以穿刺具有韧性的食管黏膜；③食管具有 3 处生理性狭窄，肌层分为环节肌层（内层）和纵行肌层（外层），二者共同收缩蠕动会使食管内容物快速地向胃部推进，这给微针系统的有效附着提出了挑战。为了克服上述难点，Babaee 等受剪纸窗花的启发，设计出一款用于管腔内持续局部给药的装置。该装置由周期性排列的齿状针和充气泵集成而成，可以较容易地应用于多种管状结构组织中[40]。通过对充气泵加压，致使包覆于其外部的齿状剪纸针向外张开，可将装载于剪纸针内侧的药物颗粒多点均匀地沉积入管腔壁。作者通过对剪纸针厚度、针长度、径向膨胀、气泵压力及平面外刚度等指标的优化，实现了高效持续递药。需要指出的是，该系统兼具快速植入和便捷移除的特点，且其递送的沉积药物颗粒能逐步缓释药物，延长了药物作用时间。

　　然而，该疗法仍须以局部麻醉辅助的方式进行定植，使用便利性仍有提升空间。此外，递送过程中，该装置有引发管腔堵塞的风险。目前关于食管内给药的研究较少，其主要原因是定点难度大、可附着性弱、管腔狭小，且递药过程易受吞咽行为及肌肉蠕动影响，因此该方法仍需进一步改善。

### 10.2.3.3　微针用于胃部的药物递送

　　2015 年，Traverso 等设计了一种口服针状系统，证明了针状器件在胃肠道使用的可行性。该装置长 2cm，直径 1cm，中心为金属芯，表面为突出 5mm 的针状结构[34]。以胰岛素作为模型药物，该装置可实现猪胃、十二指肠和结肠黏膜处连续注射。与传统的皮下注射相比，该装置起效时间显著缩短，并且在递送过程中无明显肠梗阻或穿孔的证据，可安全从胃肠道排出。

　　最近，Abramson 等设计了一种自定向毫米级施药器（self-orienting millimeter-scale applicator，SOMA），其设计灵感来源于豹龟的被动自定向能力，能以"不倒翁"式的物理结构，自发调整重心，保证特定位点与胃组织接触[41]。离体实验和体内实验结果(约克夏猪)均证明 SOMA 装置定向贴附胃黏膜的成功率为 100%，体现出较好的重现性。另外，该装置内置一种长约 7mm 的针状结构，其尖端载有活性药物分子（胰岛素），并被固定于可控弹力装置上。该装置由多糖在胃液中溶解后触发，致使弹簧弹性势能释放，促使针状结构刺入胃组织上皮。此后，SOMA 装置顺利从胃黏膜脱离，最终被排出体外。动物实验（大鼠和约克夏猪）结果表明，SOMA 系统诱导的胰岛素血浆水平和皮下注射方式相似，证明了该方法的可行性。

　　由口服 GLP-1（glucagon-like peptide-1）受体激动剂与渗透促进剂 N-[8(2-羟

基苯甲酰)氨基]辛酸钠（salcaprozate sodium，SNAC）共同制成的片剂形式的索马鲁肽已被美国 FDA 批准用于治疗 2 型糖尿病。然而，药丸的快速崩解（平均崩解时间约为 57min）及其无法有效附着在组织上的局限性可能会导致片剂的停留时间短，最终使药物的生物利用度偏低（1.22%±0.25%）。因此，与每周一次皮下注射索马鲁肽（每周 1mg）相比，口服剂型需要相对较大的剂量（10mg 或更多）和较高的给药频率（每天一次），显著降低了患者的依从性并增加了治疗成本[59-61]。针对上述问题，Chen 等设计了一种载有动态全向黏附微针系统（dynamic omnidirectional adhesive microneedle system，DOAMS）的工程型药片（图 10-4）[16]。为了增加药片在胃黏膜上附着的时间，研究人员受自然界中刺头蠕虫利用伪足结构形变产生超强生物黏附这一特点的启发，在药片两侧设计凹槽以装载 DOMAS 系统。DOMAS 微针外层为柔软卡波姆（丙烯酸树脂），提供形变特性；内层为坚硬聚己内酯的双层核壳结构，提供机械强度。在离体猪胃的拉脱和剪脱实验中，DOMAS 结构呈现出高组织黏附力、高抵抗剪切应力等优点。为防止过早暴露于胃酸而不利于组织黏附，作者还设计了一种智能可弹射装置来递送 DOMAS 修饰的药片。首先用多糖黏附材料固定压缩弹簧，并组装到管状树脂模型中，形成可弹射胶囊。其能在消化液作用下，溶解黏附材料，将弹簧弹性势能转化为动能，推动微针系统刺入上皮。与传统的片剂相比，DOAMS 修饰片剂递送的药物生物利用度显著提高。

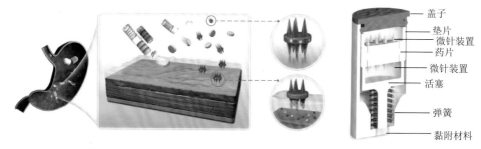

图 10-4　用于口服大分子药物递送的动态全向黏附微针装置[16]

### 10.2.3.4　微针用于肠道药物递送

肠组织是人体内最长的消化器官，其表面分布有许多环形皱褶和大量绒毛，是营养和药物吸收的主要部位。Zhang 等设计了一种磁响应微针机器人用于肠道药物递送，该装置类似于乐高积木，由三部分堆叠组成：一个圆盘形状的基底装载有钕铁硼颗粒（一经磁化有永久性磁力）；起连接作用的可分离中间层；用于载药的针尖阵列[44]。微针机器人被封装到肠溶胶囊，摄入后在胃液中保持稳定，到达小肠后在中性和弱碱性 pH 环境中溶解。微针基底部的钕铁硼颗粒在被磁化后，可使装置在外加磁场作用下水平移动和定向翻转。因此，微针机器人在磁力驱动下到达靶点，刺入上皮，随后在中间层溶解，针尖残留在肠组织中持续释药，而磁性基底随肠道蠕动被排出体外。基于该装置，胰岛素的口服递药效果相较于游离药物显著提高，未来也可用于其他药物的口服递送。此外，Abramson 等也设计了一种腔内展开式微针注射器（luminal unfolding microneedle injector，LUMI），实现了肠道精准给药[43]。该装置载入直径约 9mm，长约 30mm 的聚（甲基丙烯酸-共-丙烯酸乙酯）胶囊中，其在 pH≥5.5 时溶解，于肠内释放。然后，压缩弹簧推动微针刺入肠壁。值得注意的是，LUMI 装置由 3 个可降解展开臂组成（由可生物降解的聚环氧乙烷和聚乙烯基己内酰胺-聚乙酸乙烯酯-聚乙二醇接枝共聚物的混合物制成），其利用小肠的管状几何形状可以与组织产生多个接触点，牢固定植并高效递药（胰岛素）。此外，三个展开臂之间的间距保证了食糜正常通过，降低了其展开时对肠道阻塞的风险。展开臂在 24h 内能完全溶解，这进一步降低了阻塞风险。在大型动物体内实验（约克夏猪）中，该装置成功穿透肠道黏膜，扎入肠黏膜深度达 800μm，血浆中胰岛素水平在 15～30min 内升高，并立即产生降血糖效果。同样，该胶囊装置不仅能够输送胰岛素，也能用于其他大分子药物的递送，在生物安全性方面也不会产生针头等危险废弃物。需要指出的是，这一胶囊装置目前存在一定缺陷[62]：这一装置必须通过胃部，因此其到达小肠的时间会受胃排空速度的影响。对于糖尿病患者而言，为稳定地控制血糖，临床应用时必须考虑到进食和胰岛素起效时间的问题。相较于胰岛素，这一系统可能更适合递送无须立即起效的药物。

## 10.2.4　微针用于心脏药物递送的设计策略

心血管类疾病目前仍是全球死亡率最高的疾病之一，每年约 1730 多万人因其死亡，预计到 2030 年死亡人数将会超过 2360 万。目前临床通常使用心肌内注射方式进行药物治疗，如干细胞治疗和心脏基因转移等。但该方法给药面积较小，深度难以控制，创口较大，限制了其临床应用。近年来，微针系统因其微创、无痛、功能多样等特点，已在心脏补片领域有所探索，并已经受到广泛关注。

### 10.2.4.1　微针用于缺血性心脏病的治疗

缺血性心脏病是一种心肌损伤性病症，它是因为人体心脏冠脉血液循环系统发生改变而引发的。其最常见的致病原因为心血管冠脉硬底化导致的冠脉狭小及不顺畅，进而使血液循环系统遇阻，发生心肌永久性损伤。《中国心血管健康与疾病报告 2020》数据显示，我国心血管病发生率处于快速上升阶段，患病人数约 3.2 亿，其中脑卒中患病人数约 1300 万，冠心病患病人数约 1139 万。心肌内药物注射是缺血性心脏病常规治疗方式，但其不可避免地局限于较小作用面积，药物分布不均。此外，与其他器官不同，心脏持续的肌肉动态收缩，可能会将药物挤出心肌。

微针用于递送治疗药物的策略具备精确给药、高效输送和均匀分布等优点，从而成为治疗缺血性心脏病的潜在方案。Shi 等设计了一种载有腺相关病毒（adeno-associated virus，AAV）的相变微针系统，并将其用于心肌细胞转染，实现缺血性心脏病治疗[63]。他们在 AAV 中插入荧光素编码酶序列，并将其装载于微针中，通过生物发光成像观察到荧光在心脏的均匀分布，证明 AAV 成功进入并转染心肌。此后，将负载 AAV 和血管内皮生长因子（vascular endothelial growth factor，VEGF）的微针补片附着于缺血心肌上，可实现药物的快速定点释放（图 10-5）。结果表明，微针补片不仅可通过增强 VEGF 表达的方式促进功能性血管生成，激活 Akt 信号通路以改善心脏功能，还可减小心脏瘢痕大小，改善左心不良重塑，增加心肌灌注量。微针补片相较于心肌注射方式已表现出显著优势，但其仍有不足之处需要进一步改善：首先，微针补片的长期安全性未得到系统评估；其次，微针补片基底曲率优化仍需一步提升；再次，药物负载剂量仍有上升空间。

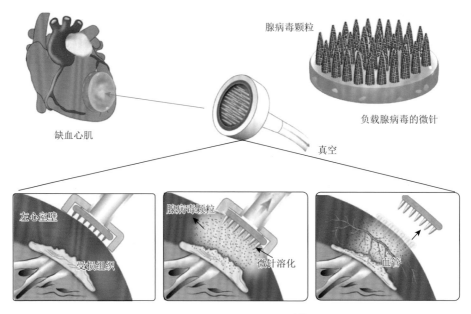

图 10-5　腺相关病毒微针[63]

### 10.2.4.2　微针用于心肌梗死的治疗

心肌梗死是一种由于冠状动脉堵塞后，导致心脏供血不足并逐渐丧失功能的疾病。其具有心室重构、左室壁变薄且丧失收缩性、心功能持续恶化、心力衰竭等特征。心肌梗死后的心力衰竭近年来在我国发病率呈上升趋势，每年新发至少50 万例，现患至少有 200 万例。目前常规的治疗方式有药物治疗、医疗器械植入、器官移植等，这些方法存在着侵袭性高、免疫排斥、供体稀缺等缺点，限制了其发展。

微创手术在治疗心肌梗死时具有显著优点，如安全风险小、死亡率低、手术时间短、恢复速度快等，是目前常用的方案，这也为微针贴片用于心肌梗死治疗提供了可能。Fan 等制备了一种搭载血管内皮生长因子（VEGF），并可近红外（near-infrared，NIR）触发的折叠石墨烯-聚乙烯醇（polyvinyl alcohol，PVA）微针贴片，并与微创手术结合以治疗心肌梗死[64]。氧化石墨烯（graphene oxide，GO）在近红外区域具有优异的吸收性能，表现出显著的光热效应；同时它是一种形状记忆材料，受热可以从预设的折叠形态转变为展开形态，提升该系统的表面贴合能力。此外，展开的微针贴片具有较优的机械性能，可刺入心脏并形成牢固包裹层，不易随心脏搏动而脱落。体内实验证明，所制备的微针补片没有明显毒性并且可持续释放 VEGF，进而能有效促进新生血管形成，减少心肌纤维化，恢复心脏功能。

心肌梗死治疗中，生物黏附特性的采用也是一种常用策略。Lim 等利用贻贝黏附蛋白的黏附特性和可膨胀微针的固定效应设计了一种治疗心肌梗死的双层黏附微针贴片，进一步提升了微针补片作用效果[65]。海洋贻贝通过分泌足丝并在末端产生特殊的蛋白质黏接剂，牢牢地附着在多种潮湿表面。基于该材料，作者发展了一种贻贝黏附蛋白-透明质酸融合微针，其能载入多种生物功能肽（如血管内皮生长因子、成纤维细胞生长因子等），以强力贴附的形式，高效递送活性分子，实现心脏重构抑制。微针补片不仅可以用于活性生物分子的递送，同时也可直接用于细胞的传递[39]。临床上，心肌基质细胞（cardiac stromal cell，CSC）可通过直接肌内注射、血管内灌注或心外膜补片移植等方式进入心脏用于心肌梗死治疗。前两种方法细胞滞留率较低，而心脏补片与宿主心肌结合缓慢。PVA 因其在干燥状态下机械强度高，插入皮肤后能以凝胶的形式持续向人体释放搭载物，并能完全吸收等特点，被用以制作心脏补片。Cheng 等通过开胸手术将 PVA 微针附着于心脏表面，于患者心肌上构建微孔道，帮助 CSC 分泌的再生因子释放到受伤的心肌中，以促进心脏瘢痕修复、抑制不良的心脏重塑（图 10-6）。

心血管疾病是导致全球发病率和死亡率增加的主要原因之一，其治疗效果目前还无法令人满意。微针作为一种新兴的药物递送系统，具有微创、无痛、功能多样等特点，在心脏补片领域已表现出较大潜力，是微针在非透皮领域的重要应用方向。

受损心脏

装载心肌基质细胞的微针

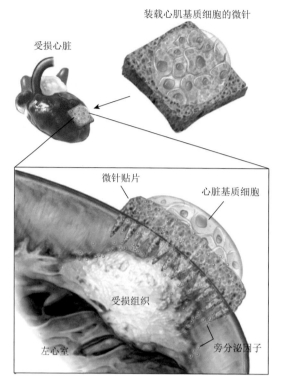

微针贴片

心脏基质细胞

受损组织

左心室

旁分泌因子

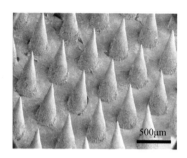

500μm

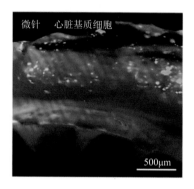

微针　心脏基质细胞

500μm

图 10-6　心肌基质细胞微针贴片[39]

## 10.3 微针用于非透皮药物递送方面的未来发展方向

### 10.3.1 微针用于非透皮药物递送方面新技术的结合

当代科技的飞速发展催生了众多高新技术，它们与微针的结合使得其在药物递送方面更加契合精准化与智能化的现代医学理念，是非透皮微针与时俱进、不断发展的活水源头。

纳米技术作为当今世界三大新兴科技领域之一而受到人们的极大关注，纳米粒子的载入可赋予微针多样化的功能。首先，部分纳米材料具有对外界刺激（如光、磁等）或体内微环境（如 pH、局部代谢产物等）独特的响应能力，这使得微针能根据环境变化控释所担载的药物，实现按需给药和负反馈调节。其次，纳米衣壳的包裹作用能够保护药物尤其是生物活性大分子（如 DNA、RNA、蛋白质等）不被降解，从而极大地拓展了微针所能担载的药物范围。另外，利用抗原-抗体特异性结合的原理在纳米粒子上修饰特定的蛋白质，可显著增强微针药物递送的组织靶向性，降低毒性反应。

微流控是使用微管道处理和操纵微小液体的一项技术，在生物医学研究领域具有巨大的发展潜力。将多孔微针与微流控芯片集成，可将内部组织间质液的提取与外部测量设备直接连通，从而实现生物标志物的连续测量[66]。对于担载生物活性分子的微针，微流控技术还可赋予其物质交换的功能，以保证高效递送[67]。

微针还可以作为植入式设备与其他技术结合，实现药物递送和医学数据检测的双重功能。例如，借助分子成像技术，在微针上搭载成像探针（如量子点、荧光染料等）可帮助植入体内的微针持续检测病变位点；结合无线技术，可赋予微针人机交互功能，实现人体健康数据的远程收集和管理。

## 10.3.2　微针用于非透皮药物递送方面新靶点的开发

微针在药物递送方面具有精准、微创、高效的绝对优势。随着微针设计思路的开阔和研发技术的成熟，其在非透皮递药领域具有临床转化价值的新靶点不断被开发出来，并可能为高效局部给药带来革命性改变。未来，非透皮微针在药物递送方面新靶点的开发可以有以下两种思路。

一是利用微针作用后形成的微孔道，暂时性改变某些解剖屏障对药物的通透性，以提高局部的药物浓度。如本章前述，非透皮微针已经用于眼球、血管等部位的药物递送。此外，微针有望为内耳疾病的靶向治疗带来曙光。一直以来，骨迷路解剖结构的高度复杂性为内耳药物递送带来了巨大的挑战。一方面由于血迷路屏障的存在，循环给药很难使内耳的药物浓度满足治疗需求，且全身毒性反应大；另一方面，虽然可以直接向鼓室内注射药物，但蜗窗、卵圆窗对药物的通透性依然很低，并且药物有通过咽鼓管损失的风险。某些化学物质（如苯甲醇、二甲基亚砜等）可能改变蜗窗等的通透性，然而潜在的毒性限制了其临床使用[68]。利用微针在蜗窗上形成微孔道，可显著提高药物的通透性。已有动物实验表明，鼓室内注射并联合微针使用可将内耳药物浓度提高 35 倍，且不会对耳内组织结构造成损伤[69]。

二是开发具有新功能的载药微针，并增强其运用于不同靶器官疾病治疗的普适性。例如，在微针上搭载凝血因子可赋予微针贴片快速止血功能[70]。临床上，由于脾血供丰富，损伤后往往出血难止而需行紧急切除术，具有止血功能的微针贴片可能改善这一局面。同样，此类微针贴片也可用于治疗胃、肝等内脏器官的出血。又例如，搭载干细胞和生长因子的微针具有组织再生修复功能，已经被运用于心肌再灌注后的损伤修复。此策略同样有望运用于口腔内组织及肾、肝等器官的再生修复，为再生医学的发展提供了新的方向。除此之外，研究者还可以开发搭载抗炎药物的微针用于治疗急性炎症，发展抗代谢药物的微针用于不同部位实体肿瘤的治疗等。

### 10.3.3　微针用于非透皮药物递送方面新材质的探讨

技术革新往往与新材料的研发密切相关。传统的微针材质包括金属、硅、陶瓷等，随后，众多天然或人工高分子材料被运用于微针的制备，它们具有来源广泛、价格低廉、生物相容性好等优势。微针发展到非透皮应用阶段，具有特定功能的材料创新研发至关重要。

形状记忆性是指材料发生形变后，在一定刺激下能迅速恢复其初始形状的性能。形状记忆性材料不仅能帮助非透皮微针适应不同器官曲率的变化，而且可折叠的微针贴片能有效减小微针植入时的切口，实现治疗的微创和高效。Liu 等以石墨烯（GO）和聚乙烯醇（PVA）为材料，制备了一种 NIR 下可自动展开的微针贴片，用于心肌缺血的治疗。该微针贴片可通过直径仅为 4mm 的切口置入胸腔，且在红外照射下仅需数秒即可展开并黏附于心脏表面[71]。未来，形状记忆性材料有望在非透皮微针领域得到更为广泛的运用。

对于担载生物大分子的微针，维持其活性是微针保存和运输过程中最大的挑战，基于此，一些低温保存材料被运用于微针的制备。二甲基亚砜是一种常见的低温介质，可在低温环境下阻止冰晶形成从而保护细胞膜免受损伤。近来，一些研究使用水为介质制备冰冻微针[72, 73]。该微针具有足够的机械强度，能够穿透组织，安全无毒且价格低廉，展现出一定的运用前景。

天然植物也是微针新材质开发的一个宝库。例如，Wu 等使用白及多糖代替透明质酸来制备可溶性微针，其具有一定的促凝、抗炎作用[74]。又如，Chi 等提取豆腐柴和积雪草的汁液并通过卤水（即草木灰）在微针模具上进行固化得到的微针贴片在抗氧化、抗菌、抗炎等方面表现出优异的性能[71]。

微针的新材质不胜枚举，需要遵循的总原则都是保障生物安全性的同时实现功能的多样化，以满足非透皮微针在不同场景的应用需求。

## 10.4　微针用于非透皮药物递送方面的市场前景

根据新思界产业研究中心发布的《2021—2025 年微针行业深度市场调研及投资策略建议报告》显示，我国现阶段仍然处于微针行业发展的初期。虽然目前市场规模较小，但是增速较快（保持 30%左右）；预计到 2024 年，我国微针给药系统的市场将达到 17 亿元。该行业中，透皮微针目前占据主导地位，大部分公司正在加紧该类微针的研发，如纳通生物、广州新济、纳丽生物、揽微医学、优微生物、中科微针、青澜生物、元旭生物、熙美生物等。此外，非透皮微针系统在眼科疾病、牙科疾病、心脏疾病、消化道疾病等领域的治疗中已经表现出了非常可观的前景。目前已经进入临床试验阶段的有作用于口腔、牙齿、眼部脉络膜的微针系统，它们分别被用来实现口腔疾病、局部麻醉及葡萄膜炎的治疗（表 10-2）。可以预见，在不久的将来，非透皮微针系统将会在更多领域取得更大突破，是生物医用微针的一个重要分类。

表 10-2　目前进入临床试验的非透皮微针

| 作用位点 | 参与人数 | 临床阶段 | 试验编号 | 应用 | 申请年 |
|---|---|---|---|---|---|
| 眼部脉络膜 | 11 | 1 期/2 期 | NCT01789320 | 葡萄膜炎 | 2021 |
| 口腔 | 30 | N/A | NCT03855397 | 口腔疾病治疗 | 2019 |
| 口腔 | 16 | 1 期 | NCT03629041 | 局部麻醉 | 2019 |
| 牙齿 | 5 | N/A | NCT02966067 | 牙齿疼痛治疗 | 2018 |

## 10.5　展望与挑战

　　本节对非透皮微针的材料选择、结构优化、具体应用等做了详细的讨论。对不锈钢材料、聚合物材料等在不同场景下的应用进行了详尽的分析。这些系统可以单独使用，还能组装到各种涂药器上，实现独特的功能。这些微针不仅成功用于传统的经皮给药领域，也在眼部、血管、心脏、消化道药物递送中表现出了较高的潜力。这些系统相较于常规的方法已表现出了更高的效率和精准性。尽管微针技术在生物医学领域表现出巨大潜力，但要实现成熟商业化应用仍有许多问题需要解决：首先，缺乏关于身体内部组织屏障破坏和器官损伤的临床信息，在这种情况下，有必要对微针直接应用于组织和器官时的屏障破坏及随后的恢复情况进行系统研究；其次，微针作用于靶部位的操作方便性需要增强；最后，考虑到人体复杂的生理环境，重复或者长期应用微针时产生的异物反应也应该引起重视。需要强调的是，影响非透皮微针作用效果的主要因素包括微针在靶点部分的成功刺入，局部的药物控释及长期的安全性等。因此，微针性能的优化和多种涂药器的开发是近期研究的热点。过去 20 年内，微针技术和涂药器的研究得到了较大的发展，它们辅助微针系统定位到特定靶点，持久固定并且智能释药。在不久的将来，此类系统定会在精准及局部给药方案中发挥更大的作用。

　　（华中科技大学基础医学院　陈伟，刘媛，龚宇晟，许仁珪，徐家荣，李冠玥，
　　　　　　　　　　　　　　　曾齐，曹鹏，魏春雨，郭红莲，陈秀丽）

参 考 文 献

[1]    Henry S，McAllister D V，Allen M G，et al. Microfabricated microneedles: a novel approach to transdermal drug delivery. Journal of Pharmaceutical Sciences，1998，87（8）：922-925.

[2]    Ye Y Q，Yu J C，Wen D，et al. Polymeric microneedles for transdermal protein delivery. Advanced Drug Delivery Reviews，2018，127：106-118.

[3]    Lee K，Goudie M J，Tebon P，et al. Non-transdermal microneedles for advanced drug delivery. Advanced Drug Delivery Reviews，2020，165：41-59.

[4]    Lee K J，Jeong S S，Roh D H，et al. A practical guide to the development of microneedle systems - In clinical trials or on the market. International Journal of Pharmaceutics，2020，573：118778.

[5]    Xie L P，Zeng H，Sun J J，et al. Engineering microneedles for therapy and diagnosis: a survey. Micromachines，2020，11（3）：271.

[6]    Vasylieva N，Marinesco S，Barbier D，et al. Silicon/SU8 multi-electrode micro-needle for in vivo neurochemical monitoring. Biosens Bioelectron，2015，72：148-155.

[7]    Li J Y，Liu B，Zhou Y Y，et al. Fabrication of a Ti porous microneedle array by metal injection molding for transdermal drug delivery. PLoS One，2017，12（2）：e0172043.

[8]    Millard Jr D R，Maisels D O. Silicon granuloma of the skin and subcutaneous tissues. The American Journal of Surgery，1966，112（1）：119-123.

[9]    Winslow B D，Christensen M B，Yang W K，et al. A comparison of the tissue response to chronically implanted Parylene-C-coated and uncoated planar silicon microelectrode arrays in rat cortex. Biomaterials，2010，31（35）：9163-9172.

[10]   Nishinaka Y，Jun R，Prihandana G S，et al. Fabrication of polymer microneedle electrodes coated with nanoporous parylene. Japanese Journal of Applied Physics，2013，52（6S）：06GL10.

[11]   Larrañeta E，Lutton R E M，Woolfson A D，et al. Microneedle arrays as transdermal and intradermal drug delivery systems: Materials science，manufacture and commercial development. Materials Science and Engineering：R：Reports，2016，104：1-32.

[12]   Wei M L，Gao Y F，Li X，et al. Stimuli-responsive polymers and their applications. Polymer Chemistry，2017，8（1）：127-143.

[13]   Shields C W，Wang L L，Evans M A，et al. Materials for immunotherapy. Advanced Materials，2020，32（13）：1901633.

[14]   Hong X，Wu Z，Chen L，et al. Hydrogel microneedle arrays for transdermal drug delivery. Nano-Micro Letters，2014，6（3）：191-199.

[15]   Khandan O，Kahook M Y，Rao M P. Fenestrated microneedles for ocular drug delivery. Sensors and Actuators B：Chemical，2016，223：15-23.

[16]   Chen W，Wainer J，Ryoo S W，et al. Dynamic omnidirectional adhesive microneedle system for oral macromolecular drug delivery. Science Advances，2022，8：eabk1792.

[17]   Jiang J，Gill H S，Ghate D，et al. Coated microneedles for drug delivery to the eye. Investigative Ophthalmology & Visual Science，2007，48（9）：4038-4043.

[18]   Kim Y C，Grossniklaus H E，Edelhauser H F，et al. Intrastromal delivery of bevacizumab using microneedles to treat corneal neovascularization. Investigative Ophthalmology & Visual Science，2014，55（11）：7376-7386.

[19] Bhatnagar S，Saju A，Cheerla K D，et al. Corneal delivery of besifloxacin using rapidly dissolving polymeric microneedles. Drug Delivery and Translational Research，2018，8（3）：473-483.

[20] Than A，Liu C，Chang H，et al. Self-implantable double-layered micro-drug-reservoirs for efficient and controlled ocular drug delivery. Nature Communication，2018，9（1）：4433.

[21] Song H B，Lee K J，Seo I H，et al. Impact insertion of transfer-molded microneedle for localized and minimally invasive ocular drug delivery. Journal of Controlled Release，2015，209：272-279.

[22] Lee K，Lee S G，Jang I，et al. Linear micro-patterned drug eluting balloon（lmdeb）for enhanced endovascular drug delivery. Scientific Reports，2018，8（1）：3666.

[23] Patel S R，Lin A S，Edelhauser H F，et al. Suprachoroidal drug delivery to the back of the eye using hollow microneedles. Pharmaceutical Research，2011，28（1）：166-176.

[24] Kim Y C，Oh K H，Edelhauser H F，et al. Formulation to target delivery to the ciliary body and choroid via the suprachoroidal space of the eye using microneedles. European Journal of Pharmaceutics and Biopharmaceutics，2015，95（Pt B）：398-406.

[25] Chiang B，Venugopal N，Edelhauser H F，et al. Distribution of particles，small molecules and polymeric formulation excipients in the suprachoroidal space after microneedle injection. Experimental Eye Research，2016，153：101-109.

[26] Choi C K，Lee K J，Youn Y N，et al. Spatially discrete thermal drawing of biodegradable microneedles for vascular drug delivery. European Journal of Pharmaceutics and Biopharmaceutics，2013，83（2）：224-233.

[27] Choi C K，Kim J B，Jang E H，et al. Curved biodegradable microneedles for vascular drug delivery. Small，2012，8（16）：2483-2488.

[28] Lee K，Park S H，Lee J，et al. Three-step thermal drawing for rapid prototyping of highly customizable microneedles for vascular tissue insertion. Pharmaceutics，2019，11（3）：100.

[29] Kraan H，Vrieling H，Czerkinsky C，et al. Buccal and sublingual vaccine delivery. Journal of Control Release，2014，190：580-592.

[30] Kim D H，Jang E H，Lee K J，et al. A biodegradable microneedle cuff for comparison of drug effects through perivascular delivery to balloon-injured arteries. Polymers，2017，9（2）：56.

[31] Lee J，Kim D H，Lee K J，et al. Transfer-molded wrappable microneedle meshes for perivascular drug delivery. Journal of Control Release，2017，268：237-246.

[32] Owens C D，Gasper W J，Walker J P，et al. Safety and feasibility of adjunctive dexamethasone infusion into the adventitia of the femoropopliteal artery following endovascular revascularization. Journal of Vascular Surgery，2014，59（4）：1016-1024.

[33] Peppas A，Seward K，van Wygerden K，et al. TCT-765 prevention of restenosis with adventitial delivery of torisel via mercator medsystems bullfrog catheter in femoral arteries of swine. Journal of the American College of Cardiology，2017，70（18）：166-176.

[34] Traverso G，Schoellhammer C M，Schroeder A，et al. Microneedles for drug delivery via the gastrointestinal tract. Journal of Pharmaceutical Sciences，2015，104（2）：362-367.

[35] Ma Y，Boese S E，Luo Z，et al. Drug coated microneedles for minimally-invasive treatment of oral carcinomas：development and in vitro evaluation. Biomedical Microdevices，2015，17（2）：44.

[36] Serpe L，Jain A，de Macedo C G，et al. Influence of salivary washout on drug delivery to the oral cavity using coated microneedles：An in vitro evaluation. European Journal of Pharmaceutical Sciences，2016，93：215-223.

[37] Versi E. Method and device for delivering drug to the trigone of the bladder. Google Patents，2011.

[38] Wang N，Zhen Y，Jin Y，et al. Combining different types of multifunctional liposomes loaded with ammonium bicarbonate to fabricate microneedle arrays as a vaginal mucosal vaccine adjuvant-dual delivery system（VADDS）. Journal of Controlled Release，2017，246：12-29.

[39] Tang J N，Wang J Q，Huang K，et al. Cardiac cell-integrated microneedle patch for treating myocardial infarction. Science Advances，2018，4（11）：eaat9365.

[40] Babaee S，Shi Y，Abbasalizadeh S，et al. Kirigami-inspired stents for sustained local delivery of therapeutics. Nature Materials，2021，20（8）：1085-1092.

[41] Abramson A，Caffarel-Salvador E，Khang M，et al. An ingestible self-orienting system for oral delivery of macromolecules. Science，2019，363（6427）：611-615.

[42] Abramson A，Frederiksen M R，Vegge A，et al. Oral delivery of systemic monoclonal antibodies，peptides and small molecules using gastric auto-injectors. Nature Biotechnology，2022，40（1）：103-109.

[43] Abramson A，Caffarel-Salvador E，Soares V，et al. A luminal unfolding microneedle injector for oral delivery of macromolecules. Nature Medicine，2019，25（10）：1512-1518.

[44] Zhang X，Chen G，Fu X，et al. Magneto-responsive microneedle robots for intestinal macromolecule delivery. Advanced Materials，2021，33（44）：e2104932.

[45] Caffarel-Salvador E，Kim S，Soares V，et al. A microneedle platform for buccal macromolecule delivery. Science Advances，2021，7（4）：eabe2620.

[46] Vaishya R D，Khurana V，Patel S，et al. Controlled ocular drug delivery with nanomicelles. Wiley Interdisciplinary Reviews-Nanomedicine and Nanobiotechnology，2014，6（5）：422-437.

[47] Gupta P，Yadav K S. Applications of microneedles in delivering drugs for various ocular diseases. Life Sciences，2019，237：116907.

[48] Cui M，Zheng M，Wiraja C，et al. Ocular delivery of predatory bacteria with cryomicroneedles against eye infection. Advanced Science，2021，8（21）：e2102327.

[49] Lee K，Song H B，Cho W，et al. Intracorneal injection of a detachable hybrid microneedle for sustained drug delivery. Acta Biomaterialia，2018，80：48-57.

[50] Lee C Y，Lee K，You Y S，et al. Tower microneedle via reverse drawing lithography for innocuous intravitreal drug delivery. Advanced Healthcare Materials，2013，2（6）：812-816.

[51] Park S H，Jo D H，Cho C S，et al. Depthwise-controlled scleral insertion of microneedles for drug delivery to the back of the eye. European Journal of Pharmaceutics and Biopharmaceutics，2018，133：31-41.

[52] Lee K J，Park S H，Lee J Y，et al. Perivascular biodegradable microneedle cuff for reduction of neointima formation after vascular injury. Journal of Controlled Release，2014，192：174-181.

[53] Paulson W D，Kipshidze N，Kipiani K，et al. Safety and efficacy of local periadventitial delivery of sirolimus for improving hemodialysis graft patency：first human experience with a sirolimus-eluting collagen membrane（Coll-R）. Nephrology Dialysis Transplantation，2012，27（3）：1219-1224.

[54] Waksman R，Pakala R. Drug-eluting balloon：the comeback kid？ Circulation Cardiovascular Interventions，2009，2（4）：352-358.

[55] Lee K，Lee J，Lee S G，et al. Microneedle drug eluting balloon for enhanced drug delivery to vascular tissue. Journal of Control Release，2020，321：174-183.

[56] Franz-Montan M，Ribeiro L N M，Volpato M C，et al. Recent advances and perspectives in topical oral anesthesia. Expert Opinion on Drug Discovery，2017，14（5）：673-684.

[57] Daly S，Claydon N C A，Newcombe R G，et al. Randomised controlled trial of a microneedle patch with a topical

anaesthetic for relieving the pain of dental injections. Journal of Dentistry，2021，107：103617.

[58] Oh Y J，Cha H R，Hwang S J，et al. Ovalbumin and cholera toxin delivery to buccal mucus for immunization using microneedles and comparison of immunological response to transmucosal delivery. Drug Delivery and Translational Research，2021，11（4）：1390-1400.

[59] Buckley S T，Bækdal T A，Vegge A，et al. Transcellular stomach absorption of a derivatized glucagon-like peptide-1 receptor agonist. Science Translational Medicine，2018，10（467）：eaar7047.

[60] Husain M，Birkenfeld A L，Donsmark M，et al. Oral semaglutide and cardiovascular outcomes in patients with type 2 diabetes. New England Journal of Medicine，2019，381（9）：841-851.

[61] Davies M，Pieber T R，Hartoft-Nielsen M L，et al. Effect of oral semaglutide compared with placebo and subcutaneous semaglutide on glycemic control in patients with type 2 diabetes：a randomized clinical trial. JAMA，2017，318（15）：1460-1470.

[62] Prausnitz M R，Gomaa Y，Li W. Microneedle patch drug delivery in the gut. Nature Medicine，2019，25（10）：1471-1472.

[63] Shi H P，Xue T，Yang Y，et al. Microneedle-mediated gene delivery for the treatment of ischemic myocardial disease. Science Advances，2020，6（25）：eaaz3621.

[64] Fan Z J，Wei Y，Yin Z R，et al. Near-infrared light-triggered unfolding microneedle patch for minimally invasive treatment of myocardial ischemia. ACS Applied Materials & Interfaces，2021，13（34）：40278-40289.

[65] Lim S，Park T Y，Jeon E Y，et al. Double-layered adhesive microneedle bandage based on biofunctionalized mussel protein for cardiac tissue regeneration. Biomaterials，2021，278：121171.

[66] Takeuchi K，Takama N，Sharma K，et al. Microfluidic chip connected to porous microneedle array for continuous ISF sampling. Drug Delivery and Translational Research，2022，12（2）：435-443.

[67] Zhong Q F，Ding H B，Gao B B，et al. Advances of microfluidics in biomedical engineering. Advanced Materials Technologies，2019，4（6）：1800663.

[68] Szeto B，Chiang H，Valentini C，et al. Inner ear delivery：Challenges and opportunities. Laryngoscope Investigative Otolaryngology，2020，5（1）：122-131.

[69] Santimetaneedol A，Wang Z，Arteaga D N，et al. Small molecule delivery across a perforated artificial membrane by thermoreversible hydrogel poloxamer 407. Colloids and Surfaces B：Biointerfaces，2019，182：110300.

[70] Yokoyama M，Chihara N，Tanaka A，et al. A biodegradable microneedle sheet for intracorporeal topical hemostasis. Scientific Reports，2020，10（1）：18831.

[71] Chi J J，Sun L Y，Cai L J，et al. Chinese herb microneedle patch for wound healing. Bioactive Materials，2021，6（10）：3507-3514.

[72] Chang H，Chew S W T，Zheng M J，et al. Cryomicroneedles for transdermal cell delivery. Nature Biomedical Engineering，2021，5（9）：1008-1018.

[73] Zhang X X，Fu X，Chen G P，et al. Versatile ice microneedles for transdermal delivery of diverse actives. Advanced Science，2021，8（17）：e2101210.

[74] Wu T，Hou X L，Li J Q，et al. Microneedle-mediated biomimetic cyclodextrin metal organic frameworks for active targeting and treatment of hypertrophic scars. ACS Nano，2021，15（12）：20087-20104.

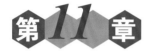

# 第11章

>>

# 聚合物微针的规模化生产与临床转化

聚合物微针加工属于新型微细精密成型加工技术领域，聚合物微针的规模化生产更是涉及材料、机械、电气、电子、通信工程等众多学科的交叉融合。随着科学研究及生产技术的稳步发展，聚合物微针制备的方法和工艺日渐繁荣。例如，第3章微针的制备与表征中介绍了多种聚合物微针的制备方法。

目前，聚合物微针制造及应用大多仍处于实验室研究探索阶段，聚合物微针的规模化生产制备工艺技术还处在初级阶段。其生产周期长，工艺条件可复制性差，且多数只适用于实验研究中的小批量生产，规模化生产和实用化也处在初级阶段。这其中涉及诸多技术瓶颈及限制性因素，包括生产效率、成型技术与工艺、成本、重现性和质量标准规范、载药工艺技术及载药量、药物经皮释放及治疗效果、微针传感器的功能化等[1]。同时，在聚合物微针制备过程中，如何长期、有效地保证一些环境、温度敏感性药物分子的活性成分，也是需要克服的一大难题。因此，研发设备简单、操作简便、能耗小、成本低的新工艺、新技术克服上述瓶颈问题，是实现聚合物微针规模化生产的关键。本章主要归纳总结聚合物微针的规模化生产方式及成型工艺，阐述目前聚合物微针的临床转化情况。

## 11.1 聚合物微针的规模化生产方式

### 11.1.1 模板法制备聚合物微针简介

模板法是制备聚合物微针的常用方法，如第3章中介绍，该方法简单易操作，且可生产高机械强度的微针。特别是制备结构与性能特异的微针阵列，模板法可以根据合成材料的性能要求及形貌，来设计模板的材料和结构，以满足实际的需要。

## 11.1.2　根据模板制备技术的模板法分类

模板法根据模板制备技术不同，主要分为三类。

（1）利用微电子机械系统（MEMS）加工工艺制备硅基微针阵列模具，该方法是一种通过大机器制造小机器后，再利用小机器制造微机器的微米或亚微米级别的精细加工技术。

（2）利用 LIGA［德文 lithograpie（光刻）、galvanoformung（电铸）和 abformung（铸塑）的缩写］等工艺制备 SU-8 光刻胶微针阵列模具。

（3）利用激光切割工艺制备金属微针阵列模具。相比于化学蚀刻技术，该方法因工艺简单而大幅度降低成本，易于实现规模化制备和商业化生产。此方法的缺点也很明显，因为激光切割的缘故，微针的针体多为扁平形态，导致药物递送时在皮肤中形成的微孔道也是扁平形态，这种形态的微孔道易于闭合，严重影响药物的递送效率。此外，这种方法多用于制备实体微针，但患者对实体微针的依从性远不如可溶性微针，可溶性微针是目前微针技术发展的主流方向。

## 11.1.3　根据聚合物在微针模板中加工方式分类

根据聚合物在微针模具中加工方式的不同，模板法又可以分为浇铸法（casting，图 11-1）[2]、加热模压法（hot embossing，图 11-2，图 11-3）[3, 4]、注射模塑法（injection molding，图 11-4）[5]和熔融模塑法（melt molding）等。浇铸法一般是将载药的聚合物溶液浇铸到微针模具中，通过离心、抽真空或超声等方式促进聚合物溶液进入微针模具孔洞中，排除气泡，进而干燥得到所需微针。浇铸法由于加工温度不高、制备过程简单便捷、对药物活性影响小，是目前制备可溶性聚合物微针最常用的方法（图 11-1）。而加热模压法、注射模塑法和熔融模塑法通常被用来制备可降解微针和不可溶性微针，具体的制备过程是将聚合物材料高温加热熔融并注入模具中，待材料冷却后脱模，即可收集到制备的微针。但加工温度一般相对较高，容易影响药物的活性。

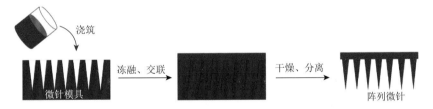

**图 11-1　溶液浇铸法制备阵列微针示意图**

　　加热模压法是高温压缩模塑的简称，又称热压塑，是将负载药物的聚合物在闭合模腔内借助加热、加压而成型为阵列微针的塑料加工（也是橡胶加工）方法。一般是将粉状、粒状、团粒状、片状，甚至先做成和制品相似形状的料坯，放在加热的模具腔中，然后闭模加压，使其成型并固化，再经脱模得到阵列微针，该法特别适用于热固性树脂的成型加工。加热模压法常细分为平板热压法和双辊式热压法。

　　平板热压法是一种现代精密加工技术，报道的加工精度已经达到 2nm，超过了传统光刻技术达到的分辨率。首先加工出微纳米尺度的压印模具，然后将已经裁好的聚合物基片放置在模具下方，使用热压印机，将模具加热到一定温度并依靠一定的压力将聚合物材料压入型腔，从而得到相应结构。具体实施步骤如图 11-2 所示。首先制作平板热压印模具：一般使用电子束刻蚀等手段，在硅或其他衬底上加工出所需要的结构作为模板。由于电子的衍射极限远小于光子，因此可以达到远高于光刻的分辨率。然后是图样的转移，将模具和聚合物同时加热，施加压力，使聚合物充满型腔；在热压结束后降温，直到聚合物完全固化，最后降压脱模。

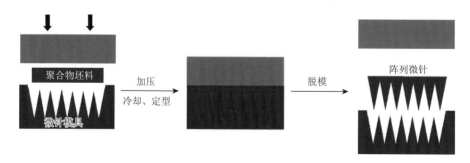

**图 11-2　加热模压法制备阵列微针示意图**

　　双辊式热压法就是利用上辊轮和下辊轮各自绕其轴线的定轴转动，将放置在辊隙中的塑性材料压制成型。双辊式热压法在大面积的微结构制备领域，具有广阔的应用前景。这种成型技术有两个显著的优点：一是由于上下辊轮属于线性接触，用很小的力就能得到很大的压力；二是双辊式热压法在连续生产过程中，可以用小面积的模具实现大面积微结构图案的连续复制。

　　用双辊式热压法生产聚合物微针，需要挤出机、辊压机和切割机三部分串联组合。聚合物经挤出机熔融并挤出成型，得到制备微针阵列的片材型基底；该基底经过辊轮辊隙，受压可得到连续微针阵列贴片；再经过切割机切片，即可得到所需的微针贴片。辊轮结构设计如图 11-3 所示，可以采用单一结构辊轮生产单一尺寸的微针阵列，也可以采用复杂结构的微针辊轮生产多种规格的微针阵列。采用双辊热压法，同时配合挤出机，不仅生产效率高、节约材料，而且产品强度高、质量稳定，特别适于加工阵列微针，尤其对年产上百万件大批量的微针产品来说，采用辊压成型工艺最为有利，经济效益最为可观。

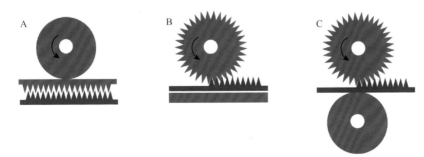

图 11-3　辊对平板（A、B），辊对辊双辊（C）热压印成型技术示意图

微注塑成型技术又称注射模塑，其原理是：将粒状或粉状聚合物材料从注射机的料斗送入高温的料筒内加热熔融塑化，使其成为黏流态熔体，然后在注射机柱塞或螺杆的高压推动下，以很大的流速通过喷嘴，注入模具型腔，经一定时间的保压冷却定型后，开启模具便可从模腔中脱出具有一定形状和尺寸的阵列微针（图 11-4）。注射模塑产量很高且用途广泛。微注塑成型技术适用于形状复杂的零部件的批量化生产，是聚合物材料主要的成型方法之一。微注塑成型技术生产效率高，制品精度高，可成型的制品范围广，操作的自动化程度高，产品易于更新换代，适合大规模生产，尤其适用于形状复杂的微小零件，如阵列微针的加工。

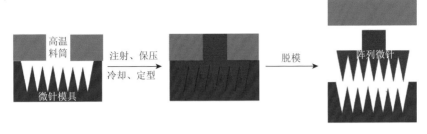

图 11-4　注射模塑法制备阵列微针示意图

溶液浇铸法、平板热压法、双辊式热压法及注射模塑法的优缺点如表 11-1 所示。除此之外，还需要指出的是，上述几种模具注塑技术的具有以下突出的固有缺陷：每种模具只能制备一种微针，而模具的制备极为不易；微针脱模时易在模

具中残留,导致针体形态各异,均一性较差;模具的清洗也存在不小的困难;实验室小规模制备容易实现,但是大批量生产时对模具要求较高。

表 11-1 溶液浇铸法、平板热压法、双辊式热压法及注射模塑法的优缺点比较

| 聚合物在微针模板中加工方式 | 优点 | 缺点 |
|---|---|---|
| 溶液浇铸法 | 1. 加工温度不高<br>2. 制备过程简单便捷<br>3. 对药物活性影响小<br>4. 能用于规模化生产 | 1. 需排除气泡<br>2. 需干燥除去溶剂 |
| 平板热压法 | 1. 加工精度已经达到 2nm,超过了传统光刻技术达到的分辨率<br>2. 生产效率高<br>3. 能用于规模化生产 | 1. 加工温度一般相对较高<br>2. 容易影响药物活性 |
| 双辊式热压法 | 1. 很小的力就能得到很大的压力<br>2. 在连续规模化生产过程中,可以用小面积的模具实现大面积微结构图案的连续复制<br>3. 生产效率高、节约材料<br>4. 产品强度高、质量稳定<br>5. 适合规模化生产 | 1. 加工温度一般相对较高<br>2. 容易影响药物活性 |
| 注射模塑法 | 1. 生产效率高<br>2. 制品精度高<br>3. 可成型的制品范围广<br>4. 操作的自动化程度高<br>5. 产品易于更新换代<br>6. 适合大规模生产<br>7. 尤其适用于形状复杂的微小零件 | 1. 加工温度一般相对较高<br>2. 容易影响药物活性 |

## 11.1.4　模板法规模化微针制备技术的改进

尽管注射模塑法具有潜在的经济效益[6],但多步批处理的过程限制了微针的连续制造,因此需要扩展多个单元操作,实现高产量的规模化制造。虽然 MEMS 工艺源于微结构的高效调控,但使用 MEMS 工艺制造阵列微针的费用要高于注射模塑法。因此,当前亟需发展改进的微针规模化制备技术,以实现低成本、高效的微针规模化制备。

1)微铣削法(micromilling)制备微针模具

为了优化可溶性微针的规模化制备方案,通过微铣削法,Donnelly 使用 PMMA 制造了高强度、可加工性和耐磨性良好的模具[7]。通过机械微铣削工艺的超高速、高精度的旋转单晶金刚石刀头,微针模板可由 PMMA 基板材料轻松切割完成,并在几分钟到几小时内准确地生产出一系列用于阵列微针的母模(图 11-5)。除了 PMMA 之外,PLGA 等或陶瓷也可用作模具板材。方形金字塔形、方尖碑和带圆角的锥形方尖碑等多种几何形状的微针针体均可顺利实现。需要指出的是,模

具切割中的精确对准步骤需要借助显微镜的帮助。此外，金刚石切割刀头和微铣削系统是专门定制的，因此增加了这项技术的总体费用。同时结合有限元分析技术，在微铣削法制备微针模具的过程中，可及时、有效地调整模具的尺寸、形状等几何参数。需要注意的是，为了在高产量制造环境中最大限度地发挥这种灵活设计的潜力，必须确保快速、一致和准确的加工、设计步骤。在实际的工业生产中，微铣削法主要面临的困难在于多步骤的模具切割工艺，一定程度上限制了其大规模微针产品的产量。

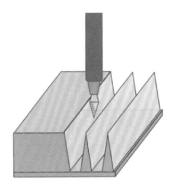

图 11-5　机械微铣削工艺使用金刚石刀头切割、制备 PMMA 微针模板

2）注射模塑法填充模具

Sammoura[8]等运用注射模塑法制备了一种同平面聚合物微针，其结构如图 11-6 所示。这种方法采用 Topas®COC（环烯烃类共聚物）为原材料，微针针体包含一

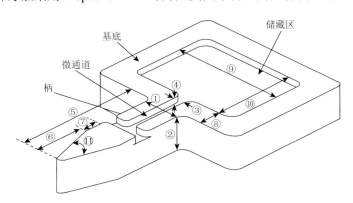

图 11-6　注射模塑法成型微针结构

①609.6μm±25.4μm；②508μm±25.4μm；③101.6μm±12.7μm；④101.6μm±12.7μm；⑤4699μm±25.4μm；
⑥711.2μm±25.4μm；⑦508μm±25.4μm；⑧2032μm±25.4μm；⑨10 160μm±25.4μm；⑩10 160μm±25.4μm；
⑪27.5°±0.1°

个长宽均为 100μm 的矩形流道，针体长 4.7mm、宽 0.6mm、高 0.5mm，针尖呈半圆头状，半径为 125μm。研究人员探究了注射模塑法成型工艺，包括锁模力、注射速度、保压压力及温度等，并用实验制备的微针成功地刺入了新鲜的鸡腿和牛肝，快速地将 0.4μL 的液体输送到鸡腿和牛肝组织。研究表明，采用这种成型方法可以实现微针的大批量生产，在生物医学领域具有巨大的潜在市场。

3）雾化喷涂法填充模具

在微针成型工艺中，避免离心或抽真空步骤，可显著改善微针的连续制造工艺，且易实现规模化生产[9]。由于高水性表面张力，常有气泡被困在模具中，会影响微针针体的完整性和均一性。为消除这些气泡，可采用改进的雾化喷涂法（图 11-7）。去除残留的空气可提高微针制造过程的准确性和精确度，还可减少由于单个微针内的空隙而引发的机械故障。McGrath 等发现用喷嘴雾化水溶液会破坏内聚力并润湿微针模具的表面和空隙。作者采用雾化喷涂工艺，在室温下使用能够产生 10～50μm 液滴的双流体外部混合喷嘴，通过 0.25bar 压缩空气进料和 1.5mL/min 水性进料（5%w/v 固体），喷涂到 PDMS 模具中，制备了可溶性微针。海藻糖、果糖、棉子糖、聚乙烯醇（PVA）、聚乙烯吡咯烷酮（PVP）、含甘油的羧甲基纤维素（CMC）、羟丙基甲基纤维素（HPMC）和海藻酸钠（0.35%w/v）等多种材料均可实现阵列微针的规模化生产目标。

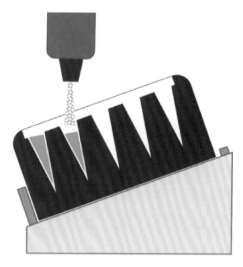

图 11-7　雾化喷涂法填充微针模具。采用雾化喷涂或喷墨打印，达到去除模具中滞留空气的目的，成功避免了离心或抽真空步骤，不仅提高了微针制造过程的准确性和精度，而且还易实现连续的规模化制备

研究人员发现在生产过程中，虽然微针材料配制的溶液黏度在 1～22mPa·s

范围内，但黏度的变化并没有阻碍这种雾化喷涂工艺充分填充模具[10]。材料的种类也显著影响着微针对皮肤的物理渗透。研究发现，海藻糖和果糖制备的微针材料导致的完全表皮破裂概率最高。单组分微针常具有无定形成分，理论上可以提高蛋白质稳定性。而多组分微针通过水平或层压层制造，显示出一定的设计灵活性，但需要额外的加工步骤和费用。总体而言，通过雾化喷涂法填充模具，适合在温和的加工条件下进行连续的规模化生产，并可用于对高温、黏度或浓度敏感的活性成分。但使用上述材料制备微针也具有一定的局限性，主要体现在重复使用非治疗性材料相关的灭菌和潜在安全问题，这些材料会在皮肤内溶解并可能积聚等。

4）喷墨打印法填充模具

另一种适用于连续性规模化制备模具的填充技术是将喷墨打印到模具中。在压电按需喷墨（DOD）打印中，施加的电压和频率使压电陶瓷元件变形以喷射皮升液滴，因此，惯性、溶液黏度和表面张力是该技术的关键参数[11]。Vučen 等采用 30%～50%w/v 海藻糖、0～2.5%w/vPVA 和 0～0.10%w/v 吐温 80 水溶液开展筛选实验。根据筛选结果计算，确定基于 $Z$ 值的压电印刷和 PDMS 模具润湿的最佳配方[12]。结果表明，PVA 显示增加表面张力并降低黏度和接触角，会导致更好的液滴形成和模具润湿，表面活性剂吐温没有显著影响接触角，因此没有改善润湿性。上述实验中使用的定制打印机配备了一个直径为 80μm 的孔口、一个 5mL 的注射器储液罐和一个双极梯形波形信号。喷射池的背压是手动设置的，下限为 2～4mbar，上限为 8～12mbar，电压在 25～80V 之间变化，频率在 50～16 000Hz 之间变化。尽管筛选结果和液滴测试表明，不含 PVA 的 0%w/v 海藻糖会产生不适合微模具填充的液滴，但 Vučen 等通过喷墨打印海藻糖成功地制造了阵列微针。通过应用至少 50V 的低背压，不含 PVA 且具有不利 $Z$ 值（>20）的配方成功用于打印阵列微针，从而克服了 $Z$ 值预测的液滴形成限制，并证明了驱动参数的重要性。

压电 DOD 打印是一种高剪切工艺，可在 1～70pL 范围内以高精度（<5%RSD）产生高表面体积比的液滴。为了证明微针点胶过程的精确度和准确性，Vučen 等用 25 或 100 滴含有刚果红的配方打印双层微针，用于直接观察各层[12]。为了表征这种高剪切分配对疫苗稳定性的物理影响，在以不同压电方式分配之前和之后，通过单径向免疫扩散（SRID）分析了灭活的三价流感疫苗（含 30%w/v 海藻糖和 1%w/v PVA）的电压和频率。结果表明，较高的电压（≥50V）会对疫苗的稳定性造成影响，但在 30V 和 50～16 000Hz 时，可保证疫苗的完整性。

压电喷墨点胶可实现精确剂量的微成型，易于规模化生产，并且可用于有效或昂贵的治疗。与填充模具的雾化喷涂类似，这种微型模具填充技术适用于连续大规模制造，但必须仔细选择压电的驱动参数以实现合适的液滴形成及保持治疗剂的稳定性。

### 11.1.5 无模板法规模化微针制备技术

与模板法制备工艺不同，立体拉伸平版印刷法、液滴吹气法、电性拉拔法和 3D 打印等新颖的制备方法不需要使用模具就可实现微针的快速制备。其中，立体拉伸平版印刷法不仅可以制备高纵横比的微针，而且跟传统光刻相比，不需要掩模板及紫外光照，进而避免有毒光引发剂的使用。立体拉伸平版印刷法需要高温拉伸和固化热固性聚合物，限制了热敏感药物的应用。液滴吹气法通过气流将聚合物液滴塑造成可溶解聚合物微针，电性拉拔法则采用室温不接触的电流体驱动制备可降解聚合物微针。液滴吹气法、电性拉拔法和 3D 打印制备过程温和。下面将无模板法的规模化微针制备技术逐一介绍。

1）表面绘图法制备微针

液滴吹气法（DAB）[13]、电绘图[14]和立体拉伸平版印刷法[15]是阵列微针的直接制造技术。它们依赖于表面特性，并且与微模具无关。因为没有模具，所以需要其他作用力来控制微针形成的形状，纵横比（AR，作为高度与宽度）基本上是这些技术唯一可调节的几何参数。DAB 是 3 种工艺中最温和的一种，在室温下 10min 内即可完成制造，并且需要最少的生产设备[13]。如图 11-8A 所示，微针材料的溶液液滴被分配到板上，两个板相互堆叠，使液滴接触（图 11-8B）；接着用空气流将两块板分离，最终在每块板上制得阵列微针。通过用不同长度的染料制造 CMC、HA 或 PVP 微针并测量微针的轴向断裂力证明了 DAB 的有效性。结果表明，CMC 微针具有最高的机械强度。利用此法规模化制造的负载胰岛素的阵列微针在糖尿病小鼠中，实现了与皮下注射相同胰岛素剂量相当的生物利用度，并成功降低血糖。

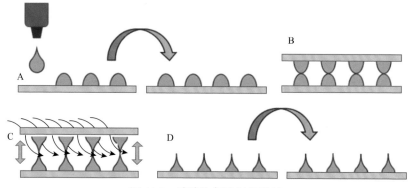

**图 11-8　液滴吹气法制备微针**

液滴吹气法是一种无微模具制造工艺，可在室温下在 10min 内通过四个步骤规模化制造阵列微针：A. 将液滴分配到板上；B. 两块板相互堆叠，使液滴接触；C. 当两块板提拉分离时，在板间通入空气流，形成细长的微针结构、且被分离；D. 在每块板上形成微针阵列

　　在距离微针材料溶液液滴固定处加热表面上的极性介电晶体（如钽酸锂），通过电绘图法可在 20～40℃实现阵列微针的无接触规模化制备[14]。微针材料溶液液滴被分散在基板表面（图 11-9A），然后通过施加电流体动力（图 11-9B）塑造成微针针体，进一步通过优化的加热处理（10min，40℃）最终实现针体及针尖的锐化（图 11-9C）。相关文献报道了借助罗丹明 6G、尼罗红或罗丹明标记人血清白蛋白，研究人员使用碳酸二甲酯中的 PLGA 大规模制备出了可视化的阵列微针[14]。

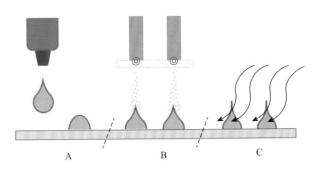

图 11-9　电绘图是一种无须微针模具的规模化制备工艺，可在 20～40℃下使用三个步骤制造微针：**A.** 将微针材料溶液液滴分散到基板表面；**B.** 极性电介质晶体（如钽酸锂，LiTaO₃，一种热释电结晶固体）在距液滴固定距离处被加热，产生将液滴拉成微针形状的电流体动力；**C.** 微针在溶剂蒸发后固化，通过优化的加热处理（10min，40℃）最终实现针体及针尖的锐化

　　此外，研究人员还通过立体拉伸平版印刷法，使用含有抗坏血酸-2-葡萄糖苷（1%w/w）和烟酰胺（1.5%w/w）的麦芽糖制备了阵列微针[15]。麦芽糖在高于 102～103℃的熔化温度时为液体，冷却后黏度会在狭窄的 95℃±4℃玻璃化转变温度范围内快速增加。玻璃态时的黏度是规模化制备时必须控制的关键参数。如图 11-10

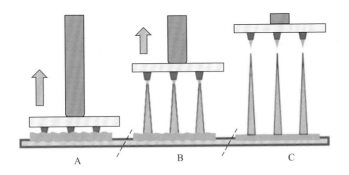

图 11-10　立体拉伸平版印刷法是一种无模具微针制造工艺。它利用麦芽糖等热塑性材料的玻璃态在三个主要步骤中制造微针：**A.** 将麦芽糖熔化到板上，然后将连接到另一个板上的一系列柱子降低到熔体中；**B.** 通过以控制速度将顶板从熔体中拉出，从而控制冷却速率，将玻璃态的麦芽糖拉制成连接在柱子上的细长结构；**C.** 微针从基板上剥离

所示，为了通过立体拉伸平版印刷法制造阵列微针，将麦芽糖熔化到板上，然后将连接到拉伸板上的一系列柱子降低到熔体中。拉伸板以可控的速度从熔体中拉出，最终以可控的冷却速率分步进行，使得麦芽糖被拉长成微针结构。我们可用这种方法制备超高纵横比（AR＞100）的阵列微针。

虽然上述三种拉伸技术是在没有模板的情况下进行微针制备的，但规模化生产时仍可能需要批处理以适应成型步骤。液滴吹气法最适合热不稳定型药物，而电绘图法更适合热稳定型药物，尤其是递送通过高纵横比的微针，渗透到高度血管化的下层真皮的药物。立体拉伸平版印刷法适用于连续过程、个性化医疗和针对性护理模式。所有这三种技术面临的主要障碍在于灭菌或无菌处理，为避免环境的影响和更高的相关污染风险，需要在层流罩或洁净室中开展微针的生产和加工过程。上述微针的皮下溶解，以及溶解后的皮下累积相关安全问题也需要解决。大量研究表明，麦芽糖可在皮下安全溶解，且不会造成累积，已成功应用在胰岛素输送及血糖监测试纸的微针辅助诊断研究中[16]。

2）立体光刻技术规模化制备微针

立体光刻技术是一种可规模化的微针制备技术，通过该掩模或数字光处理器（DLP）引导紫外光进行聚合，掩模或数字光处理器调控每层的形状，最终制得连续的树脂层阵列微针[17]。为防止不必要的聚合，提高生产工艺效率，在紫外光/树脂界面处集成一个透氧窗口（图11-11A），通过连续液体界面法，可实现微针材料溶液的连续生产[18]。图11-11B显示了相同的光刻设置，但没有透氧窗口，这就会导致微针和紫外光/树脂界面之间的不受抑制的聚合。Davis 等[18]创建了

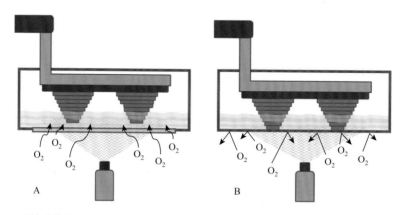

**图11-11 连续液体界面法生产是一种无模具立体光刻技术，以10min/阵列的速度制造微针。其利用紫外光/树脂界面处的透氧窗口以提高效率和准确性**

A. 使用透氧窗口抑制微针结构在界面上的聚合，避免了分离和校准步骤；B. 使用没有透氧窗的传统工艺，自下而上制备微针，常伴随微针和紫外光/树脂界面之间的不受抑制的聚合，需要分离和校准步骤，会导致与设计尺寸的偏差

Bworking 曲线（TMPTA，一种模型树脂，具有快速光聚合和低黏度的理想加工特性），制造了方形锥体、箭头、分层和转塔微针，证实了连续液体界面法的实用性。针对 TMPTA，根据 Bworking 曲线得出的参数，同样也适用于聚丙烯酸（PAA）、甲基丙烯酸酯功能化的聚己内酯（PCL）和聚乙二醇（PEG），最终可制备可膨胀、生物相容性水凝胶微针。在 TMPTA 微针的规模化生产过程中，光强范围为 $1.35\sim5.4\text{mW/cm}^2$，而生物相容性微针的紫外光强度为 $1.2\sim8.9\text{mW/cm}^2$。微针针体的构建速度范围为 $25\sim100\text{mm/h}$，以 10min/贴规模化生产阵列微针。

上述微针制备技术依赖于紫外光照射，因此不适合直接负载在聚合波长下会发生光降解的药物。此外，洗涤步骤中使用的未聚合单体和（或）残留溶剂如果有毒或缺乏生物相容性，也会存在安全隐患。阵列微针属于无菌产品，在立体光刻技术中使用紫外光同时也可以起到灭菌的作用。

3）喷墨打印法规模化制备涂层微针

喷墨打印法是一种具有高精度、高准确性的规模化生产方式。该技术具有皮升尺度的液滴体积及与水溶液/有机溶剂的相容性，是微针涂层的合理选择。研究人员已实现了多种分子的成功打印[19]。Boehm 等[20]使用压电 DOD 喷墨打印了涂层含有量子点的聚甲基乙烯基醚/马来酸酐（PMVE/MA）阵列微针。该方法将含有 $2\sim10\text{nm}$ 纳米晶体的磷酸盐缓冲盐水/硼酸盐缓冲液填充到 1.5mL 储液器中，并通过单个 21.5μm 喷嘴以十层厚的三角形图案打印到微针上。虽然扫描电子显微镜（SEM）揭示了涂层微针表面存在水解和结晶，但涂层微针（500μm 宽和 1000μm 高）可在 1h 内将量子点递送到猪皮下约 200μm 的深度。在另一项研究中，Boehm 等[21]使用改进的打印参数，包括液滴速度、墨盒温度、液滴间距、液滴数和发射频率，制备了多种成分的涂层聚乙醇酸（PGA）微针。为了制备水溶性释放层，将十层 PMVE/MA 的二甲基亚砜溶液喷墨打印到微针上，接着是 20 层椰子油-苯甲醇负载的伊曲康唑（一种疏水性抗真菌剂）。通过亚甲基蓝标记后，光学显微照片显示在猪皮下 3h 内可实现伊曲康唑层的释放。在另一项 3D 喷墨打印研究中，将明胶、海藻糖、Soluplus（聚乙烯基己内酰胺-PVA-PEG 的共聚物）或聚 2-乙基-2-噁唑啉（POX）水溶液中的胰岛素层打印到不锈钢微针上，Ross 等[22]发现 30min 时高达 95%的 Soluplus 实现了体外释放。通过优化的压电参数包括 $1\sim5\text{m/s}$ 的喷嘴速度、100V 施加电压和 60μs 脉冲持续时间，300pL 的胰岛素/聚合物溶液液滴通过 50 次循环成功打印。

与传统的多步浸涂工艺相比，喷墨印刷涂层具有高准确性、可重复性、浪费少和可规模化生产等明显的优势。此外，多步浸涂工艺还受到微针表面积（即平面表面）的限制与影响。如前文所述，喷墨印刷技术非常适用于微针的规模化生产。但同时，喷墨印刷技术还需要控制打印参数、喷嘴尺寸等，以实现微针表面的有效涂覆且避免堵塞喷嘴。此外，还需考虑涂层配方和微针针体材料之间的兼容性。对基础微针进行灭菌之后再喷涂无菌的涂层，还可减少或避免由伽马辐射或热处理灭菌基础微针引起的不利影响。

4）3D打印阵列微针技术

3D打印是一种基于逐层打印、逐层叠加的快速成型技术，具有精度高、可满足个性化需求等优点，因此3D打印聚合物微针发展迅速。3D打印是一种制备可溶性微针的新技术，通过计算机辅助设计（CAD），可以快速设计和打印出微针，且可自定义微针密度、长度和形状。常用的3D打印技术包括选择性激光烧结（SLS）、立体光刻（SLA）和熔融沉积模型（FDM）。SLS和SLA打印机能够生产长度小于100μm的微针，但这些打印机价格昂贵，而且制备材料大都不具有生物相容性；FDM用途广泛，成本效益高，可利用生物相容性较好的材料进行打印，如PLA和PVA等，但FDM技术的分辨率低于其他印刷方法，制备的样品不够精细。Luzuriaga等[23]展示了一种新的制备方法：将FDM技术与湿法蚀刻相结合制备微针（图11-12）。该方法能显著改善微针的打印尺寸，从而得到理想的尺寸和形状。

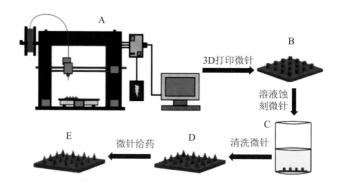

**图11-12　3D打印FDM技术与湿法蚀刻技术相结合，制备可溶性聚合物微针示意图**

A. 计算机辅助设计微针；B. 3D打印FDM技术制备微针；C. 碱性溶液化学蚀刻微针；D. 用水冲洗蚀刻后的微针；E. 装载药物后的微针

## 11.1.6　聚合物微针成型方法对比与选择

从模具加工复杂程度、可实现批量化生产的规模、工艺控制可以达到的精度及可实现制品结构的复杂程度四个方面对比下述几种成型方法，如表11-2所示。

**表11-2　阵列微针加工成型方法对比**

| 对比因素 | 双辊式热压 | 平板热压 | 微注塑 | 弹性体浇筑 |
|---|---|---|---|---|
| 模具加工复杂程度 | 一般 | 较易 | 较复杂 | 较易 |
| 可实现批量生产的规模 | 较大 | 较小 | 较大 | 较大 |

续表

| 对比因素 | 双辊式热压 | 平板热压 | 微注塑 | 弹性体浇筑 |
| --- | --- | --- | --- | --- |
| 工艺控制精度 | 一般 | 一般 | 较高 | 较高 |
| 可实现微针结构复杂程度 | 一般 | 较低 | 较高 | 较高 |

就模具加工复杂程度而言，从易到难依次是平板热压、双辊式热压、微注塑成型。平板热压成型模具结构相对简单；双辊式热压成型需在圆形辊轮表面加工型腔，难度相对较大；微注塑成型模具的型芯加工难度与平板热压模具相当，只是微注塑模具结构复杂。就可实现批量化生产的规模而言，从小到大依次是平板热压成型、双辊式热压成型、微注塑成型。平板热压成型一次只能成型一个制品，而且需要人工操作；双辊式热压成型可实现连续成型，还需切割制品；微注塑成型可实现一模多腔全自动连续生产。就工艺控制精度而言，微注塑成型精度最高，平板热压成型和双辊式热压成型都需人工参与，不是完全封闭的全自动生产线。因此，工艺控制可以达到的精度相对较低。只要调好机器参数，微注塑成型就可以实现封闭化全自动生成，不可控因素相对较少，工艺控制可以达到的精度较高。就可实现制品结构复杂程度而言，由简到繁依次是平板热压成型、双辊式热压成型、微注塑成型。平板热压成型可以加工的制品结构比较单一；双辊式热压成型相较于平板热压成型可加工的制品结构相对复杂；微注塑成型可以加工各种复杂结构，根据生产需求实现复杂制品的大规模生产。综上所述，微注塑成型技术是以上三种可实现方法中最优的成型方法。

图 11-13 展示了注塑成型、热压和弹性体浇筑的定性规模经济比较。注塑成型的初始成本最高，在机器设备、注塑模具和具有微结构（母版）的模具镶件方面的投资成本很高。但大产量和短周期可大大降低每个产品的成本。由于只需要

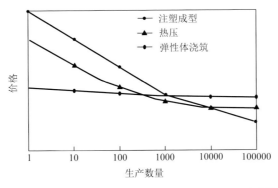

图 11-13　阵列微针加工技术的定性规模经济比较[24]

复制模具插件，热压法具有较低的设备初始成本。然而，当考虑到更大产量时，热压和二次操作步骤中则需要更长的循环时间，将投入比注塑成型更昂贵的费用。同样只需复制模具插件，弹性体浇筑也具有较低的初始设备成本。但加工过程会产生人工和实验成本，导致恒定的硬件成本等巨大的花费，因此弹性体浇筑法也不具有显著的规模化经济效益[24]。

总之，热压和弹性体浇筑主要用作原型制作或中小批量生产技术。实验室中的科学研究常使用这些处理方法来获得用于测试药物递送的微针阵列。而主动透皮给药工业生产环境需要大批量制备，因此，注塑成型是一种理想的规模化生产工艺[24]。

## 11.2 微针在疾病治疗领域的临床转化

近年来，针对皮下注射针和透皮贴剂的不足，人们开发了微针给药系统，利用药物透皮递送技术克服传统方法的局限性，它被认为是两者的结合体。微针递送药物的机制是将活性成分装载于微针阵列中，药物与皮下组织间质液之间的浓度梯度形成驱动力，促使药物缓慢释放进入体内微循环系统。相比于皮下注射针和透皮贴剂，微针给药系统有如下优势：①可使大分子穿透角质层；②几乎无损伤性、无痛感、依从性高；③使用方便、剂量稳定、可控性强；④生物利用度高，成本低；⑤患者可自行给药，方便安全。因此，微针给药系统在肿瘤、眼科疾病、麻醉、牙科等领域的应用前景非常可观，也会给医疗、保健和生物学等领域带来新的突破[26, 27]。然而，将微针技术与治疗药物递送相结合开发医用微针仍然停留在科研和临床阶段，目前市场上的微针产品多用于医美行业。上市的医用微针产品不多，有的是在针体中预装药物给药，但更多的微针产品属于未载药的给药装置，用于多类药物的递送（表11-3）。第一款微针产品是德国的滚轮式微针Dermaroller，用于皮肤皱纹、红斑、水肿、色素沉着和瘢痕的预防与治疗。针体规格有0.2mm、0.5mm、1.0mm和1.5mm，可根据皮肤情况选用不同长度，还可以与其他配套产品联合使用。

表11-3 部分上市药用微针产品

| 产品名称 | 公司 | 产品特点 |
| --- | --- | --- |
| V-Go | Valeritas | 一次性胰岛素给药 |
| Soluvia | Becton Dickinson/Sanofi-Pasteur | 用于蛋白类生物制品递送 |
| Nanosoft | Fillmed/NanoPass | 用于眼周区域注射自体血清 |
| MTS | 3M | 用于疫苗和胰岛素递送 |

Valeritas 公司开发的 V-Go，是一款为成人 2 型糖尿病患者设计的一次性小型胰岛素注射装置（实质是空心微针），需要 24h 贴在皮肤上，可按需注射胰岛素。V-Go 支持预先设定胰岛素注射的基础速率，如 0.83U/h、1.25U/h 或 1.67U/h，在 24h 内这三种速率就分别能注射 20U、30U 或 40U 的胰岛素（U 为 Units 缩写，该装置的注射单位）。如若患者需求量大，可以在基础速率的基础上，增加每小时胰岛素的注射量。

美国 Becton Dickinson 和 Sanofi-Pasteur 公司开发的 Soluvia，实质是微针注射器，针体长度约 1.5mm（普通注射器的针头长度为 25～40mm），最大容量为 130μL，给药全程不接触神经，因此可以使患者无痛感或痛感较轻。该产品可一次性使用，也可同一患者反复使用。因给药剂量有限，这种微针注射器通常用于蛋白类生物制品的递送，如生长激素、干扰素、胰岛素、促红细胞生成素、疫苗等，同时也能用于高活性的小分子药物（如吗啡、美洛昔康、抗肿瘤药等）递送。

3M 公司也是微针技术的先行者，他们开发的微结构透皮给药系统（microstructured transdermal system，MTS）是硬币大小的贴剂，是具有数百个针头的微针阵列，针头长度 1mm 左右，可实现无痛给药。MTS 针体采用Ⅵ级医用高分子材料，其强度能穿刺角质层，韧性能防止针体断裂。针体外有涂层用以改善稳定性，即便在针体中有药液的情况下也能室温保存。给药时将该贴剂贴在皮肤上，10min 后撕去贴剂便完成了药物递送。目前主要用于疫苗和胰岛素的递送，前者对象是儿童，后者对象是糖尿病患者。3M 公司在 MTS 技术的基础上还开发了另一款空心微针产品，名为 3M 储库型微结构透皮给药技术（HMTS）。HMTS 与 MTS 的区别在于针头内部中空，可用于注射大剂量药物。注射 1mL 药液所需时间在 5～40min 内，使用方法与 MTS 相同。该产品采用了"可穿戴设备"的设计理念，可以固定在衣着上，给药时患者可以随意走动。

Nanosoft 是 Fillmed/NanoPass 公司开发的另一款微针注射器，由三个 0.6mm 的中空金字塔形针头组成，采用的注射技术被称为 MicronJet600。该技术采用传统的中胚层疗法，注射后在真皮层形成一个"药物储库"，从而实现药物的缓慢递送。该技术除了可用于皮内注射，还因针头小可用于眼周区域的注射。该产品目前主要用于医美行业，用于注射富含血小板（platelet rich plasma，PRP）自体血清，解决皮肤老化、皱纹、色斑和毛孔粗大等顽固性问题，医美行业将该法称为"PRP 自体血清回春术"。该产品的另一个医美行业用途是注射菲洛嘉的专利产品，其核心成分为新细胞封装因子（new cellular encapsulated factors，NCEF），目前尚未有药用的相关报道。

尽管市场上已有少量医用微针产品，但更多的医用微针产品仍处于临床试验阶段。通过在 ClinicalTrials.gov 数据库中使用关键字"microneedle"或"microinjection"进行搜索，排除了实际上并不涉及微针使用的研究之外，最终确定了 79 项临床试验。

在这些临床试验中，25%处于阶段 1，17%处于阶段 2，10%处于阶段 3，3%处于阶段 4。大部分试验（45%）没有按阶段（N/C）正式分类。数据显示，临床试验活动逐年增加，从 2007 年报告的第一项增加到近年来每年超过 10 项。迄今为止临床试验活动最多产的一年是 2012 年，共有 16 项临床试验，其中 6 项处于阶段 2 或阶段 3。此外，鉴于临床研究阶段表现出的良好治疗效果，2015 年至 2018 年期间 19%的临床研究从早期阶段（阶段 1 和阶段 2）过渡到阶段 3 或阶段 4。尽管有些临床研究正在招募（5%）、尚未招募（10%）、已终止（3%）或状态未知（13%），大多数报告的临床研究已完成（70%）。

几乎所有的临床试验都集中在将药物输送至皮肤或眼睛内，只有少量用于诊断和胚胎移植中的辅助孵化。在递送方面，27%的临床试验研究了小分子的递送，其次是生物分子（22%）和疫苗（18%）。综合考虑生物分子和疫苗，与小分子药物（27%）相比，多数临床试验研究探讨了微针在递送生物制剂（即生物分子和疫苗，约占 40%）方面的潜在临床效用。除此之外，微针辅助能量递送相关的临床试验研究约占 16%，另有 12%的试验仅使用安慰剂。临床试验中所用的微针类型主要有空心微针（44%）、实心微针（33%）、涂层微针（6%）和可溶性微针（6%）。在临床试验所针对的疾病类型方面，应用于皮肤病治疗的临床试验研究最多（18%），其次是流感疫苗接种（11%）、眼部疾病治疗（11%）、糖尿病（10%）、皮肤对微针装置安全性和耐受性的评估（10%），以及美容（8%）和止痛/麻醉（5%）。

### 11.2.1　微针在糖尿病治疗中的临床应用

糖尿病是以高血糖为特征并可能伴随严重并发症的代谢性疾病，近年来已经成为危害公众健康的重大疾病之一，是除心血管疾病和肿瘤疾病之外的第三大疾病。最新数据显示，预计 2045 年全球糖尿病患者人数或达到 7 亿。

胰岛素是由胰岛 β 细胞分泌的一种蛋白质激素，是机体内唯一可降低血糖的激素，是目前治疗 1 型和 2 型中晚期糖尿病的首选药物。据 IMS 数据统计，全球胰岛素制剂总体市场规模超过 330 亿美元，占据糖尿病治疗近一半的市场。使用胰岛素降低糖尿病患者的血糖效果最强，无肝肾不良影响。早期使用胰岛素还可有助于保护和修复胰岛 β 细胞功能。但是胰岛素半衰期短，需要频繁注射给药，使用不便。因此，开发简单便捷的胰岛素递送方法，实现有效地控制血糖是目前糖尿病治疗中急需解决的难题。

微针的出现为胰岛素等大分子药物的经皮给药带来了希望。随着微加工技术的逐渐成熟和材料种类的日益丰富，用于递送胰岛素的微针种类也逐渐多样化[28]。在临床前研究中，胰岛素可通过固体、空心、涂层、可溶和溶胀微针进行给药（表 11-4）。固体微针主要的优势是具有优异的力学性能，在胰岛素递送过程中主要用于预处理皮肤，突破角质层的障碍，为胰岛素的扩散提供通道。但是固体微针通常无法定量给药，并且硅、金属等制备的固体微针还可能存在皮下断裂的风险。涂层、可溶和溶胀微针中的胰岛素均为固体状态，方便运输和存储。但涂层微针有限的表面积使得其载药量有限，涂层厚度与均一性不好控制。溶胀微针为胰岛素的持续释放或控制释放提供了新的途径，可以通过控制材料交联程度或者修饰生物响应型基团等实现按需释放胰岛素，并在给药后完整地从皮肤上移除。但溶胀微针释放胰岛素的速率较为缓慢，不适用于胰岛素的快速释放。此外，溶胀微针给药时，需要一直贴附在皮肤上，这可能会造成皮肤过敏等问题。可溶性聚合物微针给药时会在皮下溶解，给药后无尖锐的医用废弃物，其药物起效时间与微针基质材料的溶解速率有关，选用合适的基质材料，甚至可以达到与同剂量注射给药相同的降血糖效果。可溶性聚合物微针刺透表皮后在真皮层溶解释药，针体的聚合物会沉积于皮肤，不适合长期且频繁地使用。相比之下，空心微针是最接近皮下注射的一种微针，可以通过压力驱动液体制剂，再外接一个导管池便可以达到持续大量给药的效果，目前市场上已有商品在售。但空心微针的稳定性较差，容易被皮下组织堵塞，造成药物泄漏。

表 11-4　微针在糖尿病治疗中的临床应用

| | 标题 | 用途 | 干预 | 地点 | 临床试验分期 | 状态 |
|---|---|---|---|---|---|---|
| 1 | 微针递送胰岛素治疗 1 型糖尿病 | 1 型糖尿病 | 微针、皮下胰岛素导管 | 美国 | 阶段 2阶段 3 | 已完成 |
| 2 | 微针贴片测量血糖 | 糖尿病 | 微针贴片、静脉内导管、柳叶刀 | 美国 | 不适用 | 已完成 |
| 3 | 增强表皮抗原特异性免疫治疗试验 | 1 型糖尿病 | 胰岛素原@金纳米颗粒 | 英国 | 阶段 1 | 未知 |
| 4 | 评估通过 MicronJet 或传统针头注射胰岛素的安全性、药代动力学和药效动力学的初步研究 | 皮内注射 | MicronJet | 以色列 | 早期阶段 1 | 已完成 |
| 5 | 1 型糖尿病皮内/皮下递送胰岛素和胰高血糖素的药代动力学 | 1 型糖尿病 | 皮内注射、皮下注射 | 美国 | 阶段 2 | 未知 |

为提高患者的依从性，研究人员以空心微针进行了胰岛素的皮内给药研究。多项临床试验表明，空心微针皮内注射胰岛素能加速其吸收和代谢。Norman 等[29]以患 1 型糖尿病的儿童和青少年为对象的研究表明，与插入皮下导管相比，空心微针插入产生的疼痛感显著降低（$P = 0.005$），给药后胰岛素起效时间快 22min（$P = 0.0004$）。使用空心微针装置进行皮内递送胰岛素能明显降低插入疼痛，改善

患 1 型糖尿病的儿童和青少年对胰岛素给药的依从性，并且空心微针皮内递送胰岛素起效更快。Kochba 等[30]开展的一项使用 MicronJet®皮内注射胰岛素的研究结果表明，皮内给药达峰时间 $T_{max}$ 相比于皮下给药显著减小（中位数 35min vs. 87.5min，$P<0.001$），胰岛素最大血药浓度（$C_{max}$）无显著差异（中位数 80μU/mL vs. 55μU/mL，$P=0.085$）。但皮内给药与皮下给药相比，0～60min 内胰岛素曲线下面积（$AUC_{0-60min}$）增加（平均值±标准偏差，3821±1429 vs. 2534±737μU·min/mL，$P=0.01$），$AUC_{4-h}$减少（平均值±标准偏差，2054±858 vs. 2929±1412μU·min/mL，$P=0.02$）。胰岛素皮内给药与皮下给药的相对生物利用度相近［中位数 0.91（95% 置信区间 0.73～1.27）］。与皮下注射相比，皮内注射能防止餐后血糖快速升高，有效控制餐后血糖水平而避免血糖波动。Rini 等[31]在另一项临床研究中探讨了 3 天内皮内注射与皮下注射胰岛素的餐后药代动力学，结果表明采用空心微针皮内注射胰岛素吸收较快，$T_{max}$ 显著减小（平均值±标准偏差，28.5±13.2 vs. 47.7±22.8min，$P<0.0001$），$AUC_{0-1h}$（平均值±标准偏差，42.5±34.7 vs. 31.3±24mU·h/L，$P<0.0001$）与 $AUC_{0-1.5h}$（平均值±标准偏差，60.2±51.6 vs. 49.0±39.0mU·h/L，$P=0.0039$）显著增加，而 $C_{max}$（平均值±标准偏差，57.9±46.5 vs. 48.7±37.6mU/L，$P=0.0121$）和 $AUC_{0-4h}$（平均值±标准偏差，91.0±93.5 vs. 83.4±81.3mU·h/L，NS）无明显差异。

### 11.2.2　微针在皮肤疾病治疗中的临床应用

微针作为一种透皮给药技术，除了可以将药物活性成分缓慢释放进入体内微循环系统之外，还能够在对表皮不产生实质性损伤的前提下对真皮产生可控的刺激，利用微穿刺使表皮轻度渗血并引发局部创伤愈合，并带动下游的血小板生长因子、转化生长因子 α 和 β、结缔组织活化蛋白、结缔组织生长因子、成纤维细胞生长因子等一系列生长因子的释放。微针引发的可控损伤还可以部分松解硬化的胶原纤维，通过成纤母细胞的增生和迁移形成新生血管和胶原蛋白，并使细胞间质在局部沉积。因此，微针在病理性瘢痕、脱发和斑秃、色素性皮肤病、皮肤疣、光化性角化病等皮肤病的治疗领域均开展了临床试验研究（表 11-5）[32]。

表 11-5　微针在皮肤疾病治疗中的临床应用

| | 标题 | 用途 | 干预 | 地点 | 临床试验分期 | 状态 |
|---|---|---|---|---|---|---|
| 1 | 评估美白微针贴剂治疗面部晒斑的疗效和安全性 | 晒斑 | 美白活性微针 vs 空白微针 | 中国 | 不适用 | 受邀报名 |
| 2 | 可溶性透明质酸微针 vs 非剥脱点阵性激光治疗眶下皱纹 | 皱纹 | 可溶性透明质酸微针 vs 非剥脱点阵性激光 | 中国 | 不适用 | 未招募 |

续表

| | 标题 | 用途 | 干预 | 地点 | 临床试验分期 | 状态 |
|---|---|---|---|---|---|---|
| 3 | 射频微针和 A 型肉毒杆菌毒素治疗原发性腋窝多汗症 | 原发性腋窝多汗症 | 射频微针、A 型肉毒杆菌毒素 | 中国 | 不适用 | 已完成 |
| 4 | 微针在光动力治疗中的应用 | 光化性角化病 | 微针、氨基乙酰丙酸（ALA）、蓝光 | 美国 | 不适用 | 已完成 |
| 5 | 用于汗液诱导的毛果芸香碱微针 | 囊性纤维化 | 毛果芸香碱微针贴片、毛果芸香碱离子电渗疗法 | 美国 | 不适用 | 招募中 |
| 6 | 微针外用肉毒杆菌毒素治疗手掌多汗症 | 多汗症 | 微针、假微针、A 型肉毒杆菌毒素、盐水 | 美国 | 阶段 1 | 已完成 |
| 7 | 用于银屑病斑块的微针贴片 | 银屑病 | 微针贴片、贴片、控制 | 韩国 | 不适用 | 未知 |
| 8 | 微针和三氯乙酸治疗黄褐斑 | 黄褐斑 | 微针 | 埃及 | 不适用 | 未知 |
| 9 | 在光动力治疗中使用微针缩短治疗时间 | 光化性角化病 | 滚轮微针、ALA、蓝光 | 美国 | 不适用 | 已完成 |
| 10 | 射频微针治疗中重度寻常痤疮的试验 | 寻常痤疮 | 射频微针治疗、光动力疗法 | 中国 | 不适用 | 未知 |
| 11 | ALA 微针用于光动力治疗面部光化角质病 | 光化性角化病 | 白炽灯辐照：ALA、生理盐水 | 美国 | 阶段 2 | 已完成 |
| 12 | 轻度斑块型银屑病非侵入性采集的微针装置样本在转录组学分析中的应用分析 | 寻常型银屑病 | 微针装置 | 加拿大 | 不适用 | 已完成 |
| 13 | 皮肤 T 细胞淋巴瘤患者中的微针阵列多柔比星 | 皮肤 T 细胞淋巴瘤 | 微针阵列-多柔比星 | 美国 | 阶段 1 | 招募中 |
| 14 | 分次射频微针治疗原发性腋窝多汗症 | 原发性腋窝多汗症 | 分次射频微针 | 中国 | 不适用 | 已完成 |
| 15 | 健康志愿者中的安慰剂微针和多柔比星微针在基底细胞癌受试者中的功效/安全性 | 基底细胞癌 | 含多柔比星、空白微针 | 美国 | 阶段 1 阶段 2 | 招募中 |
| 16 | 使用射频微针分段皮肤重塑的 EndyMed Pro 系统的安全性和有效性 | 老化 | EndyMed Pro™ 射频微针 | 以色列 | 不适用 | 已完成 |
| 17 | 1927nm 铥激光与点阵微针射频设备联合治疗改善皮肤衰老的有效性和安全性评价研究 | 皱纹 | 分数射频微针、1927nm 波长的铥激光器 | 韩国 | 不适用 | 未知 |

　　微针能刺激真皮胶原的再生，促进皮肤修复再生，可用于痤疮凹陷性瘢痕的治疗。一直以来，萎缩性面部瘢痕始终缺乏行之有效的治疗手段，尤其是那些根

深蒂固和（或）涉及大部分面部的瘢痕。微针或皮肤滚轮疗法是治疗此类瘢痕的新疗法，简单且有效。Majid[33]募集了 37 名萎缩性面部瘢痕志愿者进行滚轮微针治疗，评估了滚轮微针对不同病因萎缩性面部瘢痕的疗效。其中，36 名志愿者完成了治疗计划，并通过临床和连续摄影对志愿者瘢痕进行评估和分级。34 名志愿者的瘢痕严重程度降低了一到两个等级，超过 80%的志愿者将治疗评估为"优秀"。El-Domyati 等[34]募集了 10 名患有不同类型萎缩性痤疮瘢痕的志愿者接受 3 个月皮肤微针治疗（每两周治疗 1 次，共 6 次）。治疗结束后，萎缩性痤疮瘢痕有明显的临床改善。Ⅰ、Ⅲ、Ⅶ型胶原蛋白和新合成胶原蛋白含量有所增加（$P<0.05$），而弹性蛋白含量显著降低（$P<0.05$），总体满意度达 80%～85%（$P = 0.001$）。Cachafeiro 等[35]将 46 位面部萎缩性痤疮瘢痕志愿者随机分为微针治疗组和非消融点阵铒激光（1340nm）治疗组，以每个月 3 次的频率进行治疗。结果表明，微针和激光在治疗萎缩性痤疮瘢痕方面具有可比性且有效，但微针具有良好的耐受性，副作用更少，恢复期更短。在治疗痤疮瘢痕时，微针还可联合 15%三氯乙酸、手术、激光等多种治疗方式，效果更佳。

除了痤疮瘢痕之外，微针还可以应用于治疗烧伤或其他原因引起的萎缩性瘢痕或增生性瘢痕。Aust 等[36]对南非和德国的 480 名细皱纹、皮肤松弛、瘢痕和妊娠纹患者进行了回顾性分析，他们利用滚轮微针对患者进行经皮胶原蛋白诱导治疗以产生更紧致光滑的皮肤。手术前，在患者患处涂抹至少 4 周维生素 A 和维生素 C。最终，德国患者普遍认为治疗效果达 60%～80%。Aust 等[37]对其中 20 名患者进行了组织学检查，结果显示术后 6 个月胶原蛋白和弹性蛋白沉积显著增加。术后 1 年，表皮棘层厚度增加 40%，颗粒层增厚，瘢痕边缘部分正常化。

雄激素性脱发是一种遗传因素参与且依赖雄激素作用的特征性脱发，主要药物治疗方法是局部使用米诺地尔和口服非那雄胺。相比之下，微针治疗除了能够高效递送米诺地尔，还能刺激干细胞，诱导局部生长因子聚集，有利于毛发生长相关基因表达。Dhurat 等[38,39]对 100 名雄激素性脱发男性患者进行了为期 12 周的临床观察，结果表明，5%米诺地尔联合微针治疗效果优于单一使用米诺地尔。治疗结束后，微针组在 1cm$^2$ 固定区域平均头发数量明显多于米诺地尔组（91.4 vs 22.2）。微针组中有 40 名患者在 7 点视觉模拟评分中得到＋2～＋3，而米诺地尔组中没有患者得到相同的分数。此外，微针组中有 41 名（82%）患者认为治疗效果超过 50%，而米诺地尔组只有 2 名（4.5%）患者做出相同的判断。对雄激素性脱发常规治疗不满意的患者通过微针治疗获得了良好的反应。此外，微针组治疗起效快，6 周就观察到新生毛发，而米诺地尔组则需要 10 周。

黄褐斑是一种常见于面部的色素性皮肤问题，主要分布在颧、颊、鼻、前额、颏等部位，呈边界不清晰且形状不规则的黄褐色或黑色斑片，没有明显的自觉症状，常见于中青年女性。黄褐斑通常难以治疗，许多患者不能完全缓解且常常复发。通常需要针对多种致病因素（如光损伤、炎症、血管异常和色素沉着异常）进行综合治疗才能获得最佳临床治疗效果。现有的治疗手段包括：多种抑制黑色素生物合成和增加表皮细胞更新速率的药物，以及加速黑色素去除、但不影响黑色素合成和黑色素小体从黑色素细胞转运至角质形成细胞的化学剥脱和激光。相比于激光治疗，透皮药物递送的微针疗法更佳。Budamakuntla 等[40]募集了 60 位中到重度黄褐斑患者，随机分为两组，分别在第 0、4 和 8 周进行局部皮下注射氨甲环酸治疗和微针透皮递送氨甲环酸治疗，并连续 3 个月进行随访。治疗结束后，根据黄褐斑面积和严重指数（MASI）进行评分，局部皮下注射组的 MASI 评分提高了 35.72%，而微针组提高了 44.41%，具有显著性差异（$P<0.001$）。此外，局部皮下注射组中 6 名患者（26.09%）和微针组中 12 名患者（41.38%）MASI 评分提高了 50%以上。

日光性角化病（solar keratosis）又称老年角化病，多见于中年以上男性。主要发生于曝光部位，皮损为褐色角化性斑片，表面覆以不易剥离的黑褐色鳞屑，有恶化为鳞癌的可能。微针可以为日光性角化提供辅助治疗。Torezan 等[41]募集了 10 名多发性光化性角化病和光损伤患者，在患者面部一侧先后进行轻柔刮除和常规氨基乙酰丙酸甲酯光动力治疗，另一侧先后进行微针穿刺和氨基乙酰丙酸甲酯光动力治疗，在第 30 和 90 天评估光损伤、光化性角化清除和副作用的改善情况。在第 30 天，光损伤、斑驳色素沉着、粗糙度和黄褐色的整体评分在两侧都有所改善（$P<0.05$），但细纹仅在微针 + 光动力治疗一侧有所改善（$P = 0.004$）。在第 90 天，微针 + 光动力治疗一侧的面部红斑（$P = 0.04$）和粗皱纹（$P = 0.002$）也有所改善。应当指出，此时红斑（$P = 0.009$）、水肿（$P = 0.01$）、结痂（$P = 0.01$）和疼痛（$P = 0.004$）在微针 + 光动力治疗一侧的治疗效果尤为显著。微针辅助光动力治疗是一种安全有效的方法，在改善皮肤光损伤方面的美容效果优于常规氨基乙酰丙酸甲酯光动力治疗。

## 11.2.3 微针在疫苗接种中的临床应用

疫苗是指用各类病原微生物及其代谢产物，经过人工减毒、灭活或利用转基因等方法制成的用于预防接种的生物制品，是预防疾病最有效的手段之一。传统接种方式主要为皮下或肌内注射，免疫效果好，但注射剂量大，且具有疼痛感，接种者依从性低。随着疫苗接种方式的不断改进，皮内注射疫苗的方式受到了广泛关注。表皮和真皮层分布有大量的免疫细胞，主要包括表皮中的朗格汉斯细胞和真皮中的树突状细胞。朗格汉斯细胞和树突状细胞属于专职抗原提呈细胞，能够捕获摄取抗原并将其呈递给 T 细胞识别，从而启动多样性免疫应答过程。经皮免疫微针是发展较为迅速的一种皮内注射疫苗的方式，用于递送疫苗时能够将疫苗有效地传递进入皮肤内部从而被朗格汉斯细胞和树突状细胞识别处理,进而引发强烈体液免疫和细胞免疫应答(表 11-6)[42]。

**表 11-6　微针在疫苗接种中的临床应用**

| | 标题 | 用途 | 干预 | 地点 | 临床试验分期 | 状态 |
|---|---|---|---|---|---|---|
| 1 | 健康婴幼儿微针贴片依从性研究 | 疫苗接种、皮肤吸收 | 微针配方 1、微针配方 2 | 美国 | 不适用 | 已完成 |
| 2 | 由微针贴片或皮下注射针递送的灭活流感疫苗 | 流感 | 灭活流感疫苗、安慰剂 | 美国 | 阶段 1 | 已完成 |
| 3 | 剂量保留皮内 S-OIV H1N1 流感疫苗接种装置 | 流感感染 | S-OIV H1N1 疫苗 | 中国 | 不适用 | 已完成 |
| 4 | 评估低剂量流感疫苗安全性和免疫原性的初步研究 | 流感 | 流感疫苗(FLUARIX®) | 以色列 | 不适用 | 已完成 |
| 5 | 2010/2011 三价流感疫苗接种 | 流感 | TIV 2010/2011 流感疫苗、INT | 中国 | 不适用 | 已完成 |
| 6 | 免疫途径和流感免疫反应 | 流感 | INTANZA® 15、Vaxigrip®、INTANZA® 15T | 法国 | 阶段 1阶段 2 | 已完成 |

　　流感疫苗是用来预防流行性感冒的疫苗,通过注射流感疫苗以产生免疫力,可使老人、儿童、慢性病患者等人群受益。Holland 等[43]在一项多中心、随机研究中,对 1107 名 60 岁以上的志愿者使用中空微针皮内注射了三价灭活流感疫苗(15μg),并且与肌内注射相同剂量的三价流感疫苗进行对照。接种疫苗 21 天后,皮内注射的志愿者菌株特异性血凝抑制几何平均滴度优于肌内注射对照组($P < 0.0001$),皮内注射疫苗的血清保护率、血清转换率和平均滴度增加也优于肌内注射对照组。后续的临床研究表明,中空微针皮内注射三价流感疫苗(15μg)比肌内注射产生了更强的免疫应答,而且受试者对皮内接种的依从性更高。Levin 等[44]在 280 名健康成年志愿者中进行了一项利用皮内注射方式节省疫苗剂量的研究,利用 MicronJet™ 微针注射三价病毒体佐剂流感疫苗(3μg),与常规针头皮内注射相同剂量的 H1N1 和 B 型病毒株或肌内注射高剂量(15μg)H3N2 病毒株进行对照。结果表明,接受皮内注射的志愿者体内的菌株特异性血凝抑制几何平均滴度水平在统计学上最高,受试者体内的免疫反应显著提高。

　　狂犬病是由狂犬病毒引起的一种急性人兽共患病,预防接种是防止其感染的唯一手段。Vescovo 等[45]募集了 66 名年龄在 18~50 岁的健康志愿者,随机通过 3 种不同注射途径(DebioJect™ 皮内注射、常规针头皮内注射和肌内注射)

接种狂犬病疫苗。在第 0、7 和 28 天注射"Vaccin rabique Pasteur®"和生理盐水，两种皮内注射剂量是肌内注射剂量的 1/5。结果表明，DebioJect™ 是一种安全、可靠和高效的设备，与常规针头皮内注射和肌内注射相比，DebioJect™ 皮内注射时的疼痛感显著减轻。应当指出，所有受试者体内均产生了免疫应答且免疫效果无显著性差异。Laurent 等[46]利用具有 1~3mm 长度的 BD Soluvia™ 中空微针皮内注射低剂量（标准剂量的 1/4）狂犬病疫苗，与通过磨损的表皮经皮递送 1/2 标准剂量的狂犬病疫苗和肌内注射标准剂量狂犬病疫苗进行对照。在接种狂犬病疫苗第 0、7、21 和 49 天后，对 66 名健康志愿者体内针对狂犬病病毒的循环中和抗体进行临床评估。结果表明，利用 BD Soluvia™ 中空微针皮内注射狂犬病疫苗是安全、有效和可靠的，受试者获得了保护性的血清转换率。相比之下，通过磨损的表皮经皮递送 1/2 标准剂量狂犬病疫苗的对照组则未产生免疫应答。

脊髓灰质炎是由脊髓灰质炎病毒引起的严重危害儿童健康的急性传染病，脊髓灰质炎病毒为嗜神经病毒，主要侵犯中枢神经系统的运动神经细胞，以脊髓前角运动神经元损害为主。脊髓灰质炎疫苗可以预防脊髓灰质炎病毒感染，有口服滴剂、糖丸与注射等接种方式。目前口服脊髓灰质炎疫苗无法根除脊髓灰质炎，灭活脊髓灰质炎疫苗在发达国家已被成功用于根除脊髓灰质炎，但成本过高限制了其在发展中国家的应用。因此，皮内注射灭活脊髓灰质炎疫苗有望成为降低其有效剂量和成本的一种手段。Troy 等[47]以 2∶2∶2∶1 的比例将 231 名人类免疫缺陷病毒感染控制良好的志愿者随机分配接受皮内注射 40%和 20%标准剂量、肌内注射全标准剂量或 40%标准剂量灭活脊髓灰质炎疫苗。皮内注射使用 NanoPass 公司的 MicronJet600® 微针装置。结果表明，接受皮内注射 40%标准剂量疫苗的志愿者体内的免疫反应与接受肌内注射全标准剂量疫苗的志愿者相当，并产生了更高的抗体滴度。因此，皮内给药可以在不降低抗体滴度的情况下使灭活脊髓灰质炎疫苗接种剂量降低 60%。

## 11.2.4　微针在其他疾病治疗中的临床应用

由于眼睛的生理结构特殊，眼部疾病（包括眼前段和眼后段）的治疗充满挑战。传统的给药方式，如局部给药和全身给药，生物利用度低，难以达到治疗效果。临床常用的眼部注射给药，虽可克服生物膜屏障，但一系列严重的不良反应使患者的耐受性差。微针，是一种微创无痛且具有穿透性的给药方式，可将药物递送至眼前段和眼后段，在眼部疾病的应用中受到了广泛的关注（表 11-7）。

葡萄膜炎是眼科门诊中常见的一类眼病，因其病因复杂、病情反复、致盲率高，目前仍是眼科中的一块"硬骨头"。葡萄膜炎性黄斑水肿是葡萄膜炎最常见、最严重的并发症之一，也是导致葡萄膜炎患者视力下降甚至丧失的主要原因。激素的全身或局部给药是目前葡萄膜炎性黄斑水肿的主要治疗手段，但其副作用较大。美国 Clearside Biomedical 公司开发了一款新型药物——曲安奈德脉络膜上腔注射混悬液，利用中空微针（SCS Microinjector®）进行脉络膜上腔注射，可实现将药物输送到脉络膜与眼球外保护层（即巩膜）之间的脉络膜上腔，实现精准给药；药物直达病变部位，快速且充分地弥散到脉络膜及视网膜，使得药效更加持久；同时，脉络膜上腔给药，最大程度降低了糖皮质激素引起高眼压和白内障的可能性。这款产品已经由 Wan 等[48]完成了Ⅲ期临床试验，取得了良好的治疗效果，有望在短时间内上市。这将是全球首个基于脉络膜上腔注射给药方式开发的药品，是针对葡萄膜炎性黄斑水肿的全新治疗手段。

麻醉是用药物或其他方法使患者整体或局部暂时失去感觉，以达到无痛的目的进行手术治疗。目前的麻醉方式属侵入式，患者易产生焦虑和恐惧。其中，有 1.6%的普通人患有牙科注射恐惧症，微针可能有助于牙周、外科和牙髓治疗过程中的无痛给药，从而提高患者的依从性（表 11-7）。Daly 等[49]将 16 名健康志愿者随机分为表面涂抹 5%利多卡因凝胶的涂布微针贴片试验组和表面涂抹 5%利多卡因凝胶的平面贴片对照组，通过口腔黏膜渗透进行局部麻醉，志愿者随即进行三种不同的针头穿刺（挑战 1：针头只穿过口腔黏膜；挑战 2：针头通过口腔黏膜插入至接触骨；挑战 3：针头穿过口腔黏膜，并注射 2%的盐酸利多卡因），并采用视觉模拟评分法和 4 分言语评定量表评估疼痛。评分结果显示，试验组的疼痛程度显著降低，通过颊黏膜进行局部麻醉的志愿者疼痛评分更低。因此，利用表面涂抹局部麻醉剂的涂布微针贴片进行口腔麻醉，可以减轻牙科手术带来的疼痛，降低患者对局部麻醉的担忧，提高患者的生活质量。

表 11-7　微针在其他疾病治疗中的临床应用

| | 标题 | 用途 | 干预 | 地点 | 临床试验分期 | 状态 |
|---|---|---|---|---|---|---|
| 1 | 脉络膜上腔注射曲安奈德配合玻璃体腔注射阿柏西普 vs 单一阿柏西普治疗糖尿病性黄斑水肿 | 糖尿病性黄斑水肿 | 玻璃体腔注射阿柏西普、脉络膜上腔注射曲安奈德 | 美国 | 阶段 2 | 已完成 |
| 2 | 微针脉络膜上曲安奈德治疗葡萄膜炎的安全性研究 | 葡萄膜炎 | 曲安奈德 | 美国 | 阶段 1 阶段 2 | 已完成 |
| | 非感染性葡萄膜炎相关黄斑水肿受试者脉络膜上注射 CLS-TA | 葡萄膜炎 | 4mg CLS-TA 脉络膜上注射液、假手术 | 美国 | 阶段 1 阶段 2 阶段 3 | 已完成 |
| 3 | 通过 MicronJet600 微针装置皮内注射利多卡因 | 局部麻醉 | MicronJet600 皮内注射利多卡因后的静脉插管、MicronJet600 皮内注射盐水后的静脉插管 | 俄罗斯 | 不适用 | 已完成 |
| 4 | 微针与标准针头输送牙科麻醉剂 | 牙痛，局部麻醉 | 微针装置（实验性）、30 号短皮下注射针 | 爱尔兰 | 不适用 | 已完成 |

续表

| | 标题 | 用途 | 干预 | 地点 | 临床试验分期 | 状态 |
|---|---|---|---|---|---|---|
| 5 | 一项评估用于局部麻醉的微针装置安全性和有效性的研究 | 局部麻醉、皮内注射 | MicronJet | 以色列 | 不适用 | 已完成 |
| 6 | 经皮微针贴片增强小儿地中海贫血患者局部麻醉的疗效 | 儿童地中海贫血 | 1 指尖单位 EMLA 乳膏、假贴片 | 马来西亚 | 阶段 2 | 招募中 |
| 7 | 微针预处理对局部麻醉的影响 | 疼痛 | 微针滚轮、假微针滚轮 | 美国 | 不适用 | 已完成 |
| 8 | 微针贴剂在口腔中递送局部利多卡因的研究 | 局部麻醉 | 微针贴片、无微针贴片 | 英国 | 阶段 1 | 已完成 |
| 9 | 用于诊断 LTBI 的微针潜伏性结核病 | 潜伏性结核病 | TST 与 PPD 微针测试 | 泰国 | 不适用 | 招募中 |
| 10 | 微针预处理作为提高局部麻醉剂制剂有效性的策略 | 口腔疾病 | 局部麻醉剂 | 巴西 | 阶段 1 | 已完成 |
| 11 | 口腔微针的疼痛与安全性 | 口腔疾病 | 微针、皮下注射针头、贴片 | 巴西 | 不适用 | 已完成 |
| 12 | 使用可注射富血小板纤维蛋白增厚牙龈表型 | 牙周破裂、牙龈损伤/出血、牙龈疾病 | 富血小板纤维蛋白 | 土耳其 | 不适用 | 已完成 |
| 13 | ZP-佐米曲坦皮内微针系统治疗偏头痛的安全性和有效性 | 急性偏头痛 | ZP-佐米曲坦、安慰剂 | 美国 | 阶段 2阶段 3 | 已完成 |
| 14 | 评价 M207 在偏头痛急性治疗中长期安全性的研究 | 偏头痛 | M207 微针系统 | 美国 | 阶段 2 | 已完成 |
| 15 | C213 与安慰剂治疗丛集性头痛急性期疗效和安全性的双盲比较 | 丛集性头痛 | C213 微针系统、安慰剂 | 美国 | 阶段 2阶段 3 | 已完成 |
| 16 | 体外受精前囊胚的收缩 | 不孕不育 | 带激光脉冲的 ICSI、采用微针技术的 ICSI | 埃及 | 不适用 | 已完成 |
| 17 | 运动中持续乳酸的微创实时评估 | 运动、乳酸 | 微针、血乳酸测量、运动方案 | 英国 | 不适用 | 招募中 |

## 11.3　展望与挑战

　　聚合物微针制造及应用目前大多仍处于实验室研究探索阶段，聚合物微针的规模化生产制备工艺技术还处在初级阶段。研究开发制备系统设备简单、操作方便、能耗小、成本低的新工艺、新技术，克服上述瓶颈问题，是微针规模化应用的关键。此外，现有药物的生产制造工艺，也可以发展、转型成适合微针规模化制造的技术。热熔挤出和 3D 打印是用于规模化生产生物相容性/可生物降解材料的有用技术，这些材料可直接用于制造阵列微针或制造用于微针生产的模具。另一种新兴的制造技术是反应-扩散介导的光刻技术，其具有比 MEMs 更少、更简便的母模制造步骤，该技术已被成功用于制备包括 TMPTA 在内的多种聚合物微针。该技术使用紫外光照、简单的光掩模和透氧 PDMS 层，可通过一步法实现微针材料溶液的聚合，同时具有高分辨率及精度。理想的可规模化生产微针的技术，必须具备以下几个条件：①以高精度（约 5%或更低）的生产工艺，实现微米级微针尺寸的分辨率（25～100μm）；②尽量减少或避免手动操作，最大化的自动化处理及生产过程；③灵活、可调的生产设备，以适应不同微针材料和药物负载的需求。

通过大量的临床试验，微针给药系统在糖尿病诊疗、皮肤疾病诊疗和疫苗接种领域的可行性得到了验证，取得了较好的试验结果。然而，尽管基于微针系统的临床研究一直非常活跃，但除了胰岛素给药微针之外，市场上仍然没有医用微针产品，甚至一些公司已停止微针的研发。这表明，微针给药系统商业化的落地仍面临诸多技术难题和挑战，包括金属微针或玻璃微针的安全性、生物相容性及重复利用潜力，可溶性微针在体内的代谢途径，长期使用微针是否会对皮肤造成长久性或永久性的损伤，如何优化制备材料的性能、简化产品的制备工艺和降低其制备成本等。除此之外，微针技术作为一种新的透皮给药剂型，政策法规上尚有空白，也缺少统一的行业标准，给微针药物的审评审批带来了不确定性；微针产品的生产工艺能否达到国家药物 GMP 生产质量标准，也是决定今后药物和疫苗微针能否上市的关键；相较于小分子药物，大分子药物，尤其是抗体，往往需要递送较高剂量的（微克级别和毫克级别）的药物以达到预期的治疗效果，但绝大多数生物大分子药物在体内外不稳定，微针给药系统难以负载高剂量的生物大分子药物。近年来，随着微细加工技术的出现和对微针给药技术的进一步开发及推广，我们相信微针给药将会在医疗、保健和生物学等领域带来新的契机。

（华中科技大学　陈森斌，蒋皓）

## 参　考　文　献

[1]　谢德明. 一种高分子微针制备系统及高分子微针制备方法[P]. 广东省：CN108714273B，2021-02-05.

[2]　朱锦涛，柳佩，李钰策，等. 模板法制备多孔聚合物微针的方法及其应用[P]. 湖北省：CN109364366A，2019-02-22.

[3]　Andersen T E，Andersen A J，Petersen R S，et al. Drug loaded biodegradable polymer microneedles fabricated by hot embossing. Microelectronic Engineering，2018，195：57-61.

[4]　Li J Y，Zhou Y Y，Yang J B，et al. Fabrication of gradient porous microneedle array by modified hot embossing for transdermal drug delivery. Materials Science & Engineering C，2019，96：576-582.

[5]　Nair K，Whiteside B，Grant C，et al. Investigation of Plasma Treatment on Micro-Injection Moulded Microneedle for Drug Delivery. Pharmaceutics，2015，7（4）：471-485.

[6] Torbica S，Vuleta G，Ignjatović N，et al. Polymeric nanoparticles: carriers for transdermal drug delivery. Teh.-Novi. Mater.，2009，18（4）: 1-14.

[7] Donnelly R F，Singh T R R，Morrow D I J，et al. Microneedle-Mediated and Intradermal Drug Delivery. Chichester: John Wiley & Sons，Ltd.，2012.

[8] Sammoura F，Kang J，Heo Y-M，et al. Polymeric microneedle fabrication using a microinjection molding technique. Microsystem Technologies，2007，13（5）: 517-522.

[9] Ito Y，Hagiwara E，Saeki A，et al. Feasibility of microneedles for percutaneous absorption of insulin. European Journal of Pharmaceutical Sciences，2006，29（1）: 82-88.

[10] Oh J-H，Park H-H，Do K-Y，et al. Influence of the delivery systems using a microneedle array on the permeation of a hydrophilic molecule，calcein. European Journal of Pharmaceutics and Biopharmaceutics，2008，69（3）: 1040-1045.

[11] Kathuria H，Kang K，Cai J，et al. Rapid microneedle fabrication by heating and photolithography. International Journal of Pharmaceutics，2020，575: 118992.

[12] Vučen S R，Vuleta G，Crean A M，et al. Improved percutaneous delivery of ketoprofen using combined application of nanocarriers and silicon microneedles. Journal of Pharmacy and Pharmacology，2013，65（10）: 1451-1462.

[13] Dharadhar S，Majumdar A，Dhoble S，et al. Microneedles for transdermal drug delivery: a systematic review. Drug Development and Industrial Pharmacy，2019，45（2）: 188-201.

[14] Paik S-J，Byun S，Lim J-M，et al. In-plane single-crystal-silicon microneedles for minimally invasive microfluid systems. Sensors and Actuators A-Physical，2004，114（2-3）: 276-284.

[15] Hong X，Wu Z，Chen L，et al. Hydrogel microneedle arrays for transdermal drug delivery. Nano-Micro Letters，2014，6（3）: 191-199.

[16] Wilke N，Mulcahy A，Ye S-R，et al.，Process optimization and characterization of silicon microneedles fabricated by wet etch technology. Microelectronics Journal，2005，36（7）: 650-656.

[17] Liu Y，Eng P F，Guy O J，et al. Advanced deep reactive-ion etching technology for hollow microneedles for transdermal blood sampling and drug delivery. IET Nanobiotechnology，2013，7（2）: 59-62.

[18] Davis S P，Martanto W，Allen M G，et al. Hollow metal microneedles for insulin delivery to diabetic rats. IEEE Transactions on Biomedical Engineering，2005，52（5）: 909-915.

[19] Daly R，Harrington T S，Martin G D，et al. Inkjet printing for pharmaceutics-a review of research and manufacturing. International Journal of Pharmaceutics，2015，494（2）: 554-567.

[20] Boehm R，Miller P，Hayes S，et al. Modification of microneedles using inkjet printing. AIP Advances，2011，1（2）: 022139.

[21] Boehm R，Jaipan P，Skoog S A，et al. Inkjet deposition of itraconazole onto poly（glycolic acid）microneedle arrays. Biointerphases，2016，11（1）: 011008.

[22] Ross S，Scoutaris N，Lamprou D，et al. Inkjet printing of insulin microneedles for transdermal delivery. Drug Delivery and Translational Research，2015，5（4）: 451-461.

[23] Luzuriaga M A，Berry D R，Reagan J C，et al. Biodegradable 3D printed polymer microneedles for transdermal drug delivery. Lab on a Chip，2018，18（8）: 1223-1230.

[24] Becker H. Chips，money，industry，education and the "killer application". Lab on a Chip，2009，9（12）: 1659-1660.

[25] Kim J H，Je K，Shim T S，et al. Reaction - Diffusion - Mediated Photolithography for Designing Pseudo - 3D Microstructures. Small，2017，13，1603516.

[26] 刘春晶, 林福玉, 刘金毅, 等. 微针技术在透皮给药方向的研究进展. 生物技术通讯, 2018, 29(1): 148-154.

[27] 田霞, 王宁, 丁江生. 空心微针透皮给药技术的研究进展. 中国新药杂志, 2021, 30(2): 119-124.

[28] 张梦婕, 高文彦, 张琪, 等. 微针经皮递送胰岛素的研究进展. 中国药学杂志, 2020, 55(19): 1573-1577.

[29] Norman J J, Brown M R, Raviele N A, et al. Faster pharmacokinetics and increased patient acceptance of intradermal insulin delivery using a single hollow microneedle in children and adolescents with type 1 diabetes. Pediatric Diabetes, 2013, 14(6): 459-465.

[30] Kochba E, Levin Y, Raz I, et al. Improved insulin pharmacokinetics using a novel microneedle device for intradermal delivery in patients with type 2 diabetes. Diabetes Technology & Therapeutics, 2016, 18(9): 525-531.

[31] Rini C J, McVey E, Sutter D, et al. Intradermal insulin infusion achieves faster insulin action than subcutaneous infusion for 3-day wear. Drug Delivery and Translational Research, 2015, 5(4): 332-345.

[32] 薛梅, 肖沙, 易东菊, 等. 微针在皮肤科的应用. 中国医疗美容, 2019, 9(1): 113-117.

[33] Majid I. Microneedling therapy in atrophic facial scars: an objective assessment. Journal of Cutaneous and Aesthetic Surgery, 2009, 2(1): 26-30.

[34] El-Domyati M, Barakat M, Awad S, et al. Microneedling therapy for atrophic acne scars: an objective evaluation. The Journal of Clinical and Aesthetic Dermatology, 2015, 8(7): 36-42.

[35] Cachafeiro T, Escobar G, Maldonado G, et al. Comparison of nonablative fractional erbium laser 1, 340 nm and microneedling for the treatment of atrophic acne scars: a randomized clinical trial. Dermatologic Surgery, 2016, 42(2): 232-241.

[36] Aust M C, Fernandes D, Kolokythas P, et al. Percutaneous collagen induction therapy: An alternative treatment for scars, wrinkles, and skin laxity. Plastic and Reconstructive Surgery, 2008, 121(4): 1421-1429.

[37] Aust M C, Knobloch K, Reimers K, et al. Percutaneous collagen induction therapy: An alternative treatment for burn scars. Burns, 2010, 36(6): 836-843.

[38] Dhurat R, Sukesh M, Avhad G, et al. A randomized evaluator blinded study of effect of microneedling in androgenetic alopecia: a pilot study. International Journal of Trichology, 2013, 5(1): 6-11.

[39] Dhurat R, Mathapati S. Response to microneedling treatment in men with androgenetic alopecia who failed to respond to conventional therapy. Indian Journal of Dermatology, 2015, 60(3): 260-263.

[40] Budamakuntla L, Loganathan E, Suresh D H, et al. A randomised, open-label, comparative study of tranexamic acid microinjections and tranexamic acid with microneedling in patients with melasma. Journal of Cutaneous and Aesthetic Surgery, 2013, 6(3): 139-143.

[41] Torezan L, Chaves Y, Niwa A, et al. A pilot split-face study comparing conventional methyl aminolevulinate-photodynamic therapy (PDT) with microneedling-assisted PDT on Actinically Damaged Skin. Dermatologic Surgery, 2013, 39(8): 1197-1201.

[42] 翟优, 王丽娜, 金华倩, 等. 微针透皮技术在疫苗接种中应用的研究现状. 中国临床药理学杂志, 2021, 37(21): 2969-2973.

[43] Holland D, Booy R, Looze D F, et al. Intradermal influenza vaccine administered using a new microinjection system produces superior immunogenicity in elderly adults: A randomized controlled trial. Journal of Infectious Diseases, 2008, 198(5): 650-658.

[44] Levin Y, Kochba E, Kenney R. Clinical evaluation of a novel microneedle device for intradermal delivery of an influenza vaccine: Are all delivery methods the same? Vaccine, 2014, 32(34): 4249-4252.

[45] Vescovo P, Rettby N, Ramaniraka N, et al. Safety, tolerability and efficacy of intradermal rabies immunization with DebioJectTM. Vaccine, 2017, 35(14): 1782-1788.

[46] Laurent P E，Bourhy H，Fantino M，et al. Safety and efficacy of novel dermal and epidermal microneedle delivery systems for rabies vaccination in healthy adults. Vaccine，2010，28（36）：5850-5856.

[47] Troy S B，Kouiavskaia D，Siik J，et al. Comparison of the immunogenicity of various booster doses of inactivated polio vaccine delivered intradermally versus intramuscularly to HIV-infected adults. Journal of Infectious Diseases，2015，211（12）：1969-1976.

[48] Wan C R，Kapik B，Wykoff C C，et al. Clinical characterization of suprachoroidal injection procedure utilizing a microinjector across three retinal disorders. Translational Vision Science & Technology，2020，9（11）：27.

[49] Daly S，Claydon N C A，Newcombe R G，et al. Randomised controlled trial of a microneedle patch with a topical anaesthetic for relieving the pain of dental injections. Journal of Dentistry，2021，107：103617.

# 关键词索引